AF546470

Andreas S. Lübbe

Für ein gutes Ende

Andreas S. Lübbe

Für ein gutes Ende

Von der Kunst,
Menschen in ihrer letzten Lebensphase zu begleiten

Möglichkeiten der Palliativmedizin

BONIFATIUS

Bibliografische Information der Deutschen Nationalbibliothek
Die Deutsche Nationalbibliothek verzeichnet diese Publikation in der Deutschen Nationalbibliografie; detaillierte bibliografische Daten sind im Internet über http://dnb.ddb.de abrufbar.

Umschlaggrafik: Karin Cordes, Paderborn

ISBN 978-3-89710-813-4

Überarbeitete Neuausgabe

Erstausgabe: München 2014

Druck und Bindung: Pustet, Regensburg / printed in Germany

Irmela

Inhalt

Vorwort zur überarbeiteten Neuauflage

Seit der ersten Auflage im Heyne Verlag sind fünf Jahre vergangen. Das Buch, obwohl schnell vergriffen und hoch gelobt, wurde nicht mehr gedruckt. Der Markt gebe es nicht her, das Thema sei abgegriffen, zu viele Bücher würden sich mit dem Tod auseinandersetzen, die Zeit über die Palliativmedizin zu schreiben sei hinweggegangen. Was für eine starke Position. Nun liegt die zweite überarbeitete Auflage vor, herausgegeben durch einen anderen Verlag. Für mich war das Angebot einer Neuauflage eine gute Gelegenheit die letzten fünf Jahre noch einmal Revue passieren zu lassen. Das Thema abgegriffen? Was ist nicht alles in der Palliativmedizin passiert: Neue Gesetze und Standards zur verbesserten Versorgung, ein Urteil vom Bundesverwaltungsgericht, nach dem der Staat einem verzweifelten Menschen in besonderen Fällen eine todbringende Substanz zukommen lassen muss, ethische Auseinandersetzungen zum Sterbefasten, Fake News zum Thema Methadon, konkretisierte Überlegungen zum *advance care planning*, der Pflegenotstand, neue Richtlinien zum Cannabisgebrauch und manches andere. Ich habe daher den bewährten Text im Wesentlichen durch die Einfügung neuer Entwicklungen an passender Stelle ergänzt und ein paar Ungenauigkeiten im Text korrigiert. Ansonsten ist alles beim Alten geblieben und steht nunmehr dankenswerterweise Patienten und Angehörigen, Studenten und Ärzten, Pflegekräften und Mitarbeitern der Hospizdienste, Entscheidungsträgern und Interessierten auch wieder in gedruckter Form zur Verfügung.

Warum dieses Buch? – Zur Einführung

Unsere Angst vor dem Sterben

„Vor welcher Krankheit fürchten Sie sich am meisten?“, wollte 2013 eine große deutsche Krankenkasse in einer Umfrage wissen. Zwei von drei Befragten nannten an erster Stelle den Krebs. Als den König der Krankheiten hat ihn der Krebsforscher Siddhartha Mukherjee in seinem Buch bezeichnet. Wer kennt das nicht? Kommt man auf das Thema Krebs zu sprechen, dann versteinern die Gesichter, und Fakten werden plötzlich mit hochemotionalen Begriffen aufgeladen, von bösartig, zerstörerisch oder einem Kampf um Leben und Tod ist dann die Rede.

Ein Herzinfarkt kann ebenfalls tödlich sein. Doch auch wenn er ebenso präsent ist, wird er weniger mystifiziert und flößt uns weniger Angst ein als der Krebs: Erst die Haare, dann die Freunde und schließlich sein Leben zu verlieren, das macht Angst. Es gibt kein Allheilmittel, es bleibt nach der Therapie eine lebenslange Unsicherheit, und noch immer stirbt knapp die Hälfte der Erkrankten daran.

Wir alle müssen sterben. Doch obwohl wir das *wissen*, bleibt diese Angst. Angst ist ein Gefühl, und Gefühle sind mächtiger als der Verstand, der uns häufig im Stich lässt. Viele Menschen sind nicht gut genug über Dinge informiert, die sie selbst betreffen. Wenn jede dritte Patientin glaubt, durch eine Vorsorgeuntersuchung könne man Brustkrebs verhindern, dann gibt es bei der Aufklärung der Bevölkerung noch viel zu tun.

Als Palliativmediziner bin ich tagtäglich mit der Angst vor dem Sterben konfrontiert. Die größte Angst, die sich daran knüpft, ist die Angst vor Schmerzen und Qualen, zum Beispiel dem unerträglichen Gefühl des Erstickens. Eine andere ist die vor einem einsamen Tod, ob im Krankenzimmer oder zu Hause. Immer mehr Menschen leben alleine. Das nenne ich auch eine Art von Altersarmut. Vor gut sechzig Jahren hat der jüdische Religionsphilosoph Martin Buber geschrieben, dass er, wenn es ans Sterben gehe, die Hand eines Menschen in der seinen halten wolle. Doch wenn immer mehr Menschen alleine leben, wer kann da schon wissen, wessen Hand es sein wird – die einer geliebten Person oder die eines professionellen Pflegers?

Angst kann lähmen, sie kann sprachlos machen; sie kann aber auch dazu führen, über sich hinauszuwachsen, den Mut der Verzweiflung in sich zu entdecken und dem Schrecken etwas entgegenzusetzen. Eine interessante Erfahrung habe ich in diesem Zusammenhang mit Kindern gemacht. Ausgerechnet sie gehen mit dem Sterben meist gelassener um als Erwachsene. Manche werden durch ihr Schicksal so schnell erwachsen, dass sie sogar ihre trauernden Eltern stützen. Deswegen mutet man heute praktisch allen Kindern mit unheilbaren Erkrankungen die Wahrheit über ihren Zustand zu. Von Kindern kann man noch viel mehr über das Sterben lernen: wie sie sich auf das Ende vorbereiten, die Verabschiedung planen und dass sie sich die Trauergäste bei der Beerdigung in bunter Kleidung wünschen.

Die Angst vor einem langen, qualvollen Ende ist es, die in letzter Zeit die Sterbehilfediskussion anheizt. Immer mehr Menschen sind der Ansicht, die Tötung auf Verlangen oder der Suizid seien eine geeignete Möglichkeit, der Angst und den Qualen zu entfliehen. Wie man am Ende eines langen und anstrengenden Tages das Licht ausmacht, so möchten sie den Schalter ihres Lebens am Ende selbst bedienen. Die Kontrolle nicht zu verlieren, darauf hoffen viele, die für geplantes Sterben von eigener (oder fremder) Hand plädieren. Doch wenn es einmal zu Ende geht, sind wir andere Menschen als heute und würden vielleicht anders entscheiden; und wenn wir als Gesunde heute zu wissen glauben, was wir wollen, wird sich das, wenn wir schwer krank sind und es soweit ist, in den meisten Fällen verändert haben. So sind wir Menschen.

Eine Legalisierung der Sterbehilfe bereitet mir vor allem aus folgendem Grund Sorgen: Ich habe Angst, dass dann der moralische und faktische Druck auf Menschen enorm steigen wird, auch davon Gebrauch zu machen. Etwa bei einer alten Frau, die mitbekommt, wie sich die Familie ihretwegen streitet, die sieht, dass sie eine Belastung für die anderen darstellt, wo es doch so leicht sein könnte, endlich aus dem Leben zu scheiden. Dazu kommt die Frage der Gerechtigkeit. Nicht jeder verfügt über das nötige Geld oder Möglichkeiten der Unterstützung.

Ich werde später noch genauer auf die Sterbehilfediskussion eingehen. Hier nur so viel: Ich leite seit 21 Jahren eine Palliativstation. Mir begegneten in meinem Berufsleben bislang viele Tausend Menschen an ihrem Lebensende, und der Wunsch nach Hilfe zum Sterben war extrem selten. Was die Menschen in jedem Fall wünschen, ist Hilfe bei der Linderung von körperlichen Beschwerden, aber auch bei der Bewältigung von Sorgen und Nöten in dieser schweren Zeit.

Sterbehilfe kann auch Hilfe beim Sterben bedeuten, und das möchte ich in diesem Buch vor allem anderen beschreiben. Früher hieß es einmal *salus aegroti suprema lex*: Das Wohl des Kranken sei für mich als Arzt die oberste Richtschnur. Weiß ich als Arzt immer von diesem Wohl? Heute könnte es immer häufiger heißen *voluntas aegroti suprema lex*: Der Wunsch des Patienten scheint nämlich inzwischen die oberste Richtschnur zu sein. Das ist gut, wenn der Patient angemessen aufgeklärt ist. Es ist ihm zum

Nachteil, wenn er auf schlechte Ratgeber hereinfällt. Meiner Meinung nach sollte gute Palliativmedizin Hilfe beim Sterben sein, aber weder den Tod vorzeitig herbeiführen, noch ihn hinauszögern.

Die Angst vor dem Tod kann ich Ihnen nicht nehmen, aber hoffentlich ein wenig die Angst vor einem qualvollen Ende. Wenn Sie nach der Lektüre dem Sterben mit etwas mehr Gelassenheit entgegensehen, dann hat dieses Buch seinen Zweck erfüllt.

Meine Mitarbeiter und ich erleben täglich die Höhen und Tiefen unserer Arbeit, in die ich Ihnen im Folgenden einen Einblick gewähren möchte. Dabei lege ich den Schwerpunkt auf die Patienten mit ihren individuellen Biografien, Erkrankungen, Wünschen und Ängsten und stelle ihre Fälle im Rahmen der Aufgaben und Bedingungen der Palliativmedizin in Deutschland dar. Die Palliativstation in diesem Buch ist eine von etwa 300 in Deutschland. Die Patienten und ihre familiären Umstände sind so verfremdet, dass die Persönlichkeitsrechte der geschilderten Personen gewahrt bleiben. Die Krankengeschichten und Ereignisse auf der Station sind jedoch absolut realistisch beschrieben, sodass der Leser einen klaren Eindruck davon gewinnt, was am Lebensende auf einen zukommen kann und vor welche Herausforderungen dies den Betroffenen, aber auch das medizinische Personal und die Angehörigen stellt.

Ich bin zutiefst überzeugt davon, dass die Palliativmedizin gerade in einer alternden Gesellschaft eine tragende Rolle spielen muss. Der Umgang mit sterbenden Menschen ist ein Gradmesser für unsere Humanität; an ihm wird deutlich, welchen Stellenwert wir Menschen zumessen. Deswegen ist die aktuelle Debatte über den Mangel an Pflegekräften so bedeutsam. An ihr zeigen sich die Grenzen eines auf Wettbewerb ausgerichteten Gesundheitswesens. Wenn medizinische Leistungen ausgeweitet werden, ohne dass die Menschen davon profitieren und wenn Personal abgebaut wird, um Kosten zu senken.

Damit Sie nachvollziehen können, vor welchem Hintergrund ich meine Philosophie von einem Sterben in Würde entwickelt habe und auch, warum ich an bestimmten Zuständen oder Haltungen harsche Kritik übe, möchte ich zuerst ein wenig über meinen Werdegang erzählen. Viele Erlebnisse und Menschen – Kollegen wie Patienten – haben meine Auffassung vom Arztberuf geprägt. Und einige alte Fälle werden mir wohl immer im Gedächtnis bleiben, nicht unbedingt aus medizinischen Gründen, sondern weil sie so viel über den Umgang mit Krankheit, Sterben und Tod aussagen.

Wie ich zur Palliativmedizin kam

Als Konrad Adenauer im hohen Alter starb oder wenn jemand in meinem Umfeld schwer erkrankte, dann hatte mich das schon als Kind immer interessiert. Ich wollte nicht nur die genauen Umstände und die Todesursache erfahren, sondern vor allem auch, warum man dem jeweiligen Menschen nicht besser helfen konnte. Zum einen brachte mich also das Mitgefühl zur Heilkunde, das Interesse am anderen und die Ohnmacht der Medizin, der es nicht geglückt war, den Hausmeister von nebenan zu heilen. Zum anderen faszinierte mich die technisch-wissenschaftliche Seite, die Strukturiertheit des Faches, wie es sich in den Medizinbüchern präsentierte, die ich nach dem Abitur zur Hand nahm. Da nämlich arbeitete ich ein paar Monate lang am Fließband und im Lager der Fischfabrik meines damaligen Wohnortes in Bremerhaven, und mit der Fachliteratur beschäftigte ich mich in den Pausen (auch in Phasen des Leerlaufs, womit ich mir einmal einen gehörigen Anpfiff des Meisters einhandelte). Nun komme ich weder aus einem Akademikerhaushalt, noch hätte mir jemand aus der Familie oder dem Bekanntenkreis meiner Eltern aus erster Hand etwas über die Laufbahn und das Berufsleben eines Arztes berichten können. Den für das Medizinstudium nötigen Numerus clausus hatte ich mir also aus eigenem Antrieb und nicht ohne viel Mühe erarbeitet. Die Erfahrungen in der Fisch verarbeitenden Industrie haben mich später immer wieder motiviert, wenn ich mit mir haderte, weil der Prüfungsstoff kaum zu bewältigen war oder die schwere Krankheit eines Patienten mich bedrückte. Die Arbeit in der Fabrik hatte mir sehr deutlich gemacht, wo ich unter anderen Umständen hätte landen können: wenn ich einem anderen Elternhaus entstammt, in einem anderen Land geboren und zu einer anderen Zeit groß geworden wäre. Am Fließband hatte ich kluge, fleißige und freundliche Menschen kennengelernt, die in vielen Fällen zu Höherem befähigt gewesen wären, die die Umstände jedoch in eben diese Fabrikhallen gebracht hatten.

Während meines Studiums hinterließ Oberschwester Renate einen unvergesslichen Eindruck: Ich sammelte damals an Wochenenden und Feiertagen Erfahrungen als Hilfspfleger in einem Krankenhaus in Berlin-Neukölln. Die Strukturen und Abläufe auf der orthopädischen Frauenstation waren Anfang der Achtziger altmodisch und liebenswert zugleich. Es gab noch Krankensäle, in denen bis zu zwölf operierte und zumeist ältere Patientinnen lagen. Die Krankenstation war eigentlich immer gut gefüllt und der Ton, der dort herrschte, militärisch streng und doch einfühlsam, wenn es darauf ankam. Oberschwester Renate, eine erfahrene Pflegekraft im blauen Gewand, mit dicker Hornbrille und weißer Haube, wie es sich für eine dem Orden entsprungene Schwester damals gehörte, vereinte genau diese Strenge und Einfühlsamkeit. Was ich von ihr vor allem mitnahm, war ihre schier endlose Geduld, wenn es zum Beispiel darum ging, infizierte Wunden zu versorgen oder Zuckerkranke auf Insulin einzustellen. Die Devise war, mindestens zwei Tage nach einer Anpassung ins Land gehen zu lassen, um den Effekt der Maßnahme auch beurteilen zu können, denn der Körper eines alten und kranken Menschen brauche seine Zeit. Als Palliativmediziner habe ich mir später diese Zurückhaltung und Besonnenheit zu eigen gemacht. Sie passen vermutlich besser zu dem Fach und meinem Naturell als die blitzschnelle Entschlossenheit, die man gemeinhin einem Chirurgen abverlangt.

Einer glücklichen Fügung war es dann zu verdanken, dass es mich nach dem Medizinstudium sogleich in die USA verschlug. Über meine Promotionsarbeit hatte ich in Oxford einen Institutsleiter kennengelernt, der mir ein Studium der Physiologie und Biophysik in seiner Abteilung an der University of Louisville, Kentucky, anbot. Diese dreieinhalb Jahre waren mit unzähligen Eindrücken gefüllt. Dort lernte ich wissenschaftliches Arbeiten, amerikanische Campuskultur und eine zuvor nicht gekannte persönliche Betreuung der Studenten durch Professoren kennen. Und ich schloss Freundschaften, die bis heute halten. Ich kam auch mit den Sitten und Gebräuchen vieler Asiaten und Mexikaner in Berührung, die in dem bekennenden Einwanderungsland Amerika mit einem anderen Selbstverständnis als bei uns in die Universität und Gesellschaft integriert werden. In dieser Zeit konnte ich auch verfolgen, was sich in einem winzigen und zugleich emotionalen Gebiet der Medizin gerade an Revolutionärem ereignete, was zu meiner Entscheidung, in die Palliativmedizin zu gehen, beitragen sollte.

Meine Doktorarbeit verfasste ich während des Studiums in Berlin. Darin ging es um Untersuchungen an

Blutgefäßen bei Tieren mit künstlichen Herzunterstützungssystemen. Die neueste Errungenschaft der Forschung war damals das implantierbare Kunstherz für den Menschen. Seine Entwicklung hatte mein Doktorvater Emil Sebastian Bücherl mit seinem Team gegen Bedenkenträger und behördliche Auflagen und sogar trotz der Gängelung durch seine eigene universitäre Verwaltung mit Beharrlichkeit, Durchsetzungsvermögen und seinem Charisma, einer Mischung aus Autorität und Charme, Liebe zum Mitmenschen und Schaffenskraft, vor vielen Jahren vorangetrieben. Es war reiner Zufall, dass gerade in Louisville, wo ich mein Studium absolvierte, zu der Zeit einige der ersten Menschen lebten, denen man ein permanentes Kunstherz aus Polyurethan und Metall implantiert hatte. Den für diese Eingriffe weltbekannten Herzchirurgen William DeVries suchte ich eines Tages auf und ließ mir bei einer Tasse Kaffee zwischen zwei Operationen Neuigkeiten von seinen Patienten berichten, während ich das loswurde, was ich aus Berlin wusste. DeVries konnte sich vor Anfragen verzweifelter Patienten aus aller Welt kaum retten und war mit dem sogenannten Jarvik-7-Herz seinen Konkurrenten immer einen Schritt voraus. Noch verursachten die Kunstherzen allerdings regelhaft Schlaganfälle, weil sich Blutgerinnsel in den Herzaggregaten bildeten. Fachwelt, Medien und Weltöffentlichkeit führten daher heiße Diskussionen über den Sinn dieses Eingriffs.

Ein Kunstherzpatient blieb mir in dauerhafter Erinnerung, denn er lehrte mich eine entscheidende Lektion: Das, was Menschen unter guter Lebensqualität verstehen, musste eine höchst individuelle Angelegenheit sein. William J. Schroeder war Mitte fünfzig und wurde durch sein Kunstherz zwar insgesamt 620 Tage am Leben gehalten, doch auch er blieb von Schlaganfällen nicht verschont. Irgendwann konnte er kaum noch seine Arme bewegen. Er saß, wenn er nicht schlief, die ganze Zeit im Rollstuhl. Ein Schlauch verband sein Kunstherz durch die Brustwand hindurch mit einem externen Antriebsaggregat, einem batteriebetriebenen Motor, der Luft rhythmisch zu Membranen im Herzen leitete, die das Blut im Fluss hielten. Wäre ihm dieser Motor entrissen worden, hätte sein Kunstherz augenblicklich aufgehört zu schlagen. In diesem Zustand, scheinbar ein menschliches Wrack, mit schlaffer Körperhaltung und einem Gesicht, dem die Mühsal des Lebens deutlich anzusehen war, wurde der Patient eines Tages vor die Kameras der Weltöffentlichkeit gezerrt. Denn er wollte unbedingt dabei sein, wenn seine Tochter heiratete. Und was sagte dieser Mann, dem alle die denkbar schlechteste Lebensqualität unterstellten? Er sei so glücklich, dass ihm vergönnt sei, an der Hochzeit teilzunehmen, darauf habe er sich so sehr gefreut und es kaum noch für möglich gehalten. Im Vorfeld der Pressekonferenz hatten sich selbsternannte Verfechter einer „menschlichen" Medizin lautstark über ihre Kollegen empört, die diesen Patienten angeblich als Versuchskaninchen benutzten und sich nicht schämten, ihn auch noch auf solch unbarmherzige Weise der Öffentlichkeit zu präsentieren. Jetzt waren einige von ihnen verstummt. Vielleicht hatten sie ja begriffen, dass nur die Betroffenen selbst festlegen können, was der Sinn des Lebens und was Lebensqualität ist. William J. Schroeder war damals froh und dankbar für die Segnungen der Medizin, auch wenn er kurz nach der Hochzeit verstarb. In der Bewertung, was gut für jemanden ist, möge man also vorsichtig sein und ihn das am besten selbst entscheiden lassen – das würde ich mir für meine künftige Tätigkeit als Arzt hinter die Ohren schreiben.

Weitere Schlüsselerlebnisse hatte ich nach meiner Rückkehr aus den USA auf der Transplantationsstation einer deutschlandweit renommierten hämatologisch-onkologischen Abteilung in Berlin, wo ich einen Teil meiner Facharztausbildung absolvierte. Hier wurden vor allem jüngere Menschen behandelt, Leute in meinem Alter, deren Keimzelltumor oder Knochenmarkleiden bereits vorbehandelt worden war. Für solche Patienten war die Chance einer Heilung zwar gering, aber sie war gegeben. Wollte man sie nutzen, begab man sich in diese Klinik, wo einen zumeist eine Hochdosischemotherapie erwartete, der sich eine lebensrettende Stammzell- oder Knochenmarktransplantation anschloss. Die durch die Behandlung hervorgerufene Krankheitslast und Sterblichkeit waren wegen der kompletten Auslöschung des von bösartigen Zellen befallenen Knochenmarks hoch, doch die Gefahren der Therapie wurden den verzweifelten, aber auch hoffnungsvollen Patienten kaum vermittelt – auf die dort fehlende und mir so wichtige Aufrichtigkeit gegenüber Patienten werde ich noch zu sprechen kommen.

Viele waren durch die Krankheit und die vorausgegangene Behandlung psychisch offenbar so belastet, dass sie häufig vollkommen verängstigt in ihren Betten lagen, womöglich sogar depressiv verstimmt, sodass man ihnen psychologisch hätte helfen müssen. Doch ich ließ mich von meinen Kollegen anstecken, die sich vor allem auf die Laborwerte konzentrierten, die man als Richtschnur für eine erfolgreiche Behandlung der Krankheit betrachtete. Hatte man sie im Griff, musste es dem Patienten gut gehen. Vielleicht hätte man auch sagen können, blieb der Patient am Leben, dann war das Ziel aller Bemühungen erreicht und der nächste konnte kommen. Was in den Patienten vorging, wenn wieder einmal Schläuche an sie geschlossen wurden, wie sie die Gegenwart erlebten und welche Gedanken sie sich um die Zukunft machten, alles das hatte wenig zu interessieren. Ich musste damals viel lernen, und so hatte auch ich keine Zeit für scheinbare Nichtigkeiten wie Zuwendung und Gespräche.

Allerdings schockierte mich, welche Haltung sich die auf der Station tätigen Ärzte und Schwestern angeeignet hatten, um mit dem Leid und den Hoffnungen, mit denen sie Tag für Tag konfrontiert waren, umzugehen. Es widerte mich beinahe an, wie respektlos und wenig wertschätzend einige über die Patienten sprachen, als seien es namenlose Geschöpfe ohne Biografie und Individualität. Dabei geht es doch in der Arzt-Patientenbeziehung gerade auch um das komplexe Geschehen von individuellem Verhalten, Familie und Umwelt, finanziellen und sonstigen Bedingungen. Alle Faktoren greifen in komplexer Weise in das Symptomgeschehen ein, und führen bei dem einen zum tiefen Leidensdruck, während der andere sich zum Kampf herausgefordert sieht. Nicht ohne Grund lernen Studenten in manchen Hochschulen Grundzüge der Philosophie und Literatur (es hilft, wenn man seinem Patienten manchmal eine kleine Geschichte erzählen kann), aber auch der Kunst. „Thinking globally", „acting locally", groß denken, um im Konkreten zu bestehen, könnte man frei übersetzen.

Bei den morgendlichen Besprechungen schwang hingegen, je nachdem, wer vortrug, entweder Sarkasmus und Ironie mit oder eine nüchterne Sachlichkeit. Humor, eine gelassene Heiterkeit oder Empathie jedenfalls habe ich vermisst, von individuellen Biografien war keine Spur. Das wurde damals vermutlich als unangemessene Nähe, Befangenheit, Schwäche oder fachliche Inkompetenz fehlgedeutet.

Sehr geschätzt habe ich unseren Chef Dieter Huhn. Er gehörte zu den wenigen im Großklinikum, die als bescheiden und zurückhaltend galten. Seine Anwesenheit vermittelte uns jungen Kollegen Sicherheit, weil wir jederzeit in schwierigen Situationen auf sein Wissen und seinen

Erfahrungsschatz zurückgreifen konnten. Er war eine Autorität, ohne dass er es eingefordert hätte.

In einer Frühbesprechung wurde einmal ein 27-jähriger Mann vorgestellt, den ich bis heute nicht vergessen habe, weil er zu denjenigen gehörte, die man bespöttelte. Man beschrieb Stefan Behrens als „ausgeweidet", denn er war schon etliche Male operiert worden. Erst waren bei ihm Hoden und Lymphknoten entfernt worden, dann wurde die erste Metastase aus der Lunge reseziert, dann das halbe Organ auf der anderen Seite. In der Zwischenzeit hatte man ihm diverse Chemotherapien verpasst. Auf sie sprach sein Krebs irgendwann nicht mehr an, sodass man nun durch eine Hochdosischemotherapie die allerletzten Tumorzellen aus seinem Körper vertreiben wollte. Wenn dann immer noch bösartige Zellen zu finden sein sollten, so meinte der Patient, dann solle man auch den letzten Rest aus ihm herausschneiden. Über diese Verzweiflung des jungen Mannes, aus der zugleich so viel Kampfgeist und Lebenswille sprachen, machten sich die Ärzte lustig, und ich werfe mir noch heute vor, dass ich dagegen nicht eingeschritten bin. Stefan Behrens vertrug die Hochdosistherapie nicht und starb an ihren Folgen.

Auf der Station gab es viele vergleichbare Patienten, die durch die Hochleistungsmedizin behandelt und möglichst geheilt werden sollten. Die Kollegen kannten alle relevanten Studien und hatten für jedes medizinische Problem, ob erhöhte Temperatur oder blutende Blase, ein Mittel zur Hand. Dass hinter dem Krankheitsbild und den Symptomen immer auch ein Mensch stand, mit seiner Biografie, mit ganz individuellen Sorgen und Hoffnungen, schien dabei in Vergessenheit zu geraten. Es fehlte die Zeit, und die Haltung der Mitarbeiter war eine andere. Das Behandlungsziel wurde in eine bestimmte Richtung vorgegeben. Patienten in ärztliche Entscheidungen mit einzubeziehen und die

Ziele der Behandlung mit ihren Vorstellungen abzugleichen, ihre Einwilligung zu jeder Untersuchung und therapeutischen Maßnahme einzuholen (wozu man gesetzlich gezwungen ist) – das stand nicht auf der Agenda. Ich nahm mir fest vor, die Patienten, die man mir anvertrauen würde, in Zukunft mit mehr Zeit und Zuwendung zu behandeln.

Situationen, in denen der Tod nur auf seine Gelegenheit wartete, auf eine kleine Unaufmerksamkeit der Ärzte, das versagende Medikament oder den nachlassenden Lebensmut des Kranken, hatte ich im Rahmen meiner Ausbildung zur Genüge kennengelernt. Besonders häufig gab es sie auf einer Intensivstation, wo ich die Möglichkeit hatte, ganz unterschiedliche Typen von Medizinern und Vorgesetzten kennenzulernen. Manche beeindruckten mich durch Mut und Tatkraft, Aufrichtigkeit und Integrität. Sie hatten es teilweise schwer, sich gegen die Blender und Schaumschläger durchzusetzen, bei denen ich mich fragte, wie sie es überhaupt in diese Position geschafft hatten.

Einen der Oberärzte schätzte ich sehr. Er war abwartend, ruhig und besonnen und ließ sich die Differenzialdiagnosen immer genau durch den Kopf gehen, bevor er sie mit uns diskutierte. Ein Mann der leisen Töne, ein Privatdozent, der das Kunststück beherrschte, die jungen Kollegen ihre eigenen Argumente so zerpflücken zu lassen, dass sie dabei noch nicht einmal schlecht aussahen. Einer, der sich seiner Patienten wie ein väterlicher Freund annahm und dessen Einfühlungsvermögen authentisch wirkte, der immer ein offenes Ohr hatte, kurz, ein vorbildlicher Arzt.

Den anderen empfand ich als das genaue Gegenteil. Er war der Professor, aktiv und zupackend, manchmal fast anbiedernd, immer eine Spur zu laut. Er überlegte nur kurz und warf nicht selten das wohlüberlegte Konzept des

Privatdozenten über den Haufen, ohne seinen Kollegen zu fragen, warum er diese und nicht jene Entscheidung getroffen hatte. Er hatte etwas Dozierendes, das mehr darauf angelegt war, den Jüngeren zu zeigen, wo sie in der Hierarchie standen, und weniger, sie eines Besseren zu belehren.

Noch ein Patient hat sich mir tief ins Gedächtnis eingebrannt. Der etwa 40-Jährige, dessen Name mir entfallen ist, lag in der onkologischen Abteilung der Universitätsklinik. Man würde vermuten, dass man dort seine Bedürfnisse würdigte, doch ich hatte damals den Eindruck, dass selbst Hunde in einem Tierheim besser behandelt werden.

Niemand besuchte ihn, und er konnte wegen seiner Krankheit kein einziges Wort mehr von sich geben. Aufgrund eines Tumors am Hals hatte der Patient eine riesengroße Wunde, von der ein unerträglicher Geruch ausging. Die Wunde sollte eigentlich einmal am Tag versorgt werden, doch bald begannen die Schwestern zu meutern und weigerten sich, das Zimmer zu betreten, in dem der Mann allein gelassen und unter Opioiden in seinem Bett kauerte, mit seiner immer nachlässiger versorgten Wunde. Keiner der Ärzte sprach ein Machtwort. Ich habe noch heute das Gefühl, damals versagt zu haben, denn ich war doch angetreten, Menschen in Not beizustehen, und nun erhob auch ich keinen Einspruch, um dem Patienten zu helfen. Wir Ärzte betraten zwar zumindest das Zimmer, doch auch wir brachten dem Mann nicht die nötige Zuwendung entgegen. Von professionellem Wundmanagement konnte keine Rede sein. Der Patient verfiel immer mehr, bis er nach acht Wochen verstarb. Mich als jungen Arzt hatte die Situation überfordert. Zwar hatte ich die Misere erkannt, doch gleichzeitig war ich zu machtlos und zu unsicher, als dass ich ihr etwas Wirkungsvolles hätte entgegensetzen können.

Durchbruch: Der Aufbau einer Palliativstation

All diese Erfahrungen fließen bis heute in meine Tätigkeit auf der Palliativstation ein, die ich mit ein paar engagierten Mitstreitern 1998 gründete. Als mir der Chefarzt der damaligen Inneren Abteilung der Karl-Hansen-Klinik nach einer kurzen Zwischenstation im achten Stockwerk der Teutoburgerwald-Klinik ein Jahr später seine Räumlichkeiten anbot, zögerte ich keine Sekunde und nahm diese Station sofort und ohne große Überlegungen, Sitzungen und Abstimmungen in Beschlag. Es war seine Privatstation, die schönste im Haus, ganz oben gelegen und mit Aussicht auf die leicht hügelige Landschaft des auslaufenden Eggegebirges, eine Art Penthouse, nur ohne Terrasse. Nach Zustimmung der Geschäftsführung konnten wir es kaum erwarten, endlich zu beginnen. Die Mission, die Zukunftsperspektive und auch das Bestreben, etwas gegen das falsche oder nicht vorhandene Image der Palliativmedizin im eigenen Unternehmen, der Stadt und im Kreis zu unternehmen, schweißte die Mitarbeiter vom ersten Tag an zusammen, sodass sie sich ganz und gar der Sache hingaben und alles taten, damit ihre Palliativstation zu einem Erfolg wurde. Diesen Erfolg messen wir bis heute an der Dankbarkeit der Patienten und ihrer Angehörigen. Er zeigt sich in ihren Gesichtern, Worten und Gesten und in ihren Spenden, denn sie wissen, dass ihre Lieben in den besten Händen sind. Der Erfolg zeigt sich nicht zuletzt in der Gewissheit der Mitarbeiter, sich für das Richtige entschieden zu haben. Auch die Akzeptanz in der Region und die Anerkennung der Kollegen und politisch Verantwortlichen verschafft uns die Genugtuung, damals gegen Widerstände den richtigen Schritt getan zu haben. Ordentlich praktizierte Palliativmedizin bringt sich nicht durch spektakuläre medizinische Eingriffe zum Ausdruck, die der Öffentlichkeit präsentiert werden und damit ganz automatisch für den Ort, das Unternehmen und seine Mitarbeiter die Werbetrommel rühren. Ordentlich praktizierte Palliativmedizin ist stiller und zeigt auf andere Weise ihre Wirkung. Damals waren wir über 21 Jahre jünger, jung genug, um die nötige Geduld und Beharrlichkeit aufzubringen.

Die Station ist nicht perfekt. Es gibt zwölf Zimmer für die Patienten und zu wenige für das Personal. Die Balkone ziehen sich über zwei oder drei Zimmer, sodass ein Patient immer damit rechnen muss, ungewollt einem anderen zu begegnen. Die Badezimmer für die Kranken, denen man beim Duschen oder Waschen häufig zur Hand gehen muss, sind für den Zweck zu klein, und auch die Beleuchtung auf der Station war zunächst alles andere als heimelig. Auf der anderen Seite vermitteln unsere Räume, wenn man sie durch die zwei Aufzugtüren betritt, einen Eindruck von Großzügigkeit. Dank der Spendengelder, die wir von unserem Förderverein erhielten, und einer neuen Verwaltungsspitze konnten wir die Optik und den Wohlfühlfaktor der Station verbessern. Bald wurden vier kleine Badezimmer zu zwei großen behindertengerechten umgestaltet, und der Rezeptionsbereich wurde geöffnet, indem man die Fenster eines einfachen Holzverschlags durch einen großen Tresen ersetzte. Von dort aus hat man das Zentrum der Station im Blick und kann sogar in einige Krankenzimmer hineinblicken. Die Atmosphäre im Eingangsbereich wurde mit gelben und rötlichen Farbtönen freundlicher gestaltet und der sterile Eindruck des alten Krankenhauses durch Pflanzen, Bilder und neue Möbelstücke nach und nach aufgehoben. Eine großzügige Erbschaft ermöglichte uns vor ein paar Jahren den ganz großen Wurf, und wir konnten die zwischenzeitlich entstandene Dachterrasse besser ausstatten, die Farbgebung der gesamten Station modernisieren, den Empfangstresen noch einmal vergrößern und einige Zimmer klimatisieren. Kleine Nischen laden zu geschützten Gesprächen ein, ein Aquarium dient der Besinnung, und eine Kaffeetheke der Stärkung.

Es ist wichtig zu betonen, dass unsere Arbeit in dieser Form ohne unseren Förderverein gar nicht möglich wäre. Laut Satzung ist der Verein dazu da, die Patienten und die Angehörigen, die Mitarbeiter und all jene zu unterstützen, die sich der Palliativmedizin verpflichtet fühlen. Er springt auch immer dann ein, wenn der Verwaltungsdirektor der Klinik eine notwendige Ausgabe nicht genehmigt. Den Vereinsnamen „Pallium – Lebensqualität für Krebsbetroffene e. V." werden wir demnächst ändern müssen, weil sich die Palliativmedizin schon lange nicht mehr nur Krebskranken widmet. Es ist ein kleiner Verein mit nicht viel mehr als 40 Mitgliedern, von denen sich gut fünf mehr oder minder stark engagieren, und den man anders und größer hätte aufziehen können. Doch auch, wenn wir uns damals für die kleinere Variante entschieden haben und ohne Gelder freigiebiger Großsponsoren auskommen müssen, gelang es uns über die Jahre dennoch, die Station zu renovieren und komplett mit hochmodernen Betten und speziellen Matratzen auszustatten oder die Mitarbeiter großzügig zu Weiterbildungsmaßnahmen zu schicken. Nicht zuletzt finanziert der Verein die nicht durch das Klinikunternehmen angestellten Honorarkräfte und unterstützt selbst durchgeführte Weiterbildungskurse zur Palliativmedizin im Rahmen der vom Verein getragenen Akademie.

Unsere Gesellschaft braucht Sterbebegleitung: Die zentralen Prinzipien der Palliativmedizin

Leben und Sterben heute

Die Palliativmedizin hatte es in Deutschland nicht leicht, sich gegen Widerstände durchzusetzen. Ich habe schon von dem Patienten mit dem Tumor am Hals berichtet, den wir nicht adäquat betreut und versorgt haben. Wir wussten damals in den späten Achtzigerjahren nicht, was man alles für Menschen tun kann, die mit großen Wunden und starken Schmerzen alleine sind. Dass sich die Palliativmedizin weiterentwickeln konnte, ist das Ergebnis eines längeren Prozesses. Im Gegensatz zu früheren Zeiten, in denen die Menschen mehr miteinander und füreinander lebten, nicht zuletzt, weil sie auch dazu gezwungen waren, gehen sie heute viel lieber ihren eigenen Weg. Sie wollen sich und ihre Interessen verwirklichen. Viele haben keine Kinder, pflegen über soziale Netzwerke virtuelle Freundschaften mit Leuten, denen sie nie begegnen, und sie leben in ihren vier Wänden alleine. Jeder zweite Erwachsene in Deutschland hat im Jahr 2019 niemanden, mit dem er sich seine eigenen vier Wände teilt, in den Großstädten sind es noch mehr. Was ist dann, wenn ich am Lebensende niemanden habe, von dem ich mich verabschieden kann, was, wenn keiner um mich ist, der mich begleitet? Wer ganz und gar auf sich bezogen lebt, läuft Gefahr, auch dann allein zu sein, wenn es schlecht um ihn steht – wenn er arbeitslos wird und seine Existenz auf dem Spiel steht oder eben wenn er schwer erkrankt und es ans Sterben geht. Will man dann alleine sein?

Wir Deutschen sind geprägt vom heute in den westlichen Gesellschaften vorherrschenden Menschenbild und den entsprechenden Vorstellungen vom Sinn des Lebens. Sie sind das Ergebnis eines Zivilisationsschubes, der vor vier- bis fünfhundert Jahren in Europa einsetzte. Im Laufe dieses Prozesses wurden alle naturhaften, animalischen Aspekte des menschlichen Lebens, Gewalt, die körperlichen Funktionen, Krankheit und Tod, verdrängt und mit Scham- und Peinlichkeitsempfindungen belegt, sie galten nicht mehr als gesellschaftsfähig.

Während das Selbstbestimmungsrecht des Menschen in der Moderne allgegenwärtig ist, rücken zugleich die naturhaften Aspekte unserer Existenz auf unterschiedliche Weise wieder deutlicher in unser Bewusstsein. Tabus werden enttabuisiert. Nacktheit ist allgegenwärtig. Der assistierte Selbstmord wird publikumswirksam diskutiert. Die Palliativmedizin vollzieht hier gewissermaßen einen Spagat. Sie trägt den ganz individuellen Bedürfnissen des Kranken Rechnung und setzt gleichzeitig auf Mitmenschlichkeit beim Sterben.

2018 starben in Deutschland ungefähr 900.000 Menschen. Drei von vier Todesfällen traten im Alter jenseits von 65 Jahren auf, und in den meisten Industrienationen hat sich das Spektrum der häufigsten Todesursachen während der letzten 100 Jahre deutlich verändert. Es wird geschätzt, dass sich der Tod eines Menschen in über 70 Prozent aller Fälle durch eine vorangehende Krankheit und entsprechende Symptome ankündigt. Dadurch ist es möglich, die äußeren und die inneren Umstände der Sterbephase zu gestalten. Auch der Sterbeort hat sich gewandelt. Während sich in den USA die Zahl der in einem Krankenhaus Verstorbenen von 60 Prozent im Jahr 1980 auf mittlerweile unter 40 Prozent reduzierte, starben nach einer Gießener Studie in Deutschland 2013 immer noch etwa 50 Prozent der Menschen in einem Krankenhaus, 40 Prozent in einer Pflegeeinrichtung und nur 10 Prozent in ihrer häuslichen Umgebung, obwohl fast jeder zu Hause sterben möchte.

Die Wahrscheinlichkeit, dass wir selbst einmal mit Palliativmedizin in Berührung kommen, ist hoch. Dafür sind chronische Krankheiten verantwortlich. Beinahe drei von vier Menschen über 65 Jahren leiden sogar unter mehreren chronischen Krankheiten gleichzeitig. Man kann sie nicht beseitigen, sondern muss mit ihnen leben und versuchen, ihre Folgen so gut wie möglich zu behandeln. Sie schreiten fort und bringen uns in vielen Fällen den Tod. Das klingt bestürzend, aber ich meine, das hat auch sein Gutes. Viele Betroffene können so die verbleibende Zeit bewusst erleben, und es macht einen Unterschied, ob ich mich vorbereitet oder unvorbereitet verabschiede – vor allem auch für die Angehörigen. Viele Menschen in unserem Land wissen nicht, dass sie chronisch krank sind, was das bedeutet und dass ihr Ende naht. Sie werden nicht darüber aufgeklärt oder wollen nicht wahrhaben, was man ihnen gesagt hat, sie verdrängen, vergessen oder relativieren die Botschaft. Dann leben sie einfach so weiter, als wäre nichts, unterziehen sich den Behandlungen und unterliegen dem Irrglauben oder der falschen Hoffnung, die Behandlungen könnten endlos weitergeführt werden. Ich habe Menschen erlebt, die erst nach vielen Gesprächen die Wahrheit an sich herangelassen haben. Nun behaupten manche Ärzte, so etwas wie Wahrheit gebe es in der Medizin gar nicht, nichts könne man sicher voraussagen. Damit wollen sie sich und ihre Patienten schützen und drücken sich vor der Verpflichtung, sich mit den objektiven Tatsachen auseinanderzusetzen. Aber Wahrheit muss ja nicht automatisch Klartext bedeuten. Manchmal ist bei der Wahrheitsvermittlung eine andeutende Sprache sinnvoller. Statt von „unheilbar“ oder „nichts mehr zu machen“ zu sprechen, sollte man vielleicht Formulierungen verwenden, die Raum für individuelle Deutungen lassen. Zum Beispiel: „Wir sind nicht glücklich über das Ergebnis der Untersuchung. Da sind Zellen, die sich ungebremst vermehren." So wird dem Patienten im ersten Schritt der Diagnosemitteilung ein Angebot unterbreitet, selbst zu entscheiden, wie weit er seine Wissbegierde stillen möchte. Denn nicht jeder Mensch will alles wissen, und nicht wenige wollen sich lediglich in die Hände eines Arztes begeben, der für sie die richtigen Entscheidungen trifft. Das herauszufinden ist und bleibt deren Aufgabe (und die der anderen Gesundheitsprofis). Durch stetiges Fragen tastet man sich an den Patienten und damit an seine Persönlichkeit heran, wertfrei und offen, empathisch und respektvoll. So unterschiedlich Menschen sind, so unterschiedlich gestalten sie ihre letzte Lebensphase. Deswegen trifft meist zu: Menschen sterben, wie sie gelebt haben. Ich werde darauf noch zurückkommen.

Die das Leben begleitenden und den Sterbeprozess bestimmenden chronischen Krankheiten können alle möglichen Organe befallen, etwa das Herz, die Lunge, die Nieren, das Nervensystem oder das Gehirn; es sind zumeist Erkrankungen, bei denen eine fortschreitende entzündliche Veränderung der Blutgefäße zu einem natürlichen Abbau und Verschleiß führt, sodass die Organe ihre Funktion langsam einstellen. Die Gewebe können von bösartigen Zellen befallen werden, wie bei Krebserkrankungen, oder von Eiweißablagerungen durchsetzt sein, wie beim Morbus Alzheimer. Manchmal ist gar nicht genau festzustellen, warum ein Patient kontinuierlich verfällt. In Deutschland sterben pro Jahr über 250.000 Menschen an den Folgen eines Tumorleidens, über 130.000 aufgrund einer chronischen Herzerkrankung und mehr als 30.000 wegen eines chronischen Lungenleidens. Hinzu kommen Tausende mit Schlaganfällen, Nieren- und Leberversagen sowie Patienten mit tödlich verlaufenden neurologischen Erkrankungen, wie die amyotrophe Lateralsklerose, bei der die Muskulatur nach und nach immer schwächer wird, bis schließlich auch die Atemmuskeln versagen. Nicht zu vergessen die zunehmende Zahl von Demenzerkrankungen. Alle diese Kranken haben das verbürgte Recht auf eine ambulante oder stationäre palliativmedizinische Versorgung.

Welche Antworten gibt die Palliativmedizin?

„Hier fühle ich mich sicher und geborgen". Diese Worte aus dem Mund eines schwerkranken Menschen, der bei uns auf der Palliativstation behandelt wird, zeigen uns, dass unsere Arbeit bei ihm ankommt. Oder die ängstliche und doch hoffnungsvolle Frage einer Patientin zu Hause: „Wenn es hier nicht mehr geht, darf ich dann zu Ihnen kommen?" Nach einer Odyssee durch Kliniken und Praxen, nach enttäuschten Hoffnungen und schweren Rückschlägen, bietet die Palliativstation einen sicheren Ankerplatz, an dem die Betroffenen innehalten können. Hier geht es um ihr Wohlbefinden, hier kümmert man sich um ihre weitere Versorgung, hier hört man ihnen zu, und hier können sie sein, wie sie sind. Auf der Palliativstation macht ihnen niemand etwas vor, sie erfahren dort, wie es weitergeht und – wenn sie es wünschen – wie viel Zeit ihnen noch bleibt. Vor allem können sie immer wieder dorthin zurückkehren, wenn ihre Versorgung zu Hause nicht mehr möglich ist. Hier steht weniger die Krankheit als vielmehr der Mensch im Mittelpunkt. Hier geht es um sein Wesen und seine Wünsche, seine Hoffnungen und seine Vergangenheit. Es geht es um die Persönlichkeit des Einzelnen. Sie zu erkennen und bei der Behandlung zu berücksichtigen, sodass der Betroffene es wahrnimmt und wertschätzt, ist eine zutiefst anspruchsvolle und zugleich reizvolle Aufgabe. Denn wir Menschen sind ja höchst verschieden, und der Körper, der kranke Organismus, reagiert durch vielfältigste Ausdrucksformen über Geist und Psyche auf die Auswirkungen von Krankheit und Therapie. Diese Zusammenhänge zu verstehen und in die Therapie einzubeziehen, hebt die Palliativmedizin vom Rest der Medizin deutlich ab.

Insofern unterscheidet sie sich auch grundlegend von der Onkologie, die sich ausschließlich mit Krebspatienten beschäftigt und bei der die Hoffnung auf Heilung und damit die Erkrankung und ihre Therapie im Vordergrund stehen. Deshalb nimmt man die unerwünschten Wirkungen der Behandlung, therapiebedingte Krankheiten und Sterblichkeit in Kauf und erwartet vom Patienten, dass er aktiv mitarbeitet und sich gegen die Krankheit stemmt. In der Palliativmedizin steht dagegen der Patient im Zentrum. Wo die Krankheit keine Rolle mehr spielt, weil man sie nicht heilen kann, konzentriert man sich auf die Linderung der von ihr hervorgerufenen Beschwerden und zugleich auf die Stärkung der noch vorhandenen körperlichen, geistigen und seelischen Ressourcen. Der Patient darf passiv sein und die Verantwortung abgeben, und auf unerwünschte Nebenwirkungen einer Behandlung braucht er sich nicht mehr einzulassen.

In der modernen Welt der Medizin, in der zumeist Erfolge verkündet werden, wird das Querschnittsfach Palliativmedizin in seiner Bedeutung unterschätzt, denn es befasst sich mit denjenigen, denen durch Hochleistungseingriffe nicht mehr geholfen werden kann; so gesehen ist die Palliativmedizin aber gerade hochmodern. Wir befinden uns zwar in einer Zeit, in der Grenzen bewusst ausgelotet und auch überschritten werden, Grenzen in der darstellenden Kunst, der Unterhaltungsindustrie, der Ausbeutung der Natur, Grenzen der Verantwortung im Beruf und nicht zuletzt Grenzen der körperlichen und geistigen Leistungsfähigkeit durch Doping im Sport und im Alltag. Das Leben scheint durch die Medizin verfügbar geworden, manipulierbar, ja, grenzenlos bestimmbar. Aber wir müssen uns immer wieder bewusst machen, dass unser menschliches Leben Grenzen hat und es auch in der Hochleistungsmedizin Misserfolge, Fehlschläge und Unerreichbares gibt.

Noch immer glauben manche Ärzte, man brauche das Fach gar nicht, Sterbende hätten sie schon immer mitversorgt. Andere vertreten die Ansicht, dieser Bereich sei unzeitgemäß, weil er so viele personelle Ressourcen verschlingt. Und ein Teil der Bevölkerung glaubt sogar, selbst am besten zu wissen, was am Lebensende mit ihnen zu geschehen habe. Ich sage diesen Skeptikern, dass sie irren. Palliativmedizin ist hochmodern, die Möglichkeiten der Symptomkontrolle am Lebensende sind gerade in den letzten wenigen Jahren enorm verfeinert worden, und ja, das Gebiet ist personalintensiv. Doch dafür benötigt man keinen teuren Apparatefuhrpark, und die Arzneimittelkosten halten sich in Grenzen.

Vor diesem Hintergrund stellen sich zwei wichtige Fragen: Wie lehrt man ein Fach, das zugleich eine Naturwissenschaft und eine Geisteswissenschaft ist? Und wie kann man es möglichst flächendeckend in Deutschland verbreiten? In den vergangenen bald drei Jahrzehnten sind große Fortschritte auf beiden Feldern erzielt worden. 2018 gab es in Deutschland bei 36 Medizinischen Hochschulen neun Lehrstühle (Professuren oder Stiftungsprofessuren in Aachen, Bonn, Erlangen, Freiburg, Göttingen, Hamburg, Köln, Mainz und München) sowie zwei Professuren für Kinderpalliativmedizin in Witten/Herdecke und München sowie jeweils eine Professur für „Spiritual Care" und „Soziale Arbeit" in München. Eine aktive und ausgezeichnet aufgestellte Fachgesellschaft hat 2014 den ersten Teil der Leitlinien für Palliativpatienten mit Krebserkrankungen fertiggestellt. Mehr als die Hälfte der 209 Empfehlungen beruhten auf dem Konsens der Experten, da eine evidenzbasierte Empfehlung aufgrund fehlender Studien nicht möglich war. Das macht deutlich, dass der Forschungsbedarf auf dem Gebiet der Palliativmedizin weiterhin hoch ist. Derzeit wird am zweiten Teil der S3-Leitlinie gearbeitet. Hier stehen die Symptome Angst, Schwäche, Übelkeit und Erbrechen, Störung der Magen-Darm-Passage, Schlafstörungen und nächtliche Unruhe im Vordergrund und man kümmert sich um die Wundversorgung sowie um den Umgang mit Todeswünschen. Mit der Nationalen Akademie der Wissenschaften Leopoldina und Union der Deutschen Akademien der Wissenschaften wurde eine Forschungsagenda für die Palliativversorgung vorgelegt. Auch das Bundesministerium für Bildung und Forschung hat eine Förderung für Forschung in der Palliativmedizin ausgeschrieben.

Die Mitglieder der Fachgesellschaft und ihre Unterstützer tun alles, um das Fach in unterschiedlichste medizinische Tätigkeitsfelder und Bereiche unserer Gesellschaft zu integrieren. Trotzdem bleiben einige Probleme: Wie verändert man die Haltung vieler Akteure im Gesundheitswesen und wodurch erhöht man das Verständnis derjenigen, die über das Geld walten? Noch ist die Palliativmedizin nicht auf allen Ebenen akzeptiert, und nicht jeder, der inzwischen auf dieses Pferd setzt, weiß über die zugrunde liegende Auffassung und ihre konkrete Umsetzung in der Praxis gut genug Bescheid. Offensichtlich kommt es hier auch auf Allgemeinwissen an, auf die Kenntnis der Grundlagen von Ethik und Moral, von Philosophie, Psychologie und Ethnologie, von anderen Kulturen und Religionen. Um den

Patienten als Menschen mit seinem Werdegang und seiner Wertewelt, seinen Wünschen und Sehnsüchten kennenzulernen, bedarf es neben der Menschenkenntnis, der eigenen Lebenserfahrung und dem Allgemeinwissen nicht zuletzt der Fähigkeit zur professionellen Kommunikation. „Professionell" wird hier leicht missverstanden. Man verbindet damit unausgesprochen eine Distanz, eine förmliche, wohl höfliche, aber immer auch eine entfernte Beziehung, wie man sie vielleicht zwischen Verkäufer und Kunde findet. Auch im Medizinstudium wird professionelle Distanz propagiert: Der Abstand zum Patienten sei für die bestmögliche Behandlung erforderlich. Natürlich darf ein Arzt von der Erkrankung seines Patienten innerlich nicht so angegriffen sein wie der Patient selbst, weil er ihm dann keinen Halt mehr bieten kann. Aber wie finden junge Medizinstudenten das richtige Maß der Anteilnahme heraus? Wenn man sich zu schnell abzuschotten beginnt und sich innerlich distanziert, weil einem etwas nahe geht, dann kann dieser Schutzwall zur Verhärtung und damit zur Verflachung des Arzt-Patienten-Verhältnisses führen. So plädiere ich für eine Lehre von „professioneller Nähe" im Medizinstudium.

Seit 2009 ist das Fach Palliativmedizin als Querschnittbereich 13 Pflichtlehr- und Prüfungsfach an medizinischen Fakultäten in Deutschland. Seit 2013 muss das Fach für alle Studenten angeboten werden und von den Studierenden für die Ausbildung zum Praktischen Jahr ist ein Leistungsnachweis Palliativmedizin vorzulegen. Durch solche Angebote müssten den Studenten Prinzipien und Haltung wie in diesem Buch beschrieben vermittelt werden können.

Um diese unterschiedlichen Aspekte etwas deutlicher zu machen, möchte ich Ihnen als Erstes die Krankengeschichten von Stefanie Werning und Reinhold Immenhoff schildern. Sie enthalten bereits viel von dem, worauf ich im Laufe des Buches noch genauer eingehen werde: die medizinischen und psychosozialen Komponenten einer unheilbaren Erkrankung; die Probleme, die die moderne Hochleistungsmedizin und ein auf Wettbewerb basierendes Gesundheitssystem mit sich bringen; die Herausforderungen, aber auch die Chancen einer guten palliativmedizinischen Versorgung.

Stefanie Werning und die Grenzen der Hochleistungsmedizin

Stefanie Werning werde ich immer in Erinnerung behalten. Wir haben sie viele Monate begleitet, sie war mehrmals bei uns auf der Station, und dort ist sie am Ende auch verstorben. Als ich Frau Werning zum ersten Mal sah, salzte sie gerade ihre Gemüsesuppe nach, denn nach der letzten Chemotherapie war ihr Geschmacksempfinden noch nicht wieder zurückgekommen, und so schmeckte alles, was sie zu sich nahm, fade oder zu bitter und mitunter sogar metallisch.

Ihre Krankheitsgeschichte reichte mehrere Jahre zurück. Als sie gerade 50 Jahre alt geworden war, hatte man ihr in der Apotheke mitgeteilt, jetzt sei es an der Zeit, an sich selbst zu denken. So rät man allen Frauen zwischen dem 50. und 70. Lebensjahr zu einer Röntgenuntersuchung der Brüste. Dadurch könne man die Sterblichkeitsrate bei Brustkrebs erheblich, weil statistisch signifikant, senken. Das überzeugte sie. Erst viel später erfuhr sie, dass „erheblich" nichts mit „statistisch signifikant" zu tun hat und dass nur eine oder zwei von tausend einer Mammografie unterzogenen Patientinnen wegen dieser Untersuchung gerettet werden, sodass der Nutzen des Screenings keineswegs unumstritten ist. Überdiagnosen (Diagnosen, die auf Krankheiten verweisen, die sich zu Lebzeiten niemals bemerkbar gemacht hätten), eine ganze Reihe überflüssiger Zusatzuntersuchungen (aufgrund der falschen Annahme es handele sich um Brustkrebs, wenn in Wirklichkeit etwas anderes dahintersteckt), Ängste und fragwürdige Therapien infolge des Screenings stehen einem sehr geringen Nutzen entgegen. Immerhin gehörte Stefanie Werning nicht zu denen, die fälschlich denken, man könne durch die Untersuchung sogar Brustkrebs verhindern.

Bei der Vorsorgeuntersuchung diagnostizierte man bei ihr tatsächlich Brustkrebs. Für sich genommen war das zwar eine Katastrophe, denn ihr gesamtes Leben drohte damit auf den Kopf gestellt zu werden, aber es hieß, dass alles sehr gut aussehe, die Prognose exzellent sei, und mit den modernen Therapiemethoden sei eine Brustkrebserkrankung heute so zu behandeln wie jede andere Erkrankung auch, die kam und nach einer medizinischen Behandlung wieder verschwand. Stefanie Werning glaubte fest an die erfreuliche Mitteilung, die keinen Zweifel zuließ. Dass „alles", also wirklich „alles" so gut aussah, ließ sie durchhalten, und so ertrug sie nach der Operation, die man bei ihr brusterhaltend durchgeführt hatte, die darauffolgende Chemotherapie, bevor sich noch eine Bestrahlung anschloss. Alles in allem zog sich die Erstbehandlung wegen eines zwei Zentimeter kleinen Tumors über ein halbes Jahr hin, doch wie Tausende anderer war sie bereit, mit dieser Therapie für ihr Leben zu kämpfen und alles dafür zu tun, die Krankheit zu überleben. Sie steckte tapfer all die unerwünschten Folgen der Behandlung weg, von denen sie erst erfuhr, als sie schon aufgetreten waren. Ein Aufklärungsformular hatte man ihr vor Beginn der Chemotherapie zwar zur Unterschrift ausgehändigt, doch dort waren für jedes Organ so viele mögliche Komplikationen und Folgen beschrieben worden, dass sie das mehrseitige Blatt ungelesen unterschrieb. Bei welchen dieser möglichen Probleme sie frühzeitig Gegenmaßnahmen hätte ergreifen können, die es ja gibt und die man hätte anwenden können, sagte man ihr nicht.

Zu den lästigen Folgen der Therapie gehörte das Taubheitsgefühl in den Fingern, das sie anfangs besonders aufregte. Es entwickelte sich schleichend, begann damit, dass ihr ein Teelöffel aus der Hand fiel, weil sie ihn nicht kräftig genug gegriffen hatte. Sie wunderte sich darüber, versuchte, das taube Gefühl zu ignorieren, doch leider verschwand es nicht. Niemand hatte sie vorgewarnt, erst von einer Mitpatientin hatte sie davon erfahren, doch da waren schon drei der vier Zyklen der Chemotherapie abgelaufen, und zur Taubheit war ein unangenehmes Kältegefühl an den Fingerspitzen dazugekommen und etwas zeitversetzt auch noch ein Gefühl der Kälte an den Fußsohlen. Es war, als laufe sie auf kaltem Metall, und wenn sie länger als fünf Minuten unterwegs war, hatte sie regelrechte Schmerzen. Diese Störungen klangen immer nur langsam ab, erst nach der gefühlten Ewigkeit einer Stunde spürte sie wieder Wärme. Die andere Patientin beschrieb ihr dieses Gefühl als „Wie-auf-Watte-gehen“, das sich in ein „Ameisenlaufen“ verwandelte. Als sie bei dem behandelnden Krebsspezialisten nachfragte und ihre Wahrnehmungen etwas detaillierter beschrieb, weil sie dachte, so könne er ihr besser helfen, begann der, mit den Augen zu rollen. Immerhin bestätigte ihr der Onkologe, dass so etwas häufiger vorkomme.

Sie arrangierte sich auch mit der ihr unbekannten bleiernen Tagesmüdigkeit und der damit einhergehenden körperlichen Schwäche, deren Namen „Fatigue-Syndrom“ sie von ihrem Hausarzt erfuhr. Sie hatte ihm berichtet, dass sie nach tiefem Nachtschlaf morgens mit normaler Kraft aufstand, bevor sie in den späten Vormittagsstunden von der Müdigkeit überfallen wurde. Es war ein Gefühl, das von unten nach oben in ihr aufstieg und zu einer ausgeprägten Schwere in den Beinen führte, was ihr kaum noch Energie ließ, sich aus dem Sessel aufzurichten. Im Laufe des Nachmittags lösten sich das Schweregefühl und die Müdigkeit unerwartet wieder auf. Tatsächlich schlagen sich während der Chemotherapie oder einer Strahlenbehandlung viele Menschen mit dem Fatigue-Syndrom herum, doch zumeist geht man es nicht an. Dabei kann man es in vielen Fällen gut behandeln, je nach Untersuchungsergebnis zum Beispiel mit Blutkonserven, einem blutbildenden oder die Schilddrüse anregenden oder unterstützenden Hormon, mit Sexualhormonen und weiteren Präparaten. In jedem Fall ist Bewegung günstig, nicht zu viel und nicht zu wenig: Es genügen 15 bis 20 Minuten am Tag durch eine Tätigkeit, bei der der Puls einen Wert von 180 minus Lebensalter in der Minute erreicht. Frau Wernings Wochenprogramm bestand aus einer Mischung von Radfahren, Gymnastik mit Musik und schnellem Gehen; außerdem wollte sie versuchen, zu schwimmen. Viermal die Woche jeweils eine knappe halbe Stunde war besser als gar nichts, und dann konnte man ja weitersehen.

Ihre zwei Kinder waren schon erwachsen, und es war neben ihrem Mann wohl Matthias, der Sohn ihrer Tochter, der ihr den entscheidenden Lebensmut, die Tapferkeit und die Kraft gab, alles durchzustehen. Manche Menschen leben ja mehr für andere als für sich selbst, und so hatte ich mitunter den Eindruck, auch Frau Werning wollte vor allem für ihren Enkel da sein und ihn umsorgen, denn seine Eltern waren beide voll berufstätig. Nach ihrer ersten Krebsdiagnose konnte sie sich sieben Jahre lang in der gewünschten Weise um ihn kümmern. Ihr Mann hielt ihr dabei den Rücken frei. Dann wurde im Rahmen einer

Routineuntersuchung der Rückfall entdeckt. Sie fühlte sich nicht gut, glaubte erst, es sei eine banale Erkältung, doch nach einer Blutuntersuchung brach die Welt der geheilt geglaubten Frau zusammen. Sie hatte nicht damit gerechnet, es nach so langer Zeit noch einmal mit dieser Krankheit zu tun zu bekommen, keiner hatte sie darauf vorbereitet, dass es solche Fälle immer wieder gab und dass sie sich ihrer Sache nach der Brustkrebsbehandlung offenbar doch nicht so sicher sein konnte. Dabei hatten, bei Lichte betrachtet, die Chancen einer dauerhaften Heilung von Anfang an nicht besonders gut gestanden. Nicht, dass man ihr hätte Angst einjagen müssen. Selbst wenn man ihr gesagt hätte, dass die Krankheit seinerzeit schon auf die Lymphknoten übergegriffen hatte und dass man bei der Hälfte dieser Fälle mit einem Rückfall rechnen muss, so hätte sie natürlich dennoch gehofft, zu den Glücklichen zu gehören. Und natürlich hätte sie sich in jedem Falle ebenso intensiv um ihren Enkel gekümmert, kein Mensch hätte ihr das ausreden können. Aber alle hatten damals so getan, als könne sie sich hundertprozentig darauf verlassen, ein für alle Mal geheilt zu sein. Niemand hatte daran auch nur den leisesten Zweifel angemeldet.

Dabei war ihr die Behandlung wegen dieser kleinen Geschwulst gleich so verdammt lang und aufwendig vorgekommen. Aber wenn das so sein musste, um den Krebs zu besiegen, so hatte sie sich gesagt, dann würde sie das auf sich nehmen, sie war schließlich dankbar für die Möglichkeiten der modernen Hochleistungsmedizin. Natürlich hätte sie auch einen Hinweis auf eingeschränkte Heilungschancen weggesteckt. Doch der Operateur hatte ihr die Hand geschüttelt, nachdem sie aus der Narkose aufgewacht war. „Herzlichen Glückwunsch“, hatte er gesagt, er habe alles herausschneiden können, und er betonte das „alles“ in einer Art und Weise, die keinen Zweifel zuließ.

Der Onkologe sprach von einer absichernden Chemotherapie, was ungefähr so klang, als ob man die allerallerletzte Unsicherheit beseitigen wolle, die es ja eigentlich gar nicht gab. Und der Strahlenarzt hatte ihr lediglich mitgeteilt, die Bestrahlung gehöre zum Behandlungskonzept, so als ob es überhaupt nichts zu fragen gebe.

So war sie vom Donner gerührt, ging sie doch wegen einer Erkältung zum Arzt und kam zwei Tage später mit der Diagnose einer wieder aufgetretenen Brustkrebserkrankung, die sich im Körper ausgebreitet hatte, aus der Praxis heraus. Das Klagen begann. Warum nur kam der Krebs zurück, warum jetzt und nach so langer Zeit? Als Erstes bekam die Krankheit all ihren Groll zu spüren, nicht etwa die Ärzte. Die Ausweglosigkeit ihrer Situation, die Zerstörung ihrer Hoffnung auf ein langes Leben trieben sie in eine nie gekannte Verzweiflung. Hinzu kam das Gefühl des Ausgeliefertseins und der Machtlosigkeit. Noch einmal war sie von der Kunst der Ärzte abhängig, und das, was sie einmal ausgezeichnet hatte, vielleicht das besondere Maß an Selbstständigkeit und Selbstbestimmtheit, schien ihr zwischen den Fingern zu zerrinnen. Was konnte man in solchen Momenten tun, wenn einen Schmerz und Ratlosigkeit lähmten? Sie konnte versuchen, spazieren zu gehen und sich auf andere Gedanken zu bringen. Sie konnte versuchen, die Wohnung auf den Kopf zu stellen und aufzuräumen. Doch das war ganz und gar nicht ihre Art, schon gar nicht, wenn die Beschäftigung einzig und allein das Ziel der Ablenkung verfolgte. Und Erfolg hatte sie damit auch nicht, denn eigentlich war sie mit ihren Gedanken ständig bei der Krankheit.

Was ist eigentlich Krebs?

So oft bekommt man unfreiwillig vom Krebs zu hören und zu lesen, dass man als Gesunder fast den Eindruck gewinnt, es solle einem die Illusion ausgetrieben werden, irgendwer könne von dieser Geißel der Menschheit verschont bleiben. Und hoffen wir nicht tatsächlich immer dann, wenn sie einen Anderen betrifft, wir selbst würden davonkommen? Krebs ist im kollektiven Bewusstsein noch immer der Inbegriff einer tückischen Erkrankung: Sie frisst einen von innen her auf und lässt einen jämmerlich zugrunde gehen.

Obwohl wir also ständig mit dem Krebs konfrontiert werden, scheinen viele zu verdrängen, dass jeder Zweite im Lande daran erkrankt und die Wahrscheinlichkeit, selbst dazuzugehören, ziemlich hoch ist. Knapp jeder Dritte in Deutschland stirbt an den Folgen eines Tumorleidens. Nüchtern betrachtet gehören Krebserkrankungen zu den natürlichen Todesursachen – an irgendetwas werden wir alle sterben, und andere todbringende Krankheiten müssen nicht unbedingt angenehmer sein.

Stefanie Werning wollte wissen, gegen wen sie anzutreten hatte, und beschäftigte sich intensiv mit dem Krebs. Dabei stieß sie auch auf die uralte Geschichte von der persischen Königin Atossa, die vor rund 2500 Jahren den blutenden Knoten in ihrer Brust vermutlich bei vollem Bewusstsein von einem Sklaven herausschneiden ließ. Heute, so war Frau Werning nach ihrem Studium überzeugt, arbeiten Tausende eifrige, ja besessene Wissenschaftler Tag und Nacht daran, diese Plage endlich zu besiegen. Deswegen haben sich die Überlebenschancen in Europa in den letzten Jahrzehnten auch verbessert und das mittlere Sterbealter in den letzten 20 Jahren hat um circa zwei auf 73 Jahre zugenommen. Doch ein Sieg, das muss man sich immer wieder vor Augen halten, kann nie eine vollkommene

Ausrottung der Krankheit bedeuten, sondern nur, dass man die Heilungsraten und Überlebenszeiten schrittweise verbessert. Schließlich hatte bereits 1971 der amerikanische Präsident Richard Nixon unter dem Motto *War on Cancer* dazu aufgerufen, dem Krebs innerhalb der folgenden 25 Jahre den Garaus zu machen. Daraufhin hatte man in den USA auf der Basis des *National Cancer Act* ein gewaltiges Krebsforschungsprogramm aufgelegt, laut Nixon die wichtigste Handlung seiner Amtszeit. Mit der Obamaregierung wurde mit dessen letzter Rede zur Lage der Nation noch einmal ein vergleichbares Programm („Cancer Moonshot“) angestoßen. Jetzt, bald ein halbes Jahrhundert nach der Nixon-Initiative, gibt es mehr Krebstote auf der Welt (mehr als acht Millionen im Jahr), als je zuvor.

In den entwickelten Ländern stirbt knapp die Hälfte aller Menschen mit bösartigen Erkrankungen an ihren Folgen. Die etwa 200 verschiedenen Krebsarten könnte man streng genommen auch als eigenständige Krankheiten betrachten. Sogar innerhalb einer Krebsart wie Brustkrebs gibt es so viele unterschiedliche Spielarten, dass Krebsmediziner mittlerweile zu dem Schluss kommen, jeder Tumor sei so einzigartig wie der Mensch, in dem er wächst, und erfordere schon aus diesem Grund eine ganz individuelle Behandlung. Krebs ist der Preis für unsere große genetische Anpassungsfähigkeit an eine sich stetig verändernde Umwelt und das Ergebnis der Evolution des Menschen. Ursache jeder Krebserkrankung sind Veränderungen des Erbgutes. Sie werden mit zunehmendem Alter immer wahrscheinlicher. Statistisch gesehen ist ein Mensch in Deutschland 69 Jahre alt, wenn er erstmals mit der Diagnose konfrontiert wird. Bis dahin hat er durch Zellteilung rund ein Dutzend Skelette produziert, die Zellen seines Blutes alle vier Monate und die obere Hautschicht alle vier Wochen erneuert. Und jedes Mal, wenn sich eine der hundert

Billionen Zellen unseres Körpers teilt, wird der in den Erbanlagen des Menschen gespeicherte genetische Code, die Bau- und Betriebsanleitung einer Zelle, abgeschrieben und zu gleichen Teilen auf die neu entstehenden Tochterzellen verteilt. Das ist bei jeder Zellteilung ein „Text" aus über drei Milliarden „Buchstaben". Die Fehler, die dabei unterlaufen, werden häufig, doch nicht immer korrigiert. Mit dem Alter nehmen die Fehler zu und das Korrekturpotenzial nimmt ab.

Krebszellen entstehen aus gesunden Zellen aufgrund von Onkogenen, also Krebsgenen. Das sind Erbinformationen, die eine gesunde Zelle verändern. Ein wichtiges Onkogen, das Krebs auslöst, heißt *Ras*. Wäre die Zelle ein Auto, könnte man die Wirkung von *Ras* mit einem Gaspedal vergleichen. Normalerweise wird das Gaspedal kontrolliert bedient und regelt Wachstum und Verhalten der Zelle in ihrer Umgebung. Findet sich am *Ras-Gen* eine Mutation, also ein Fehler, steht permanent ein Bleifuß auf dem Pedal. Die Zelle bekommt unentwegt das Signal zu wachsen und sich zu teilen. Das ist einer der Gründe, warum Tumore immer größer werden und ihre Umgebung schädigen. Sie verschaffen sich gegenüber den gesunden Zellen einen Vorteil, erst recht, wenn sie durch neue Blutgefäße mit genügend Sauerstoff und Zucker versorgt werden.

Ein zweiter wesentlicher Defekt, der beim Menschen zu Krebs führen kann, ist eine defekte Bremse. Tumorunterdrückungsgene namens *Rb* können versagen und eine bereits veränderte Zelle nicht mehr daran hindern, sich so rasant zu teilen. Genau wie gesunde Zellen oder Organe sind die meisten Tumore hierarchisch unterteilt in sich selbst erneuernde Stammzellen und ausdifferenzierte Zellen. Die konventionelle Krebstherapie tötet aber nur die ausdifferenzierten Zellen ab, der Tumor schrumpft und ist vielleicht irgendwann gar nicht mehr sichtbar. Doch allzu oft ist der Erfolg trügerisch, und Jahre später keimen die nicht abgetöteten Krebsstammzellen wieder auf und lassen an ganz anderen Orten als ursprünglich neuen Krebs entstehen, so wie bei Stefanie Werning. Die gefürchteten Metastasen entstehen also durch diese Stammzellen oder dadurch, dass Krebszellen zu irgendeinem Zeitpunkt ihren Primärort, wo sie ursprünglich entstanden, verlassen haben. Sie haben sich umprogrammiert, andere Eigenschaften angenommen und sind nun zu mobilen Zellen geworden, die Organgrenzen übertreten, in den Blutkreislauf oder die Lymphbahnen eindringen und sich verteilen.

In den letzten Jahren hat man gelernt, auf welche Weise es bösartige Tumoren schaffen, sich gegenüber den natürlichen Abwehrzellen des Körpers zu verstecken. Nach Analyse des einer Tarnkappe ähnelnden Schutzschildes hatte man begonnen Medikamente zu entwickeln, die diese Tarnkappe auflösen oder angreifen, damit die körpereigenen Immunzellen nun besser in der Lage sind den Krebs zu attackieren. Im Laienjargon bezeichnet man diese inzwischen für verschiedene Krebsarten zugelassene Behandlung als „Immuntherapie".

Einige Wissenschaftler prognostizieren, dass Krebspatienten bald lernen müssen, über viele Jahre mit der Erkrankung zu leben, so wie es Zuckerkranke mit ihrem Diabetes tun. Entscheidend ist dann, zu welchem Zeitpunkt man den Patienten wie behandelt. Befindet sich eine Tumorerkrankung in einem potenziell heilbaren, also lokal begrenzten Stadium, sollte alles unternommen werden, um sie zu beseitigen. Doch wenn die Krankheit weiter fortgeschritten ist, dann sollte die Devise sein, bei möglichst guter Lebensqualität möglichst lange zu leben. Das betrifft jeden zweiten Krebspatienten in Deutschland. Bei ihnen führt man regelmäßige Verlaufsuntersuchungen durch, und wenn die Krankheit sich ausgebreitet hat, wird der Patient behandelt, auch wenn er keine Beschwerden hat. Das scheint möglicherweise falsch zu sein. Erkenntnisse aus der Agrarwirtschaft haben gezeigt, dass man Schädlingen auch nicht sofort und radikal zu Leibe rücken soll, weil man so die gesamte Ernte ruinieren würde. Stattdessen dezimiert man sie lediglich bis zu einem gewissen Grad, jedoch nicht derart, dass eventuell nur noch resistente Formen übrig bleiben, gegen die dann kein Mittel mehr hilft. „Nichts ergibt in der Biologie einen Sinn, wenn man es nicht im Lichte der Evolution betrachtet“, so der Evolutionsbiologe Theodosius Dobzhansky. Wartet man aber zu lange mit der Schädlingsbekämpfung, ist die Ernte auch futsch, weil die Schädlinge das Getreide auffressen. Es kommt also auf den richtigen Zeitpunkt der Behandlung an. Im Prinzip sind alle biologischen Systeme miteinander vergleichbar. Bei einem bösartigen Tumor, der in gesunde Zellverbände eines Organs eingebettet ist, handelt es sich, ähnlich wie bei einem Getreidefeld, um ein weitgehend eigenständiges Ökosystem mit all den Eigenarten, die man in der Natur findet: Konkurrenz um Platz, Nahrung und Fortpflanzung sowie Interaktionen und Evolution. Sogar innerhalb des Tumors gibt es eigenständige Ökosysteme mit Zellen, die gut gegen eine Chemotherapie ansprechen, und solchen, die nicht auf konventionelle Verfahren reagieren. Diesen besonders gefährlichen Krebszellen darf man möglichst keine Chance einräumen, sich auszubreiten. Also sollte man die anderen, ungefährlicheren Krebszellen in einem bestimmten Stadium nicht zu sehr dezimieren, weil sie den ganz gefährlichen (die nicht auf Chemotherapie reagieren) die Nahrung wegnehmen. Tatsächlich verlängert sich die Lebensdauer von Krebspatienten, wenn man bei einem Fortschreiten der (nicht mehr heilbaren) Tumorerkrankung nicht sofort mit einer Chemotherapie beginnt, sondern erst dann, wenn sie Beschwerden verursacht (oder wenn sie sich besonders rasant ausbreitet). Es geht also bei diesem neuen Konzept um Zeitgewinn und nicht mehr darum, möglichst schnell möglichst viele Tumorzellen zu zerstören. Diese Erkenntnisse haben amerikanische Krebsforscher um Robert Gatenby gewonnen, die das abwartende und zielgerichtete Eingreifen nach dem Prinzip „so wenig Therapie wie möglich, aber so viel wie nötig“ *adaptive therapy* benennen.

Das Ehepaar Werning kämpft gegen den Krebs

Der Tumor war also wiedergekommen, trotz eines neuen Lebensstils, den sich Stefanie Werning mit viel Mühe angewöhnt hatte. Es war bitter für sie, die alten Raucher zu sehen, die einfach weiterrauchten und keinen Krebs bekamen. Dann kam der nächste Paukenschlag: Bei ihrem Mann wurde Lungenkrebs diagnostiziert. Die Erkrankung war bereits so weit fortgeschritten, dass man nicht mehr operieren konnte. Man bot Herrn Werning eine kombinierte Strahlen-Chemotherapie an, die sich über ein paar Wochen erstreckte und deren Folgen er tapfer wegsteckte, auch wenn sie ihn zusehends Kraft kosteten. Er verlor 15 Prozent seines Körpergewichts. Ihr Mann hatte sich zu Beginn ihrer Krankheit so sorgend und so einfühlsam um seine Frau gekümmert, wie sie es sich nur wünschen konnte. Er wusste, was sie gerne hatte, er rieb ihr die Füße ein, wenn sie abends von der Bestrahlung ganz geschafft auf dem Sofa saß, oder er verwöhnte sie mit Eiscreme. Jetzt musste Frau Werning für ihn da sein, obwohl sie bald selbst einer weiteren Chemotherapie unterzogen wurde. Es war eine besondere, eine schlimme und eine herausfordernde Zeit und gleichzeitig eine Phase besonderer Verbundenheit, wie sie sie beide allenfalls bei der Geburt ihrer

Tochter erlebt hatten. Beide Eheleute hatten keine gute Prognose. Herr Werning musste geahnt haben, dass seine Krankheit anders verlaufen würde und potenziell bedrohlicher war als ihre, denn er wurde ihr gegenüber unwirsch, ungeduldiger und ungnädiger, für Außenstehende nicht spürbar, wohl aber für sie. Und zugleich wartete er darauf, dass ihm die Ärzte endlich die Wahrheit direkt ins Gesicht sagen würden, er forderte sie heraus und versuchte, sie festzunageln. Doch die wanden sich, ja, einige weigerten sich, überhaupt Gespräche mit ihm zu führen, vertrösteten ihn, fertigten ihn ab – es sehe gar nicht so schlecht aus –, oder sie zuckten mit den Schultern und heuchelten Unwissenheit. Einmal hieß es, die Krankheit habe sich abgekapselt, und er begann wieder Hoffnung zu schöpfen, keine überwältigende, aber eine kleine, denn das musste doch etwas Gutes bedeuten. Abgekapselt, das klang wie abgesondert und damit nicht systemrelevant, also nach mehr Zeit zum Durchatmen. Doch kurz darauf wurden Metastasen in der Leber und dann in den Knochen gefunden, und der Tod stand ihm schon ins Gesicht geschrieben, als die Ärzte ihn noch ein letztes Mal fragten, ob er eine weitere Chemotherapie haben wolle. Aber wie um Himmels willen konnte er diese Frage beantworten? Jetzt ging es ihm doch schlecht, der Appetit ließ zu wünschen übrig, er hatte abgenommen, die Schmerzen in den Knochen nahmen zu und das Weiße in seinen Augen war bereits gelb geworden, bekanntlich ein schlechtes Zeichen. Wussten die Ärzte selber nicht weiter? Als Frau Werning mir davon erzählte, ärgerte ich mich furchtbar über diese falsch verstandene Berücksichtigung des Selbstbestimmungsrechts. Bei dieser sogenannten Defensivaufklärung werden die Patienten zu Kunden degradiert und mit Entscheidungen konfrontiert, die sie überfordern, während sich die Ärzte aus der Verantwortung stehlen.

Dann verstärkte sich bei Herrn Werning die Luftnot, durch die beider Nächte zum Tag wurden und gegen die kein Kraut gewachsen schien. Der Hausarzt wusste kein Mittel, und zum Lebensende gesellte sich auch noch ein trockener, bellender Husten hinzu. Schleim konnte er jetzt vor Kraftlosigkeit nicht mehr abhusten. So drehten sich die endlosen letzten Tage um den Schlaf und das Essen und die Nächte um das Wachsein, die Luftnot und den Husten sowie das Trinken. Diese Tage würde sie niemals vergessen, sagte mir Frau Werning, auch weil sie beide keine guten Gespräche mehr führen konnten. Wenn sie eine Frage stellen wollte, bei der es um das Wesentliche ging, war er schon eingeschlafen. Als sie gerade Anlauf nahm, um über die Beerdigung zu sprechen, ganz vorsichtig, da bekam er eine Panikattacke, sodass auch sie vor lauter Angst nicht mehr weiter wusste.

So darf eine ambulante palliativmedizinische Versorgung nicht funktionieren! Es gab keine Bedarfsregelung für derlei Notfälle, es lagen keine Informationen für einen Notarzt bereit, es gab keinen Hausarzt, den sie konsultieren konnten, und keinen Pflegedienst im Hintergrund, den man hätte anrufen können – das Ehepaar wurde in einem Zustand schierer Verzweiflung einfach allein gelassen. Insofern war es einem glücklichen Zufall zu verdanken, dass der bestellte Notarzt gleichzeitig Palliativmediziner war, die Situation rasch durchschaute und darauf verzichtete, den Patienten mitzunehmen und womöglich auf einer Intensivstation abzuliefern, wo man um sein Leben gekämpft hätte. Stattdessen spritzte er Herrn Werning fünf Milligramm Morphin, was in wenigen Minuten zu einer vollkommenen Entspannung der Situation führte. Der Patient wurde ruhiger, seine Ehefrau ebenso, und auch der Notarzt konnte sich beruhigt entfernen. Kaum zwei Tage später, als sie gerade die Trauerfeier mit ihm durchging und sich darum bemühte, auch die kleinsten Details, die ihm wichtig sein könnten, anzusprechen, spuckte er auf einmal schaumiges Blut, das sich über das ganze Bett ergoss und den Husten wiederum verstärkte. Natürlich konnte sie auch dieses Gespräch nicht fortführen, sondern musste ihn erst einmal trösten und still neben ihm sitzen bleiben, bis er sich wieder beruhigte. Denn er war nun ganz aufgebracht, geradezu aufgelöst, weil er sah, dass es nur noch abwärtsging. Daraufhin wurde das Thema der Trauerfeier nie wieder aufgenommen. Der ein paar Stunden später eintreffende Hausarzt stellte Herrn Werning dann endlich dauerhaft auf ein Opioid ein und lieferte ihn wegen des Bluthustens auch nicht mehr in ein Krankenhaus ein. Durch das neue Medikament nahm die Luftnot über den Tag gesehen endlich ab, und er konnte nachts besser schlafen. Stefanie Werning aber befand sich in einem nie zuvor erlebten Zustand chronischen Schlafmangels. Das konnte jeder sehen, der sie kannte, und sie ertappte sich dabei, wie ihr tagsüber einfach die Augen zufielen, sie ständig gähnte und ihre Gedanken abdrifteten. So war sie schon kurz davor, ihren Mann gegen seinen Willen doch noch ins Krankenhaus einzuliefern, da wurde es endlich etwas ruhiger. Wenige Tage später bekam er plötzlich hohes Fieber und nach 24 Stunden schlief er für immer ein. Sein Organismus hatte der Lungenentzündung nichts mehr entgegenzusetzen.

Fast könnte man sagen, dass Herrn Werning am Ende doch noch ein friedlicher, ein ruhiger und vor allem ein würdevoller Tod beschieden war. Er starb zu Hause, versorgt von seiner Frau, die gab, was sie konnte; er hatte keine starken Schmerzen, er war bereit zu sterben, auch wenn ihm bis zu seinem Tode kein Arzt mitgeteilt hatte, dass er sterben würde. Herr Werning hatte es sich aber an drei Fingern abzählen können, dass seine Prognose ungünstig war, schon als er erfahren hatte, dass man ihn nicht operieren konnte. So richtig verzweifelt war er darüber nie gewesen, eher fatalistisch und demütig, sodass seine Frau glaubte, mehr an seinem Schicksal zu verzweifeln als er selbst. Darum wunderte sie sich, warum gerade als die beiden auf das Thema der Beerdigung zu sprechen kamen, die Luftnotattacke und das Bluthusten auftraten. Vor allem aber beschäftigte sie, dass sie kein einziges Mal mit ihm über ihre Gefühle und ihre Liebe zu ihm sprechen konnte. Und warum hatte er sich ihr gegenüber nicht offenbart? Wie nah waren sie sich eigentlich in dieser Zeit gewesen, waren sie wirklich glücklich miteinander, fragte sie sich jetzt. Sie kam zu dem Schluss, dass sie ganz bestimmt beide glücklich gewesen waren, aber auf ihrer beider ganz spezielle Art und Weise, und dass es wohl normal sei, dass man den Partner niemals zu hundert Prozent durchschauen und verstehen könne. Zu einer guten Ehe, fand sie, gehörte vor allem das gegenseitige Verstehen-Wollen. Das Verzeihen-Können natürlich auch, dazu kommt das Vertrauen. All das hatte bei ihnen nicht gefehlt. Trotzdem übermannte sie immer wieder das Gefühl eines Zweifels nach seinem Tod. Auch ertappte sie sich dabei, dass sie manchmal dachte, er habe sich nur für kurz von ihr verabschiedet und komme gleich wieder. Und so gab sie sich der flüchtigen Illusion hin, es habe gar keinen richtigen Grund gegeben, voneinander Abschied zu nehmen.

Den Fall von Herrn Werning möchte ich zum Anlass nehmen auf eine wichtige Neuerung hinzuweisen. Man hatte bei Patienten mit primär weit fortgeschrittenem und nicht heilbarem Lungenkrebsleiden festgestellt, dass die der onkologischen Therapie (Chemotherapie) früh zur Seite gestellte Palliativmedizin gegenüber der ausschließlich durchgeführten Chemotherapie zu einer Lebenszeitverlängerung geführt hatte. Lebten unbehandelte Patienten sechs Monate, konnte durch eine Chemotherapie (unter Inkaufnahme der unerwünschten Wirkungen) das Leben um drei auf neun Monate verlängert werden. Mit begleitender Palliativmedizin verlängerte sich die Lebenszeit allerdings noch einmal um drei Monate; und das, obwohl bei dieser Gruppe von Patienten insgesamt sogar weniger häufig eine Chemotherapie eingesetzt wurde. Neben einer Verbesserung der Lebensqualität verlängert die Palliativmedizin sogar das Leben, hieß es darauf hin. Warum das so ist, hat wahrscheinlich mehrere Gründe. So kann eine gute Aufklärung dazu beitragen, dass Patienten in Erwartung eines ohnehin bald einsetzenden Sterbeprozesses von sich aus weniger Chemotherapie haben wollen, als es Ärzte für notwendig erachten. Das wirft ein schlechtes Bild auf die Mediziner, die glauben ihren Patienten durch eine Chemotherapie am Lebensende helfen zu können. Tatsächlich erhalten bis heute erschreckend viele Patienten (jeder zweite bis dritte) bis in die letzten wenigen Wochen ihres Lebens eine solche Behandlung. Es fällt Ärzten oft schwer, die Prognose der vermuteten Lebenszeit richtig zu erheben.

Die vergangenen drei Jahre waren bei Frau Werning neben der Trauer um ihren Mann durch eine Serie weiterer Chemotherapien gekennzeichnet, mit denen nicht nur die Gefühlsstörungen an Fingern und Fußsohlen zurückkehrten, sondern auch das Fatigue-Syndrom, jene abnorme Tagesmüdigkeit und Beinschwere. Dieses Mal benötigte Stefanie Werning keine Aufklärung, nun wusste sie, wie sie damit umzugehen hatte. Sie war in der Zwischenzeit zur unfreiwilligen Expertin geworden und hatte sich auch mit den Spätfolgen der Chemotherapie auseinandergesetzt. Diese sind viel zu lange unterschätzt worden. Dass das Bewusstsein dafür gestiegen ist, die Patienten auch darüber aufzuklären, ist vor allem Sophie Fossa zu verdanken, einer norwegischen Wissenschaftlerin mit deutschen Wurzeln. Sie hat über viele Jahre Buch darüber geführt, welche Spuren Krebsbehandlungen bei den Patienten hinterlassen. Moderne Therapieverfahren führen zwar dazu, dass viele Menschen geheilt werden und über Jahre mit der Krankheit leben. So liegt bei anderthalb Millionen Deutschen die Krebserkrankung mehr als fünf Jahre zurück. Dazu kommen weitere gut zwei Millionen, bei denen innerhalb der letzten fünf Jahre Krebs neu diagnostiziert worden ist. Doch jeder siebte Patient, der früher einmal gegen Blut- und Lymphdrüsenkrebserkrankungen behandelt wurde, leidet heute an einer Herzschwäche, und jeder Zehnte bekommt später einen Herzinfarkt. Bei jeder fünften Frau wird Brustkrebs festgestellt, der sonst nur jede neunte Frau trifft. Die Liste der Behandlungsfolgen ist auch für andere Krebserkrankungen lang. Sie umfasst Nervenschädigungen, ein geschwächtes Immunsystem sowie Depressionen. Bereits 2006 hat das amerikanische *Institute of Medicine* gemeinsam mit den Nationalen Akademien der Wissenschaften angemahnt, dass Krebsüberlebende nach der Akutversorgung oft mit ihren Problemen allein gelassen werden (siehe den Bericht *From Cancer Patient to Cancer Survivor - Lost in Transition*).

Frau Wernings zweite Chemotherapieserie war ohnehin stärker von ihrer Angst um die Zukunft geprägt. Ohne ihren Mann war ihr Leben sehr viel leerer geworden, und den Antrieb, es fortzuführen, empfand sie als deutlich eingeschränkt. Würde sie sich noch lange um Matthias kümmern können? Das war jetzt die entscheidende Frage. Noch war sie dazu bereit, alle möglichen Strapazen auf sich zu nehmen, jeder Monat zählte. Was sie jetzt durchlitt, erinnerte sie an die Geburt ihrer Tochter. Doch während nach der Geburt das Glück und der Stolz über die vollbrachte Leistung sie für die Strapazen entschädigt hatten, gab es nun keine Belohnung für ihr Leiden. Sie merkte aber, wie sehr sie sich nach Wärme und Geborgenheit sehnte und wie gern sie bei ihrem Enkel Matthias in eine mutterähnliche Rolle schlüpfte, die dieses Gefühl hervorbrachte. Dieses Bedürfnis überraschte sie nicht, aber die Zielstrebigkeit, mit der sie Zeiten mit ihrem Enkel einplante. Und wenn in einem Blick, einem Gesichtszug, einer Geste von Matthias eine Erinnerung an ihren Mann aufblitzte, erfüllte es sie mit Staunen und Wehmut.

Mit der Zeit setzten ihr die Therapien immer mehr zu. Sie verlor an Gewicht, obwohl sie nach den ersten Anzeichen sogar noch versucht hatte, wieder mehr Fleisch zu essen, so, wie sie es gewohnt war, doch sie bemerkte, dass der Appetit darauf nachließ. Irgendwann empfand sie eine richtige Abneigung gegen das Essen, und zwar insbesondere gegen Fleisch- und Wurstwaren. Auch der Geschmackssinn ließ wieder nach, und das sonst wirksame Zinksulfat (50 mg täglich für vier Wochen) half nicht mehr. Sie riss sich zwar zusammen, doch Matthias realisierte, dass seine Oma krank war und immer weniger Zeit für ihn hatte. Er war ja in der Zeit ihrer Remission etliche Jahre älter geworden.

Frau Werning hatte bereits Metastasen in der Leber, die durch die letzten Behandlungen in Zahl und Größe allerdings erfreulicherweise konstant geblieben waren. Die durch Tumorzellen gestörte Knochenstruktur wurde durch spezielle Medikamente (Bisphosphonate) in vierwöchentlichem Abstand stabilisiert. So beugt man Frakturen vor und kann Schmerzen lindern. Frau Wernings Knochenmetastasen schienen sich zwar in der Größe stabilisiert zu haben, aber sie vermehrten sich, was nicht lebensbedrohlich war. Eine große Belastung war die Behandlung der Metastasen im Gehirn: dreißig Mal in sechs Wochen, für jeweils zehn Minuten Bestrahlung.

Vor allem aber kämpfte sie zu Hause mit ihrem Alltag und der Einsamkeit, der sie dadurch zu entfliehen versuchte, dass sie zu ihren Lieben ging. Doch die hatten bereits begonnen, ihr Leben ohne sie zu arrangieren. Nicht, dass jetzt kein Platz mehr für sie da war, aber sie fand es ernüchternd, wie schnell sich ihr Umfeld an ein Leben ohne sie angepasst hatte. Nach den Wochen der Bestrahlung suchte sie nach einer Bestimmung. Sich um sich selbst zu kümmern, konnte doch nicht zum Lebensinhalt werden. Matthias und seine Eltern kamen offenbar gut alleine zurecht, nur ihren Mann konnte sie noch auf dem Friedhof besuchen. Sie fühlte sich matt. Das Schlimmste war, drei Monate abwarten zu müssen, ob die Torturen der Bestrahlung sich gelohnt hatten, und die Unsicherheit, ob sich nicht doch noch Konzentrations-, Denk- oder Merkstörungen einstellen würden. Davor hatte man sie gewarnt, und so hörte sie ständig in sich hinein, ob sie sich noch Zahlen merken, die Handlung von Spielfilmen wie gewohnt verfolgen konnte. Fragte sie häufiger nach, wenn sie mit anderen kommunizierte, fragte man sie, weil sie nicht verstanden wurde?

Die zentrale Frage war, ob die Metastasen verschwunden waren. Ein guter Freund hatte ihr eingeimpft, bei der Kontrolluntersuchung die Ärzte darauf festzunageln, ob man auf den Kontrollbildern die Herde noch erkennen könne. Es würde mehrere Wochen dauern, bis die durch die Strahlen abgetöteten Zellen vom Körper beseitigt sein würden, sagte man ihr, und deswegen sei eine Kontrolle vorher nicht sinnvoll. Sie konnte die Zeit bis dahin kaum abwarten und war zugleich in allergrößter Sorge. Das Ergebnis der Untersuchung war günstig. Man sah nichts mehr.

Die erste Pflicht des Arztes: Beobachten, Zuhören, Reden

Das waren die Rahmenbedingungen, unter denen Stefanie Werning das erste Mal mit einem Einweisungsschein zu uns kam. Zu diesem Zeitpunkt hatte sie nur ein Ziel: Sie wollte bei möglichst guter Lebensqualität noch viele Jahre leben, um mit Matthias in ein paar Jahren seinen 18. Geburtstag zu feiern. Ich zuckte zusammen. Warum, fragte ich mich, glauben manche Patienten, bei uns könne man ein solches Ziel erreichen? Bei uns, die wir den Weg in den Tod bestenfalls möglichst angenehm gestalten, nicht jedoch ihn herbeiholen oder hinausschieben, ihn allenfalls wegwünschen können.

Sie habe keinen Appetit mehr, sagte sie mir bei ihrem ersten Aufenthalt auf der Station. Insgesamt sei sie zwar geschwächt und die gelegentlichen Schmerzen störten sie nicht massiv, aber sie seien ihr bei der Verrichtung alltäglicher Dinge lästig. Schlafen könne sie nun auch nicht mehr so gut, vor allem aber plage sie die schiere Angst. Angst, ob sie noch lange für ihren Enkelsohn da sein könne, der wie ein Sohn für sie sei. Sie wolle doch ihre Tochter entlasten, sagte sie, als ob sie sich bei mir dafür zu rechtfertigen hätte. Nach Abmilderung der im Vordergrund stehenden Beschwerden fühlte Stefanie Werning sich stark genug für eine neue Chemotherapie. Weil wir sehen wollten, wie sie die Behandlung vertrug, erhielt die Patientin sie bei uns, die folgenden sollten in einer onkologischen Tagesklinik erfolgen. Das Ziel war die Lebensverlängerung um fast jeden Preis.

Sechs Wochen später konnte ich mir einen weiteren Eindruck vom Zustand der Patientin verschaffen. Ich betrat das Krankenzimmer alleine, wie jedes auf der Station ein Einzelzimmer, das aus einem ehemaligen Doppelzimmer entstanden ist. Stefanie Werning hatte sich für die Visite geschminkt, saß gut zurechtgemacht in halb aufrechter Position im Bett und lächelte mich an. Wir begrüßten uns kurz, und ich sah, dass sie wie bei unserer ersten Begegnung gerade eine Gemüsesuppe probierte. „Entschuldigen Sie, dass ich so hereinschneie. Möchten Sie in Ruhe zu Ende essen?“

„Nein“, sagte Frau Werning, „das macht gar nichts.“

„Schmeckt Ihnen die Suppe wieder?“ knüpfte ich an die Beeinträchtigung ihres Geschmackssinns an, weswegen sie noch vor ein paar Wochen praktisch alles, was sie zu sich nahm, nachgesalzt hatte.

Nur wenn man die innere Bereitschaft mitbrachte, kleinste Veränderungen wahrzunehmen, konnte man erkennen, dass die Falten ihrer glatten Haut am Oberlid eine Nuance tiefer schienen und es ihr heute nicht so gut ging. Vielleicht war es auch der etwas langsamere Blick aus ihren sonst so wachen Augen oder ungewohnte Bewegungen ihrer Gesichtsmuskeln, die darauf hinwiesen, dass sie müde war.

Es ist vor allem der Blick des Patienten, durch den ich in Sekundenschnelle seinen augenblicklichen Zustand erfasse und zu wissen glaube, wie ich das Gesagte zu interpretieren habe.

Heute jedenfalls ging es Frau Werning nicht so gut, auch wenn ein oberflächlicher Blick jedes anderen auf der Station vermutlich eine halbwegs gesunde Frau wahrgenommen hätte. Ich halte die genaue Beobachtung der Patienten für enorm wichtig, und es hat mich schon immer fasziniert, wie man im Bruchteil einer Sekunde auf deren Befindlichkeit und Wünsche schließen kann.

Die Augen sind der Spiegel der Seele, heißt es. Sie können strahlen und funkeln, aber auch gebrochen sein. Gebrochene Augen können darauf hinweisen, wie sehr ein Mensch leidet, obwohl sein Gesicht vielleicht lächelt. Ich nehme diese gebrochenen Augen bei Menschen wahr, denen der Tod bevorsteht, und identifiziere den starren und teilnahmslosen Blick dementer Patienten, die nicht mehr wissen, wer sie sind, oder den wirren, unsteten Blick derjenigen, die die vorausgegangene Nacht zum Tag gemacht haben.

Im Grunde genommen kann ich nicht genau beschreiben, was mir sagt, wie krank jemand wirklich ist. Es ist ein Gefühl, das sich aus der Erfahrung speist, und so kann ich die Studenten, die ich unterrichte, bestenfalls auf ein paar Auffälligkeiten hinweisen und sie ermuntern, bei ihrer zukünftigen Arbeit auf solche kleinen Nuancen zu achten.

Durch kleinste Muskelbewegungen im Gesicht verraten sich die sechs universellen Emotionen unabhängig vom kulturellen Hintergrund einer Person und jenseits der Sprache: Freude und Überraschung, Ekel und Wut, Furcht und Traurigkeit. Das Zusammenspiel von Augen und Mund und die Bewegungen in der Augenregion, die sich vom Patienten weniger gut kontrollieren lassen und daher auch denjenigen verraten, der seine Gefühle gar nicht zeigen will, all das fasziniert mich. Gefühle und Befindlichkeiten drücken sich bei jedem Menschen durch Stimmlage, Mimik, Gestik und Körpersprache aus und ergeben ein komplexes und einzigartiges Muster. Dieses individuelle Profil und seine Veränderungen im Verlauf der Zeit zu erfassen, ist mir wichtig, und ich ziehe es zur Beurteilung des Behandlungserfolgs heran. Immer wieder kommt es nämlich vor, dass die Äußerungen eines Patienten seiner Gestik oder Mimik widersprechen. Manchmal ergänzen sich Inhalt und Mimik erst vordergründig, bevor eine kaum wahrnehmbare Zuckung an Augen oder Mund etwas anderes verrät. Etwa, wenn die Augen des Patienten aus Angst, etwas Ungewolltes preiszugeben, mich nicht im richtigen Moment fixieren. Zwar sind auch Mimik und Gestik je nach Kultur unterschiedlich stark von sozialen Konventionen gesteuert, doch gerade das macht ja auch den Reiz der genauen Beobachtung in der Palliativmedizin aus.

Lebenslustig wirkte Frau Werning knapp zehn Jahre nach der Krebsdiagnose nicht auf mich, wohl aber zeigte sie einen gewissen Lebensmut. Mich blickte eine lebenserfahrene, kluge Frau mit wachen, aber kranken Augen an. Sie nickte auf die Frage, ob ihr das Essen schmecke.

„Es ist ein gutes Zeichen, dass Sie heute Appetit auf die Suppe haben“, sagte ich.

„Wenn ich nicht essen und nicht lesen könnte, dann müsste ich mich ja noch mehr mit mir selbst beschäftigen“, entgegnete sie.

„Womit müssten Sie sich dann beschäftigen?“, wollte ich wissen, und dann brach es aus ihr heraus. Wie elend sie sich doch fühle und wie sorgenvoll sie in die Zukunft blicke, mit täglich schwindender Hoffnung und mit wachsendem Kummer. Sie teilte mir alles mit, was ihr in diesem Moment wichtig erschien, und ich fragte genau nach, weil mich ihre Interpretation interessierte. Unter anderem machte sie sich große Sorgen über ihr geringes Gewicht. Wie so viele hatte sie den Gewichtsverlust zunächst wohlwollend zur Kenntnis genommen. Der Zusammenhang mit der Erkrankung, diese bedrohliche Konstellation, war ihrer Wahrnehmung entglitten.

Ich schlug die Krankenakte zu, in der ich mir über all die Eindrücke und Antworten ein paar Notizen gemacht hatte. Die meisten Informationen entspringen meiner vollkommen subjektiven Bewertung dessen, was sich vor meinen Augen abspielt, und lassen sich ohnehin nicht zu Papier bringen. Sie werden in meinem Kopf geordnet und sortiert. Dazu gehören die Beschreibung der empfundenen Symptome und die Reaktion der Patienten auf meine

Nachfragen. So entstand an diesem Tag auch ein aktuelles und individuelles Bild von Frau Werning, das im Laufe der Zeit durch weitere Puzzlestücke erweitert und verändert wurde. Erst dadurch, so ist meine feste Überzeugung, ist es möglich, zu einem bestimmten Zeitpunkt die am besten geeignete Therapie für einen Patienten zu finden. Dieses Bild ist niemals komplett und damit nicht statisch. Denn es ist einerseits unmöglich, Wesen und Charakter eines anderen Menschen jemals vollständig zu erfassen, außerdem hängt das auch immer davon ab, wie weit es der Betroffene zulässt. Andererseits ändert sich das Bild im Laufe der Zeit und mit dem Fortschreiten der Krankheit, so dass man eher von einem Film sprechen könnte, der vor dem Betrachter abläuft.

Schon Hippokrates hob im fünften Jahrhundert vor Christus die Bedeutung der präzisen Beobachtung des Patienten hervor:

> „Zuerst beobachte man das Gesicht des Kranken, ob es so wie bei gesunden ist, besonders ob es so wie sonst aussieht, denn in diesem Fall stünde es am besten; ist es aber ganz gegenteiliger Art wie sonst, dann steht es am schlimmsten. Das wäre folgender Fall: spitze Nase, tief liegende Augen, eingesunkene Schläfen, kalte und geschrumpfte Ohren, zurückgebogene Ohrläppchen, spröde, gespannte trockene Gesichtshaut, gelbe oder dunkle, bläuliche oder bleierne Farbe des ganzen Gesichts. Wenn nun das Gesicht im Beginn der Krankheit so aussieht und es nach den sonstigen Anzeichen noch nicht derart zu vermuten ist, so muss man fragen, ob der Kranke schlaflos war oder ob die Darmentleerungen sehr flüssig waren oder ob er etwas Hunger leide. Bejaht er irgendetwas davon, so hat man den Zustand für weniger schlimm zu halten, denn wenn das Gesicht

infolge dieser Ursachen so aussieht, so entscheidet es sich binnen Tag oder Nacht zum Besseren. Falls er hingegen all das verneint und die Krankheit auch in der genannten Zeit nicht zum Stillstand kommt, so muss man wissen, dass der Kranke dem Tode nahe ist." (zitiert nach Henry E. Sigerist: „Der Arzt in der griechischen Kultur". Zürich 1963, S. 58)

Wichtige Elemente meiner Beurteilung sind die Leidensfähigkeit und die Tapferkeit des Betroffenen. Der amerikanische Arzt und Philosoph Eric Cassell entwarf 1991 in seinem Buch „The Nature of Suffering and the Goals of Medicine" ein Leidenskonzept, das bei einer Kritik am dualistischen Menschenbild der modernen Medizin ansetzt, also an der Unterscheidung zwischen körperlichem und seelischem Leiden. Wenn eine Person leidet, so Cassell, sei sie immer in allen Dimensionen betroffen, die ihr Leben ausmachen, physisch, psychisch, sozial und existenziell. Die Subjektivität des Leidens sei darauf zurückzuführen, dass das, was als Leiden erlebt und beurteilt wird, stark abhängt von individuellen Empfindungsmerkmalen, Widerstandsressourcen, Deutungsmustern und Wertvorstellungen. Letztlich ließe sich durch wissenschaftliche Erkenntnisse nicht beantworten, was im Einzelfall das Leiden ausmacht, denn nur derjenige der leidet wisse selbst, ob und wie sehr er leidet.

Frau Werning schien mir recht leidensfähig und sehr tapfer zu sein, nicht zuletzt, weil es für sie ein Ziel gab, dem sie alles andere unterzuordnen bereit war. Das war der Enkel, nicht sie selbst. Am Ende unseres Gesprächs fragte sie noch, ob sie, wenn es ihr einmal schlechter gehen sollte, wieder auf die Station zurückkommen könne. Sie fühle sich bei uns so wohl, weil sie am eigenen Leib erfahre, welche Prinzipien uns auf der Palliativstation wichtig seien.

Ich komme später wieder auf Stefanie Werning zurück.

Reinhold Immenhoffs schwaches Herz

Der 76-jährige Reinhold Immenhoff hatte vor Kurzem eine beatmungspflichtige Lungenentzündung durchlitten. Die Bakterien im Körper des Mannes hatten auf dem Boden einer seit Langem bestehenden chronisch obstruktiven Lungenerkrankung leichtes Spiel. Dem Aufenthalt auf der Intensivstation ging eine Operation am offenen Herzen voraus, bei der die Aortenklappe durch eine künstliche Klappe ersetzt und die Trikuspidalklappe mit einem sogenannten *Edwardsring* rekonstruiert wurde. Zwei Eingriffe an zwei Herzventilen in einer großen Herzoperation – und es war noch nicht einmal seine erste. Herrn Immenhoffs Herz hatte in den vergangenen Jahren immer wieder den Dienst versagt und ihn ins Krankenhaus gebracht. Im letzten Verlegungsbericht hieß es dann, es liege eine Fehlfunktion der rechten Herzkammer vor und es habe sich eine „ausgeprägte Dyskonditionierung der Atempumpe und peripheren Extremitäten“ entwickelt, das heißt, die Atemmuskulatur und die Gliedmaßen waren in schlechter Verfassung. Wir erhoben seinen *Karnofsky-Index*, ein Maß für den allgemeinen klinischen Zustand. Er lag auf einer Skala, die von null (Tod) bis 100 Prozent (normale Aktivität und keine Beschwerden) reicht, lediglich bei 30. Per se ist das wenig aussagekräftig. Für unseren Patienten hieß es, er war „dauernd bettlägerig“ und benötigte permanent eine geschulte Pflegekraft.

Herr Immenhoff war ein kleiner Mann mit einem länglichen Gesicht, einer recht langen Nase, schmalen Lippen und dunklen Haaren. Seine Geheimratsecken, die hohe Denkerstirn und die dunklen, etwas kräftigen Augenbrauen über den klaren und klugen braunen Augen erinnerten mich an den Schriftsteller Alexander Solschenizyn in seinen besten Jahren. Ich achte bei meinen Patienten immer auf die Zähne, und Herr Immenhoff hatte gute Zähne, was für mich nicht blitzend weiß und makellos bedeutet, sondern funktionstüchtig und gepflegt. Reinhold Immenhoff war insgesamt eine gepflegte Person.

Die diversen Missempfindungen, die Schwäche, die tagesformabhängige Appetitlosigkeit, die Schmerzen vom Liegen, die Inkontinenz und somit den Katheter, den venösen Zugang, die ganze Verkabelung, ertrug er mit Fassung. Die Luftnot jedoch setzte ihm sehr zu. Diese im medizinischen Jargon Dyspnoe genannte Empfindung lässt das Bewusstsein einen Sauerstoffmangel (oder den Anstieg von Kohlendioxid im Blut) und im Extremfall die Todesnähe spüren. Gegen die existenzielle Angst helfen Opioide zuverlässig, und Herr Immenhoff war bereits auf sie eingestellt, doch sie reichten jetzt nicht mehr aus. Doch wo kam die Verschlechterung der Luftnot her? Um die Lungenfunktion zu überprüfen, war der Patient zu schwach, und auch das Röntgen im Bett zeigte keine weiterführenden Befunde, denn die im Liegen gemachte Aufnahme war schlecht beurteilbar und das ohnehin chronisch verbreiterte Herz wirkte darauf noch schlaffer. Also sahen wir uns gezwungen, Medikamente zur Unterstützung der Herzfunktion zu verabreichen, ohne eine solide Arbeitshypothese zu haben, basierend allein auf der Erfahrung bei gleich gelagerten Fällen, um zu sehen, ob sie wirkten. Noch waren die Blutgase unter der Gabe von Sauerstoff weitgehend im Normbereich, doch Reinhold Immenhoff kämpfte um jeden Atemzug, und es war nur eine Frage der Zeit, bis ihm die Kraft ausgehen und die Atemmuskulatur erschöpft sein würde.

Nach der Teamübergabe besuchte ich den Patienten. „Wie geht es Ihnen heute, Herr Immenhoff?“

„Ich bekomme schlecht Luft.“

„Ich sehe das. Wie haben Sie die Nacht verbracht?“

„Das ging einigermaßen."

Zuvor hatten mich meine Mitarbeiter über den Fehlversuch mit einem Arzneimittel informiert, das die Bronchialwege erweitern sollte. „Wir haben Ihnen gestern ein Medikament verabreicht, durch das sich die Luftnot bessern sollte."

„Das hat aber leider nicht viel gebracht."

„Dann müssen wir heute die Medikamente erhöhen, durch die Ihr Körper weniger Sauerstoff benötigt. Das kann bedeuten, dass Sie im Laufe des Tages etwas schläfriger werden. Andererseits kann sich Ihr Körper dadurch von den Strapazen der letzten Tage erholen, und dann sehen wir weiter. Sind Sie damit einverstanden?"

„Tun Sie, was Sie für richtig halten." Es kam zu einer kurzen Stille, bevor Herr Immenhoff fortfuhr: „Aber bitte, sehen Sie zu, dass ich hier bald wieder rauskomme. Ich habe noch so viel vor."

„Was haben Sie denn noch vor?"

„Ich möchte noch einmal zu meiner Tochter nach Australien."

„Donnerwetter, Herr Immenhoff, da haben Sie sich ja was vorgenommen. Ich bewundere Sie für Ihre Pläne und für Ihren Kampfesmut. Sie haben sich ja auch nicht ohne Grund der schweren Herzoperation unterzogen und gekämpft, damit Sie die Lungenentzündung überstehen."

„Ja, ich will noch nicht sterben."

Nach einer Woche sah ich Herrn Immenhoff wieder. Sein Gesicht war eingefallen und blass, doch seine Wangen waren gerötet. Trotz der warmen Temperaturen draußen war es im Zimmer des Patienten angenehm kühl, also mussten andere Umstände zur Gesichtsröte führen. Mir fiel auf, dass Herrn Immenhoff vor Anstrengung sogar der Schweiß auf der Stirn stand. Noch immer war seine Atemfrequenz erhöht und lag statt bei normalen zwölf bis 15

Atemzügen in der Minute jetzt bei gut 20. Das Bett hatte er schon tagelang nicht mehr verlassen.

„Herr Immenhoff, wir haben uns jetzt eine Woche lang nicht gesehen. Wie geht es Ihnen heute?"

„Ich weiß nicht."

„Ich habe nicht den Eindruck, dass es Ihnen irgendwie besser geht. Liege ich da richtig?"

„Ich glaube auch."

Wie immer, wenn ich einem Patienten mitteilen möchte, dass es wohl nicht möglich sein wird, die zuvor geäußerten Ziele zu erreichen, in Reinhold Immenhoffs Fall die lange Flugreise nach Australien, sagte ich, dass ich mir große Sorgen um ihn machte. Das quittierte der Patient mit einem Nicken. Ich wiederholte daraufhin stichpunktartig, was wir in den vergangenen Tagen unternommen hatten und dass es sein könne, dass ihm nicht mehr viel Zeit bleibe.

„Ich glaube auch, dass ich bald keine Kraft mehr habe. Vielleicht sollte meine Tochter aus Australien kommen?"

Eifrig und nachdenklich unterstützten alle bei der Visite Anwesenden diesen Vorschlag, denn wir glaubten nicht mehr daran, dass die Reserven unseres Patienten ihn noch mehr als eine, zwei, vielleicht drei Wochen am Leben lassen würden. Man musste sogar jederzeit damit rechnen, dass ihm die kleinste Komplikation, eine Infektion oder eine Embolie, den Tod bringen würde.

Glücklicherweise begriff die Tochter sofort, wie es um ihren Vater stand, und ohne lange zu zögern, tat sie alles, um ans andere Ende der Welt zu reisen, damit sie in den letzten Stunden bei ihm sein konnte. Sie war eine zurückhaltende, bescheidene, aber intelligente Frau, die mit der hohen Stirn und den wachen Augen ihrem Vater durchaus ähnlich sah. Trotz der Übermüdung nach dem 25-Stunden-Flug verbrachte sie so viel Zeit, wie sie konnte, auf der

Station und kam gerade noch rechtzeitig, als sich die Blutgaswerte weiter verschlechtert hatten und wir bereits bei acht Litern Sauerstoff pro Minute zusätzlich zur Atemluft angekommen waren. Zur gleichen Zeit verabreichten wir über eine Pumpe kontinuierlich Morphin, dem wir – in diesem Fall niedrig dosiert – ein Beruhigungsmittel, das bewährte Midazolam, hinzusetzten. Der Tod wartete bereits auf seine Gelegenheit.

Jetzt kam es bei Herrn Immenhoff auf die Würde an. Wir haben über die Jahre unserer Tätigkeit immer besser gelernt, wie sich das, was wir als menschliche Würde bezeichnen, am Lebensende im Einzelfall konkretisiert.

Der in Sachen Würdeforschung renommierte Harvey Max Chochinov empfiehlt die „Patient Dignity Question“ jenen, die Schwerstkranke umsorgen und begleiten: „Was sollte ich über Sie als Person wissen, um Sie bestmöglich zu versorgen?“ Diese Frage offenbart mehrere würdewahrende Aspekte: 1. Das Einlassen auf ein Gegenüber auf Augenhöhe; ich begegne dir nicht allein als Träger einer Krankheit, sondern als unverwechselbare Persönlichkeit, mit Freundlichkeit und Respekt. 2. Die Bereitschaft zu Offenheit und Perspektivenübernahme; ich halte mich mit Mutmaßungen über dich und deine Situation zurück, lasse mich ein auf dein individuelles Erleben. 3. Die Anerkenntnis der eigenen Verletzlichkeit; „Ich weiß, ich bin du.“ 4. Der Anspruch an sich selbst, nicht fertig sein zu wollen, sondern das eigene berufliche Tun als stetigen Entwicklungsprozess zu verstehen.

Herauszufinden, was der einzelne Patient braucht und ihn zu schützen vor dem, was er nicht braucht, ist daher unser Auftrag. Dazu müssen wir den Patienten dort abholen, wo er steht. Darin bestehe „das Geheimnis der Fürsorge“, wie der Philosoph Sören Kierkegaard gesagt hat.

In den zwei Wochen seines Aufenthaltes hatten wir Herrn Immenhoff etwas näher kennengelernt und seinen unbändigen Kampfgeist bewundert, mit dem er die unterschiedlichsten Komplikationen und Hürden in seinem Leben genommen hatte. So erzählte er uns einmal, dass sein Vater bei der Bahn gewesen sei, weswegen die Familie selbst in Kriegszeiten zu Hause immer Kohlen und damit einen warmen Ofen gehabt hatte, um den sich auch alle Nachbarn versammelten. Ich konnte nach den Gesprächen mit ihm besonders gut nachvollziehen, wie die Not Menschen zusammenschweißt und auch, dass das Glück, das jeder Mensch empfindet und auf das er Anspruch hat, weniger von Konsum und Luxus abhängt, als mehr von anderen Dingen: davon, dass man nicht alleine ist, dass man von anderen geschätzt und geliebt wird, dass man für andere Bedeutung besitzt und etwas für sie tun kann.

Die Herausforderung der Palliativmedizin besteht nun darin, auch einem schwerkranken Patienten noch zu solch kleinen Glücksmomenten zu verhelfen. Es ist zu spät, die Misere einer schweren Kindheit oder die Irrwege eines ganzen Lebens zu bewältigen, aber als Herrn Immenhoff von den Glücksmomenten seiner Kindheit vor dem Kohlenofen berichtete, wurde mir wieder einmal klar, dass man sterbenskranken Menschen so leicht ein wenig Glück bescheren kann: indem man ihnen eine warme Hand reicht, sich nach ihrem Befinden erkundigt, ihnen umfassende Aufmerksamkeit und Fürsorge zuteilwerden lässt – oder sie vielleicht sogar um einen kleinen Gefallen bittet. Vielleicht mehr als in jeder anderen Lebensphase müssen wir uns schlicht und einfach um sie kümmern. Denn wir Menschen sind, meine ich, bei aller Einsicht in die biologischen Abläufe, am Ende doch geistige Wesen, und wir wären nichts ohne unsere Hoffnungen und Gedanken, unsere Wünsche und Sehnsüchte. Patienten, die nicht mehr lange zu leben haben, noch ein paar Augenblicke des Glücks zu bescheren, ist unsere Mission, und deswegen ärgert es mich, wenn man sie ihnen verwehrt, und sei es nur, dass man ihnen die ersehnte Flasche Bier nicht bringt.

Vor diesem Hintergrund stellt sich die wichtige Frage, ob und wann man Arzneimittel einsetzen sollte, um die Stimmung eines Patienten aufzuhellen. Wenn die Empfindung von Glück so wichtig ist, soll man dann so weit gehen, durch Antidepressiva und andere Stoffe die Stimmung und das Wohlbefinden der Betroffenen zu verbessern? Wie sehr verändert man dadurch die Persönlichkeit und den Gegenwartsbezug und wo liegen hier die Grenzen? Das ist eine umstrittene ethische Frage. Mit den heutigen Möglichkeiten und in einer freien Gesellschaft ist die Möglichkeit des Missbrauchs von Substanzen schnell gegeben, und der moralische Konflikt entzündet sich nicht nur an der Frage der Gerechtigkeit oder Beschaffung, sondern auch an Grundsätzlichem, etwa, wie sehr Menschen das manipulieren dürfen, was die Natur vorgegeben hat. Mit meinem Oberarzt bespreche ich häufig, ob wir bei einem Patienten ein Antidepressivum einsetzen sollten. Der für uns entscheidende Punkt: Wo geht die Traurigkeit über das Lebensende und den Abschied von den Angehörigen vom Normalen ins Pathologische über? Auf welche Weise beeinflusst das Verhalten der Angehörigen das der Patienten? Wann wird in beiden Parteien aus der normalen Depressivität die zu behandelnde Depression? Zwar gibt es hierfür klare Kriterien und Messinstrumente, doch letztlich bleibt es Erfahrungs- und Ermessenssache. Solchen und ähnlichen Fragen geht die Arbeitsgruppe von Karin Oechsle am Universitätsklinikum Eppendorf in Hamburg nach. Ihre von der Hamburger Krebsgesellschaft ermöglichte Stiftungsprofessur beschäftigt sich vor allem mit

Aspekten der Belastung von Angehörigen. Deren Ängste, Belastungen, Wünsche und sonstigen Bedürfnisse sind zulange nicht bedacht worden, haben sie doch einen unmittelbaren Einfluss auf das Wohlergehen der Patienten.

Wir haben es uns angewöhnt, den Patienten konkret nach seiner Stimmungslage zu befragen. Früher fiel es uns schwer, einen Menschen, der natürlich das Recht hat, zu trauern und in sich gekehrt im Bett zu liegen, danach zu fragen, ob sein Interesse an bestimmten Dingen nachgelassen hat oder er sich depressiv fühlt. Wir wollten ihm nicht zu nahetreten und ihn brüskieren, auch nicht den Eindruck erwecken, man könne seine verständliche Traurigkeit auf leichte Art beseitigen oder gar, man würde sie nicht akzeptieren. Jetzt bauen wir die Frage in Gespräche ein, in denen es um das augenblickliche Befinden geht, wozu die körperlichen, geistigen und seelischen Belange gehören. Wir haben die Erfahrung gemacht, dass die meisten Patienten dankbar dafür sind. Wir stützen uns auf unsere Beobachtungen, die Ergebnisse der Messinstrumente, meist Fragebögen, und das, was Schwestern und die Stationspsychologin uns berichten, und vor allem auf die Aussage des Patienten, er könne dem Leben nichts mehr abgewinnen. Wenn alles zusammenpasst, wenn der Patient sich von seiner Umwelt zurückgezogen hat, keinen Besuch mehr empfangen will und ihm vielleicht sogar das Essen lästig ist, obwohl er essen kann, dann erhält er von uns neben der psychologischen Unterstützung ein Antidepressivum. Zuvor muss man ausschließen, dass nicht andere Ursachen für die Depression vorliegen, etwa körperliche Symptome oder Medikamente, deren Nebenwirkungen Depressionen hervorrufen können.

Anders ist es, wenn die geistige Wachheit und Leistungsfähigkeit nachgelassen haben und das nicht in einen Zusammenhang mit den körperlichen Beschwerden oder

der allgemeinen Konstitution des Patienten gebracht werden kann. Mitunter beklagen Patienten am Tage eine große Müdigkeit, die sie sehr belastet. Damit einher geht eine geistige Erschöpfung und ein Gefühl der Leere. In solchen Fällen, wenn ihnen tagsüber beim Lesen die Augen zufallen und sie die Kraft für Geselligkeit nicht mehr aufbringen, obwohl sie sie wünschen, dann kann man Arzneimittel einsetzen, die die Wachheit fördern. Ist die Körperkraft noch zufriedenstellend, setzen wir gelegentlich den Wirkstoff Modafinil (ein Psychopharmakon, das auch zur Behandlung von Narkolepsie eingesetzt wird) ein, auch wenn seine Wirksamkeit durch Studien nicht überzeugend nachgewiesen wurde.

Reinhold Immenhoff wirkte in seinen letzten Tagen irgendwie gelöster, trotz seiner Luftnot und der anderen Unpässlichkeiten. Seine Tochter war bei ihm, und die Schwestern achteten auf all die essenziellen Dinge, die in dieser Zeit wichtig sind: die richtige Raumtemperatur nach dem Empfinden des Patienten, die Feuchtigkeit der Lippen, auch das Wohlbefinden der Angehörigen, damit die sich nach Kräften um den Kranken kümmern können. Im Hintergrund liefen gelegentlich französische Chansons aus den 70ern, eine Musik, die Reinhold Immenhoff sehr mochte. Als es dann noch einmal spürbarer auf das Ende zuging und seine Tochter eines Nachts ein Rasseln über den Lungen bemerkte, das sie zuvor noch nicht wahrgenommen hatte, konnten die Mitarbeiter sie beruhigen: Dieses sogenannte Todesrasseln kommt im Sterbeprozess häufiger vor und ist harmlos. Es entsteht durch den im Luftstrom der Atmung hin- und hergeschobenen Schleim, der sich bei jedem Menschen in den Atemwegen bildet und der nun nicht mehr abgehustet oder in Richtung Rachen transportiert werden kann. Auch durch den Verlust des Würgereflexes und das erschwerte Schlucken wird das Todesrasseln gelegentlich hervorgerufen. Medikamente verabreichen wir nur, wenn die Schleimmenge zu groß ist oder die Angehörigen sich partout nicht von der Harmlosigkeit überzeugen lassen wollen und dadurch zu sehr von der Betreuung des Patienten abgelenkt werden. Ansonsten gehört zur Sterbebegleitung das Absetzen der Arzneistoffe, die Beschränkung auf das Allernotwendigste und die Einstellung lebenserhaltender Maßnahmen, etwa der künstlichen Ernährung.

Reinhold Immenhoffs Tochter fragte mich, was für mich die Palliativmedizin ausmacht. „Den Tagen mehr Leben geben – so hat es Cicely Saunders, die große alte Dame der Palliativmedizin, einmal formuliert, und so möchte ich die letzte Lebensphase der Menschen gestalten“, sagte ich ihr. Im Lichte der neueren Erkenntnisse müsste man heute hinzufügen, dass durch gute Palliativmedizin auch dem Leben mehr Tage gegeben werden können, aber das tat hier natürlich nichts zur Sache.

Die meisten Menschen leiden schwer unter den Folgen ihrer fortgeschrittenen und zum Tode führenden Erkrankung. Sie vermissen ihre Körperfunktionen und werden gewahr, dass sich ihr Bewegungs- und Aktionsradius immer weiter verkleinert – bis das Essen und Trinken schwerfällt, sie das Haus nicht mehr verlassen können und sogar das Zeitunglesen zu anstrengend wird. Sie leiden an vielfältigen körperlichen und geistigen Symptomen. Viele sind seelisch unausgeglichen, depressiv, verwirrt und wissen nicht mehr, wer sie sind und woher sie kommen, schlimmer noch, wer zu ihnen gehört. Der normale Alltag kann oft nur noch mit großer Anstrengung und unter Schmerzen, Luftnot und anderen quälenden Beschwerden oder gar nicht mehr bewältigt werden. Gute palliativmedizinische

Unterstützung zielt auf alle diese Bereiche ab: die körperlichen Beschwerden, die geistigen Störungen und die seelischen Symptome. Aber sie berücksichtigt gleichermaßen die sozialen Bedürfnisse, die eine optimale persönliche Beziehungspflege genauso einschließen wie wirtschaftliche Belange und existenzielle und spirituelle Aspekte, also Religiosität und Fragen nach dem Sinn des Lebens. Die einzelnen Patienten setzen dabei ganz unterschiedliche Prioritäten, je nachdem, wie bewusst sie über ihren Zustand und die Zukunft reflektieren. Nicht wenigen ist die Familie und wie diese mit der Krankheit und der Zukunft zurechtkommt, wichtiger als das eigene Schicksal. Andere hadern mehr mit sich selbst, mit der Körperpflege und der Ernährung, mit der Unerreichbarkeit ihrer Lebensziele und der Unmöglichkeit der Heilung. So individuell das Spektrum aller Störungen sein kann, so speziell müssen wir darauf eingehen – das macht den Auftrag der Palliativmedizin so besonders.

Die Wünsche der Patienten stehen an erster Stelle

Eines unserer wichtigsten Prinzipien ist Offenheit gegenüber den Patienten. Jeder Gast auf unserer Station soll von der Möglichkeit Gebrauch machen, seine Wünsche und Sorgen zu äußern. Es sind dabei keineswegs nur Sorgen um den Zustand und die Zukunft des Patienten selbst. Viel häufiger betreffen sie die Hinterbliebenen, die Kinder, die Enkel – Sorgen, die zeigen, dass die Beziehungen zwischen Menschen von Verantwortung geprägt sind. Nur durch das Du wirst du zum Ich, heißt es, und ohne den anderen bist du nichts.

Von meinen Mitarbeitern erwarte ich, dass sie diese Sorgen der Patienten zulassen, achtsam sind und die

Würde des Einzelnen unter allen Umständen zu wahren versuchen, was auch immer im Einzelfall dazugehört – das Recht des Patienten auf Selbstbestimmung allemal. Hierzu ein Beispiel:

Jan Schindler, den wir später noch genauer kennenlernen werden, beschwerte sich bei der Visite, dass ihm das Essen nicht geschmeckt habe, auch weil es schon kalt war, als es serviert wurde. Aber die anderen Patienten hätten es gerne gegessen und nichts gesagt, erwiderte eine Schwesternschülerin kurzerhand, noch bevor ich den Mund aufmachen konnte. „Wir werden uns darum kümmern", sagte ich daraufhin an die Schülerin gerichtet, bevor ich mit meinen üblichen Befragungen begann. Immerhin hatte ich nun schon Gelegenheit gehabt, den Patienten zu beobachten, zum Beispiel die Schnelligkeit seiner Gesten zu beurteilen und seinen Gesichtsausdruck auf mich wirken zu lassen. Wegen der Essensangelegenheit schien Herr Schindler noch immer ziemlich aufgebracht.

Nach der Visite nahm ich die Schwesternschülerin zur Seite und fragte sie, ob sie der Meinung sei, das sei die beste Antwort gewesen, die sie dem Patienten hätte geben können. Sichtlich betroffen, aber mit jenem schnippischen Blick selbstbewusster Jugendlicher antwortete sie: „Wenn Sie so fragen, sind Sie wahrscheinlich anderer Meinung."

Im Grund schätze ich es, wenn Schülerinnen und Schüler Fragen stellen und ihre Meinung sagen. Hier, fand ich, war eine Grenze überschritten, und so musste ich der Dame, die dreißig Jahre jünger war als ich, in leisen Worten, aber mit der nötigen Bestimmtheit erklären, was Palliativmedizin im Grundsatz auszeichnet. Dazu gehört der Respekt vor dem anderen und die mehr oder weniger bedingungslose Akzeptanz seiner Wünsche. Ich wies darauf hin, dass heute jeder Hotelmanager und Bankangestellte lernen würde, wie man Beschwerden von Kunden begegnet: professionell, mit Höflichkeit, Achtung und Zuwendung, egal, was man selber darüber denkt.

Herrschen in einem Patientenzimmer arktische Temperaturen, so erklärte ich der Schülerin, dann sollte man nicht ungefragt die Heizung höher stellen, sondern den Patienten fragen, ob ihm die Temperatur recht sei. Wenn der sich wohlfühlt, muss sich die Schwester eben wärmer anziehen.

Und in Bezug auf Herrn Schindlers Beschwerde: Was nützt es dem Einzelnen, wenn es den anderen Patienten schmeckt oder die Schwester das Essen für warm genug hält? Am Empfinden des Patienten kann man nichts ändern, deshalb kann man durchaus sein Bedauern zum Ausdruck bringen, ohne sich dabei zu verstellen, zum Beispiel durch ein: „Es ist aber schade, dass es Ihnen nicht geschmeckt hat. Sie hatten sich bestimmt auf das Essen gefreut und dann das.“ Optimal wäre eine offene und bereitwillige Gegenfrage: „Was können wir tun, um das Malheur wieder gutzumachen?“

Schön wäre es, sagte ich der Schülerin, wenn sie ein solches Verständnis und damit eine bestimmte Grundhaltung allen Palliativpatienten gegenüber entwickeln könne. Dem Wunsch und Willen, vor allem aber der Empfindung des Patienten ist in der Palliativmedizin vieles unterzuordnen, was ansonsten in der Medizin und im Leben so nicht zutrifft. Es ist mir wichtig, dass meine Mitarbeiter nach diesem Grundprinzip handeln und auch der Patient weiß, dass die Arbeit auf der Station nach ihm ausgerichtet wird, weil er mit seinen ausgesprochenen und unausgesprochenen Bedürfnissen an erster Stelle steht. Dazu gehört es auch, seine Gewohnheiten, so gut es geht, zu berücksichtigen. Im Gegensatz zu anderen Krankenhausabteilungen wird er nicht zu einer bestimmten Uhrzeit geweckt, und auch die Essens- und Waschzeiten richten sich nicht nach einem rigiden Zeitschema, selbst wenn es da und dort

Abstimmungsbedarf gibt. Besuchszeiten gibt es keine, können aber auf Wunsch des Patienten eingerichtet und auf bestimmte Personen oder Uhrzeiten begrenzt werden.

Auf der Palliativstation forschen wir bei jedem Patienten immer wieder nach seinen Wünschen und Sehnsüchten, nach Hobbys und lieb gewordenen Gewohnheiten und allem, was ihm bedeutungsvoll erscheint und Bedeutung verleiht. Weil die meisten Patienten in der fremden Umgebung, in der sie von anderen abhängig sind, erst einmal Distanz wahren und mit persönlichen Dingen hinterm Berg halten, ist es mit dem Aufnahmegespräch meist nicht getan, sondern es handelt sich um einen fortlaufenden Prozess. Sieht man bei der Visite den Zipfel eines Schals in bestimmten Vereinsfarben aus der Schublade des Nachttischs heraushängen, kann es leicht passieren, dass man durch das Gespräch über den Fußballverein Zugang zu den Befindlichkeitsstörungen des Patienten bekommt und auf diese Weise seine Therapie anpassen kann. Das setzt aber eine unbedingte Achtsamkeit voraus, einen wachen und geschulten Blick und die Bereitschaft und Fähigkeit, sich auch in ein Gespräch über Brieftaubenzucht oder Schafhaltung verwickeln zu lassen. So vermitteln wir dem Patienten nicht nur, dass wir uns für ihn und seine Angelegenheiten interessieren, sondern erweitern auch noch kostenlos unser Allgemeinwissen.

Am Lebensende ist Ehrlichkeit wichtig

Manchmal habe ich den Eindruck, dass kranke Menschen nicht ernst genug genommen werden, dass man ihre Wünsche und Meinungen nicht ausreichend respektiert und ihnen als Arzt oder Krankenschwester, aber auch als Angehöriger nicht ehrlich und authentisch gegenübertritt. Doch jeder Patient hat ein Recht darauf, ernst genommen zu werden. Man darf sich nicht über ihn erheben, indem man entscheidet, was gut oder was schlecht für ihn ist, nur weil er schwer krank ist.

Die Vermittlung gewünschter Informationen gehört deshalb zu meinen festen Grundsätzen.

Viele Patienten haben sonderbare Dinge über unsere Station gehört, bevor sie zu uns kommen. Das Spektrum reicht von völliger Ahnungslosigkeit über die Vorstellung von einer Sterbestation, die man erst im Sarg wieder verlässt, bis hin zu einer Abteilung für intensive Rehabilitation, die für die kommende Chemotherapie fit macht. Einige haben sich vorher erkundigt oder ihnen wurde unsere Station empfohlen, doch manche zweifeln zunächst, ob sie bei uns richtig aufgehoben sind. Schwierig wird es immer, wenn das Wissen und die innere Haltung der neuen Gäste nicht mit der Wirklichkeit übereinstimmen. So müssen wir die, die schon mit einem Bein im Grab zu stehen glauben, ebenso aufklären wie diejenigen, die fest von ihrer Wiederherstellung überzeugt sind, obwohl der Tod bereits nah ist. Es gibt auch Patienten, die unsere Station mit einem Hospiz verwechseln. Für den Aufenthalt auf einer Palliativstation benötigt man aber eine stationäre Einweisung von einem niedergelassenen Arzt, oder man wird aus einer anderen Krankenhausabteilung dorthin überwiesen. Den Aufenthalt finanziert jede Krankenkasse. Nur 15 Prozent aller Krankenhäuser in Deutschland haben eine Palliativstation. Das entspricht gut 32 Betten für eine Million Einwohner. Für die Aufnahme in ein Hospiz muss man einen Antrag stellen, die Finanzierung gestaltet sich aus Mitteln der Krankenkasse, der Pflegekasse (ein Pflegegrad sollte vorhanden sein) und durch einen Eigenanteil der Hospize selbst. Sie können nicht kostendeckend arbeiten und sind daher auf Spenden angewiesen. Im Hospiz arbeiten keine festangestellten Ärzte oder ein therapeutisches Team mit einem Behandlungsauftrag. Während wir unsere Patienten oft wieder nach Hause entlassen, wenn es uns gelungen ist, sie optimal auf Medikamente einzustellen, ist ein Hospiz eine Pflegeeinrichtung, in der die Patienten bis zu ihrem Tod bleiben.

Der Grundsatz der wahrhaftigen Aufklärung bliebe allerdings recht abstrakt, ließe man die Individualität unserer Patienten außer Acht. Zuerst gilt es also herauszufinden, was die Betroffenen über ihre Lage und Krankheit (und unsere Station) wissen wollen, was sie bereits wissen, was sie vermuten und was das alles für sie bedeutet. Lange Zeit dachte ich, die Vermittlung von Informationen alleine würde genügen, bis mir vor vielen Jahren einmal eine Patientin bewusst machte, dass der Inhalt der Botschaft und Empathie für eine gelingende Kommunikation nicht ausreichen. Sie hatte nicht mehr viele Wochen zu leben. Ihr gehe es nicht gut, sagte sie. Ob sie eine Erklärung dafür habe, wollte ich wissen, und sie beklagte sich über die vorangegangene Chemotherapie. Ich fragte, ob es mit der Chemotherapie denn weitergehen solle. „Ja natürlich“, sagte sie mit einem merkwürdigen Lächeln auf den Lippen. Die Chemotherapie müsse sein, denn man könne sie ja nicht heilen.

Wusste die Patientin also Bescheid? Das Lächeln irritierte mich. „Was bedeutet es denn, wenn Ihre Krankheit nicht geheilt werden kann?“, fragte ich unsicher.

„Na, dass ich die Krankheit bis zu meinem Lebensende mit mir herumtragen werde.“

„Und die Chemotherapien?“

„Die werde ich wohl bis zu meinem Lebensende ertragen müssen.“

Ich hatte also eine Frau vor mir, der man in gewisser Weise die Wahrheit mitgeteilt hatte („kann nicht geheilt werden" und „Chemotherapie bis zum Lebensende"), was sie aber nicht wusste, war, dass ihr Lebensende kurz bevorstand. Die Frau konnte die Relevanz der Botschaft nicht richtig einschätzen. Diese Dimension, also was die „Wahrheit" für den Patienten tatsächlich *bedeutet,* wirkt sich auch auf den Behandlungsauftrag aus. Belastet der schlechte Appetit eigentlich oder nicht? Muss jeder Schmerz beseitigt werden? Nein, immer wieder nehmen Patienten gewisse Beschwerden in Kauf, weil sie dadurch etwas anderes erreichen. Komplette Schmerzfreiheit als Ziel entpuppt sich in vielen Fällen als nicht erreichbar. Sie ist auch nicht nötig. Es kommt auf eine fühlbare Schmerzlinderung an, die den Patienten Autonomie verschafft. Bei der Aufklärung spielt also die entscheidende Rolle, dass die mitgeteilten Informationen vom Patienten auch richtig bewertet werden, nicht, dass man überhaupt etwas mitgeteilt hat.

Manchmal wird übrigens auch von der Empathie zu viel erwartet. Denn so sehr wir uns auch um einen mentalen Sprung in die Welt des anderen bemühen, seine Denkmuster, Hintergrundannahmen und Lebenserfahrungen können wir nie komplett erfassen. Empathie ist gewiss mehr als nur das Widerspiegeln von Emotionen unseres Gegenübers oder die Fähigkeit, sich in die mentale Welt des Mitmenschen zu versetzen – und sie ist schon gar kein rein gefühlsseliges Mitfühlen oder Mitleiden. Empathie ist eine Haltung. Es geht um einfühlsames Verstehen oder verständnisvolles Sich-Einfühlen. Gedanken, Wünsche und Überzeugungen eines Menschen, die „Jemeinigkeit" nach Heidegger, lassen sich nicht ohne Weiteres von außen analysieren. Zur Kunst der professionellen Kommunikation gehört demnach die Fähigkeit zur Wertschätzung, die Bereitschaft zuzuhören und ebenso nachzufragen. Beim Patienten darf sich nicht der Eindruck verfestigen, der Arzt hake eine Frage nach der anderen ab, nur um sie gestellt zu haben, sondern das Gegenüber muss sich ernst genommen fühlen. Weil übertriebenes Bemühen um Empathie als aufdringlich und grenzüberschreitend empfunden wird, ist es wichtig herauszufinden, wie viel Empathie der jeweilige Patient zulässt. Häufig muss man ihm seine Fragen erst entlocken. Wie viel möchte der Patient wissen, wie schätzt er seine Lage ein, wie bewertet er das Übermittelte? Zu lange hat man den Patienten als unmündiges Objekt der ärztlichen Kunst betrachtet und unterschätzt, wie wichtig sein Urteil in einer aufgeklärten, liberalen, pluralen Gesellschaft einmal sein würde.

Der erwähnten schwerstkranken, gleichwohl hoffnungsvollen Frau näherte ich mich von da an sehr behutsam und versuchte, ihr vorsichtig meine Sorgen zu übermitteln. Ich arbeitete darauf hin, ihr ein wenig Hoffnung zu lassen, doch ihr gleichzeitig die Wahrscheinlichkeit eines baldigen Todes vor Augen zu führen, damit sie sich in der verbleibenden Zeit vorbereiten konnte. Ich habe ihr die Wahrheit wie einen Mantel hingehalten, in den sie hineinschlüpfen konnte, statt ihn ihr wie einen nassen Lappen um die Ohren zu schlagen (frei nach Max Frisch). Man kann Patienten gegenüber die Wahrheit vielleicht etwas dehnen, man kann unter Umständen auch Details verschweigen, aber man darf Patienten niemals belügen. Das heißt, um noch einmal Cicely Saunders mit einem ihrer berühmtesten Sätze zu zitieren: „Hoping for the best, but preparing for the worst" – das Beste hoffen, sich aber auf das Schlimmste vorbereiten.

Bei aller Hoffnung sollte man also Signale aussenden, dass das Lebensende bald nahen könnte und der Patient besser auf Nummer sicher gehen und seine Sachen in Ordnung bringen sollte. Das gehört zur authentischen Kommunikation. Authentizität war zu allen Zeiten Dreh- und

Angelpunkt einer gelingenden zwischenmenschlichen Beziehung. So empört die geschilderte Patientin darüber war, dass man ihr zuvor nicht die ganze Wahrheit mitgeteilt hatte, so dankbar war sie nun, ihre Angelegenheiten regeln zu können. Es war erstaunlich und erfreulich zugleich, wie viel Kraft diese geschwächte Person dafür plötzlich mobilisieren konnte.

Um die Gegenwart eines todkranken Menschen bestmöglich zu gestalten, kann die Zukunft nicht ausgeblendet werden. Nur wenn sich Arzt und Patient über die verbleibende Lebenszeit einigermaßen klar sind, können für die Gegenwart sinnvolle Entscheidungen getroffen werden.

Eines Tages begegnete mir ein Akademiker im besten Alter, aber in schlechtem Zustand. In seinem Körper hatten sich bereits Metastasen gebildet. Der Patient wusste, wie krank er war, und auch, dass er nicht mehr von seiner Krankheit befreit werden würde. Von mir erwartete er eine Prognose seiner Lebenszeit. Um dem Patienten zu signalisieren, dass ich bereit war, mich mit seinem Schicksal auseinanderzusetzen, fragte ich, ob er bereits mit anderen Ärzten darüber gesprochen habe und warum ihm die Prognose wichtig sei. Nein, hieß es, das habe er nicht, aber nun wolle er es ganz genau wissen, um die letzten Dinge zu regeln und, wenn möglich, noch einmal zu verreisen.

Jetzt war mir wichtig zu erfahren, ob der Patient selber ein Gefühl für die Zeit besaß, die ihm noch bleiben würde. Das vermögen viele Patienten übrigens erstaunlich präzise einzuschätzen. Um diese Einschätzungen kommentieren zu können, verschaffe ich mir ein Bild von den Rahmenbedingungen. Diesem Patienten präsentierte ich Überlebenskurven aus dem *DeVita*, dem aktuellen Standardwerk der Krebsmedizin aus den USA. Demnach lebten mit seiner Krankheit nur noch fünf Prozent aller Patienten länger als

18 Monate nach der Diagnosestellung, 19 von 20 Patienten waren nach diesem Zeitraum also bereits tot. Sechs Monate waren bei meinem Patienten bereits vergangen, sodass der realistische Zeitraum, auf den er sich einstellen konnte, im günstigen Fall ein weiteres Lebensjahr war, vielleicht etwas mehr, möglicherweise auch deutlich weniger. So gingen wir seine persönliche Krankheitsgeschichte noch einmal durch und setzten sie ins Verhältnis zu den Daten aus der wissenschaftlichen Literatur. Diese Daten aber sind abstrakte und bei sehr vielen Patienten erhobene Einzelmessungen unter Studienbedingungen. Die Übertragung auf den einzelnen Patienten erfordert neben medizinischem Wissen Kenntnisse der Wahrscheinlichkeitsrechnung. Mein Patient war in seiner Mobilität bereits deutlich eingeschränkt, und es fiel ihm schwer, die notwendige Menge an Kalorien zu sich zu nehmen. Er hatte in den vergangenen sechs Monaten schon ganz erheblich abgenommen, und dieser Gewichtsverlust ließ sich offenbar nicht mehr stoppen. Bereits zweimal musste bei ihm Lungenwasser punktiert werden. Die Blutwerte hatten sich verschlechtert. Seine Leber stellte kaum noch lebenswichtige Eiweiße her, und es lagen prognostisch ungünstige Zeichen einer Entzündung vor. Das alles teilte ich ihm mit, sachlich und so einfühlsam wie möglich. Wir kamen zu dem Ergebnis, dass nicht viel mehr als ein viertel Jahr Zeit war, einigermaßen selbstbestimmt die Dinge zu regeln, die ihm wichtig waren. Zur geplanten Reise kam es leider nicht mehr.

Was hinsichtlich der Aufklärung in der jeweiligen Situation für den Patienten das Beste ist, sagt einem keiner, und so muss ich als Arzt versuchen, es herauszufinden. Auch was die Patienten selbst sagen, muss ich hinterfragen. Manche Kranken ahnen nicht einmal, wie schwer krank sie sind, andere geben Ahnungslosigkeit nur vor. Die einen wollen es gar nicht so genau wissen, weil sie Angst haben und mit ihren Gefühlen alleine gelassen werden. Wieder andere verdrängen ihre Krankheit komplett und damit auch die Frage nach der Zeit, die ihnen noch bleibt. Das ist ein natürlicher Schutzmechanismus. Und doch kann ich manchmal nicht verstehen, dass Tumorpatienten, die über Monate behandelt werden, die einen Rückschlag nach dem anderen einstecken müssen und deren Körper immer schwächer wird, ganz erstaunt darüber sind, dass eine Therapie irgendwann nicht mehr möglich ist, und diese Botschaft brüsk zurückweisen. Sie kämpfen unermüdlich gegen die Erkenntnis an, dass ihr Ende bevorsteht. Ich habe bis heute keine andere Antwort, als dass es in der Natur des Menschen liegt, immer daran zu glauben, dass alles irgendwie gut wird, eine aus der Evolution hervorgegangene Strategie des Überlebens. Es scheint der feste Glaube an ein gutes Ende zu sein, der uns festhält und stützt. Oder vielleicht auch die Befürchtung, mit dem Eingeständnis der Unheilbarkeit von den Mitmenschen aufgegeben und im Stich gelassen zu werden, so wie die lahme Antilope, deren Rudel weiterzieht, um selbst zu überleben.

Kein Wunder also, wenn manche Patienten vor diesem Hintergrund unsinnige Therapien verlangen. Sie wollen ihrer Umwelt signalisieren, dass sie auch den aussichtslosesten Kampf kämpfen, nur damit sie nicht allein gelassen werden. Wie soll sich eine Mutter, die von ihren Kindern hört, dass sie noch nicht sterben darf, diesem Wunsch widersetzen? Es wird ihr umso schwerer fallen. Dann sind wir Palliativmediziner als Vermittler von Nachrichten immer wieder gefordert, weil Kommunikationsbarrieren zur Tagesordnung gehören. Unwissenheit erschwert aber eine gelingende Betreuung, Wahrhaftigkeit erleichtert sie. Denn man kann sich sicher vorstellen, dass das Wissen- oder Nicht-Wissen-Wollen einen großen Einfluss auf die subjektiv wahrgenommenen und zum Ausdruck gebrachten Beschwerden hat. Ich kann nur noch einmal wiederholen: Palliativmedizin kümmert sich um das körperliche, das geistige und das seelische Wohlbefinden von Patienten und Angehörigen – weil alles mit allem zusammenhängt!

Aus diesen Gründen spreche ich als Arzt die Behandlungsziele mit dem Patienten immer wieder ab und definiere sie unter Umständen immer wieder neu. Etabliert hat sich ein Katalog aus sieben Fragen, den ich in Gedanken immer wieder durchgehe:

1. Habe ich sichergestellt, dass die relevanten Informationen so komplett wie möglich verstanden werden?
2. Muss ich noch herausfinden, welche Ziele und Hoffnungen der Patient und seine Angehörigen haben, und wie kann ich mich auf realistische Ziele mit ihm verständigen?
3. Habe ich bereits die möglichen Behandlungen gegenüber den Beteiligten erläutert?
4. Zeige ich genügend Verständnis und Mitgefühl, insbesondere dann, wenn die Erwartungen meines Gegenübers sinken?
5. Habe ich selbst einen Plan, der realistische Behandlungsziele berücksichtigt?
6. Wann kann ich mit seiner Durchführung beginnen?
7. Wie häufig gehe ich den Behandlungsplan durch und hinterfrage die Therapieziele?

Ich bin mir sicher: Wäre eine solche Vorgehensweise Standard in der Betreuung, dann hätten weniger Menschen Angst vor großem Leid und unwürdiger Behandlung am Lebensende, und über kurz oder lang würde auch nicht mehr die Mehrheit der gesunden Deutschen für aktive oder gewerbsmäßige Sterbehilfe plädieren.

Wenn die Kommunikation mit Patienten misslingt: Bernadette Hemsmüller

In den Grundsätzen zur ärztlichen Sterbebegleitung der Bundesärztekammer von 2011 heißt es: „Aufgabe des Arztes ist es, unter Achtung des Selbstbestimmungsrechtes des Patienten Leben zu erhalten, Gesundheit zu schützen und wiederherzustellen sowie Leiden zu lindern und Sterbenden bis zum Tod beizustehen. Die ärztliche Verpflichtung zur Lebenserhaltung besteht daher nicht unter allen Umständen. Es gibt Situationen, in denen sonst angemessene Diagnostik und Therapieverfahren nicht mehr angezeigt und Begrenzungen geboten sind. Dann tritt die palliativmedizinische Versorgung in den Vordergrund." Ein wichtiger Bestandteil dieser Grundsätze kommt durch die folgende Formulierung zum Ausdruck: „Bei Patienten, die sich zwar noch nicht im Sterben befinden, aber nach ärztlicher Erkenntnis aller Voraussicht nach in absehbarer Zeit sterben werden, ist eine Änderung des Behandlungszieles geboten, wenn lebenserhaltende Maßnahmen Leiden nur verlängern würden oder die Änderung des Behandlungsziels dem Willen des Patienten entspricht. An die Stelle von Lebensverlängerung und Lebenserhaltung tritt dann die palliativmedizinische Versorgung einschließlich pflegerischer Maßnahmen."

Auch wenn der Patient das Recht hat, über medizinische Maßnahmen aufgeklärt zu werden, setzen sich manche Kollegen darüber hinweg und rechtfertigen ihre Entscheidung manchmal damit, die Aufklärung würde den Erfolg ihrer Therapie gefährden. Auch im *Gesetz zur Verbesserung der Rechte von Patientinnen und Patienten* vom Februar 2013 steht unter § 630e des BGB: „Der Aufklärung des Patienten bedarf es nicht, soweit diese ausnahmsweise aufgrund besonderer Umstände entbehrlich ist, insbesondere wenn die Maßnahme unaufschiebbar ist oder der Patient auf die Aufklärung ausdrücklich verzichtet hat." Sicherlich muss ein Hintertürchen für Notfälle und besondere Umstände offenbleiben, doch gleichzeitig kann diese Formulierung auch zu großzügig ausgelegt werden, und die Aufklärung fällt dann einfach unter den Tisch. Eine schlechte Alternative ist es abzuwarten, was der Patient vom Arzt hören will, und nur darauf zu reagieren. Denn woher soll der kranke Mensch wissen, was er alles fragen soll? Eine fatale Entwicklung zeigt der schon erwähnte und immer häufiger anzutreffende Begriff der *Defensivaufklärung* auf. Sie dient vor allem der juristischen Absicherung des Arztes, der sich aus der Verantwortung stiehlt, indem er den Patienten eine Einwilligungserklärung zu einer Therapie unterschreiben lässt, ohne sich darum zu kümmern, ob der Kranke überhaupt in der Lage ist, die Fakten zu beurteilen.

Ärzte, die dem Patienten die Fakten über seine tödliche Krankheit und seine schlechte Prognose verschweigen, rechtfertigen dies gerne damit, ihm nicht die Hoffnung nehmen zu wollen. Sie fürchten, sie würden ihn enttäuschen. Doch viele Untersuchungen haben das Gegenteil bewiesen. Patienten vertrauen ihrem Arzt mehr und ertragen die belastende Krankheit besser, wenn man offen und ehrlich mit ihnen kommuniziert. Das bedeutet ja nicht, dass man sie jeglicher Hoffnung beraubt. Aber woher wissen wir Ärzte eigentlich, worauf sich des Patienten Hoffnung stützt? Stützt sie sich darauf, dass er geheilt wird, dass er mit der Erkrankung möglichst lange lebt, dass er unter möglichst wenigen Beschwerden leidet, oder stützt sie sich darauf, dass, wenn es soweit ist, er würdevoll sterben darf? Oder hofft er sogar auf ein ewiges Leben im Paradies? Der ärztliche Auftrag sollte doch gerade darin bestehen, seinen Patienten zu unterstützen, wenn ihn die Hoffnungslosigkeit plagt, weil er keinen Ausweg mehr sieht und ihm Bezugspersonen fehlen, die seinem Dasein Bedeutung verleihen. Wie der Einzelne seinen Tod und das, was darauf folgt, bewertet, hängt auch von der Bewertung seines Lebens ab. Betrachtet er seine Existenz als Geschenk, sein Leben als erfüllt und seine Zeit als von vornherein begrenzt, dann fällt es ihm vielleicht leichter, auch den Tod zu akzeptieren, als einem Menschen, der den Eindruck hat, zu kurz gekommen zu sein. Wir sterben, wie wir gelebt haben – in diesem Sinne gehört zur Lebenskunst, der *ars vivendi,* auch eine *ars moriendi,* die Kunst zu sterben. Gerade weil wir Menschen in der Lage sind, dem Tod ins Auge zu blicken, haben wir die Chance, Vorbereitungen zu treffen und die Zeit davor zu gestalten.

Hinsichtlich der Patientenaufklärung ist der Fall von Bernadette Hemsmüller besonders interessant. Bei der ehemaligen Kollegin aus einem Nachbarort wurde im Alter von über 70 Jahren mehr durch einen Zufall als durch Symptome Lungenkrebs entdeckt. Alles begann in einem November mit einer Erkältung, die nicht verschwinden wollte. Sie ließ sich röntgen, und eine Woche später war der Lungenrundherd bereits entfernt. Die Operation überstand die Ärztin, die gut und gerne als 60 hätte durchgehen können, gut. Wegen des recht frühen Stadiums IIa bot man ihr eine Sicherheitschemotherapie an, die ihre Prognose verbessern sollte. Schon den ersten der vier geplanten Zyklen vertrug die Patientin so schlecht, dass sie die anderen drei ablehnte und Wochen brauchte, um sich von den Strapazen zu erholen. Jetzt fand sie endlich Zeit, sich sachkundig zu machen, und war weniger erbost als enttäuscht darüber, dass sie sich die Chemotherapie überhaupt hatte aufschwatzen lassen. Die erste Kontrolluntersuchung zeigte keine Auffälligkeiten. Als sie sich nach sechs Monaten zu einer zweiten einfand, fühlte sie sich wohl und war darauf eingestellt, nach der Computertomografie des Brustkorbes zu verreisen. Während sie sich schon auf der harten Untersuchungsliege befand, teilte man der Privatpatientin beiläufig mit, man würde den Kopf gleich mit untersuchen. Es gab keinen Grund dafür, und sie war empört über diese Information, aber zu schwach, sich ihr entgegenzustellen. Prompt fand man tatsächlich zwei kirschgroße Schatten, die als Metastasen ihrer Lungenkrebserkrankung interpretiert wurden. Bernadette Hemsmüller war schockiert.

Zu ihren Optionen gehörte die operative Entfernung, was eine Neurochirurgin ablehnte, weil sie befürchtete, Mikrometastasen zu entdecken, die den Erfolg der Operation gefährden würden. Außerdem war eine konventionelle Bestrahlung möglich, die sich über ein paar Wochen hingezogen hätte, und schließlich eine einmalige sogenannte Gammaknife-Bestrahlung, ein modernes Verfahren, das sich für wenige Tumorherde im Gehirn gut eignet. Es war nicht ganz klar, was ohne eine Behandlung geschehen würde. Die beiden Herde mussten sich langsam entwickelt haben, zumindest gab es im Bild keinen Hinweis für ein schnelles Wachstum. Unter Umständen hätte man auch abwarten können, um beim Auftreten von Beschwerden zu behandeln. Einen klaren Überlebensvorteil durch die Behandlung der zwei Herde zum damaligen Zeitpunkt gab es nicht. Doch wer traute sich abzuwarten? Ich verdeutlichte ihr, dass die Aussicht auf Heilung durch die neue Lage schlechter geworden sei, und sie sich von dem Kollegen, der die Gammaknife-Bestrahlung durchführte, genau beraten lassen solle. Sie empfand die neue Technik zwar als Belastung, aber sie ertrug die anderthalb Stunden, die sie stillhalten musste, tapfer. Gleichzeitig fühlte sie sich gut betreut, und danach war es ja auch vorbei. Ein paar Monate später stellte sie sich dort, wo man ihr die unerwünschte Gehirnuntersuchung auferlegt hatte, zu einer Nachuntersuchung vor. Sie wollte sich im Grunde nur das erfreuliche Ergebnis bestätigen lassen, da teilte man ihr, wieder im Vorübergehen, mit, dass entgegen ihrer Auffassung die Herde keineswegs kleiner geworden seien und von einem Erfolg keine Rede sein könne. Die Kollegen versäumten auch nicht, mit bitterer Miene darauf zu verweisen, dass sie ihr Gehirn doch lieber gleich bei ihnen hätte bestrahlen lassen sollen. Diese Botschaft warf die gestandene Ärztin nochmals aus der Bahn, zumal man ihr als Privatpatientin, ohne mit der Wimper zu zucken, auch noch Termine zur endlich fälligen Ganzhirnbestrahlung unterbreitete. Darauf verzichtete sie. Die Patientin lebte daraufhin noch etliche Jahre.

Bernadette Hemsmüllers Fall erinnerte ich mich an eine andere Dame, der es ähnlich gegangen sein muss. Auch sie fühlte sich plötzlich allein gelassen und verzweifelt, weil Kommunikationsprobleme unter den Ärzten auf ihrem Rücken ausgetragen wurden. Die Patientin litt an einem Darmtumor, wurde operiert und begab sich anschließend in die Hände eines viel beschäftigten internistischen Chefarztes. Eine Chemotherapie folgte der nächsten, und irgendwann konnte die Frau nicht mehr, sie verfiel und konsultierte daraufhin ihre Hausärztin, die aufgrund ihrer palliativmedizinischen Kompetenz völlig überlaufen war. Weil die Krankheit auf die Behandlung nicht mehr ansprach, die Patientin in den vergangenen zwölf Wochen bereits ein Zehntel ihres Körpergewichts verloren hatte, eine Heilung zu diesem Zeitpunkt längst nicht mehr möglich und das Lebensende bereits absehbar war, riet ihr die Ärztin von der Fortführung der Chemotherapie ab. Die Patientin wollte dem Chefarzt ihre Entscheidung mitteilen und arrangierte einen Gesprächstermin, bei dem ihre Hausärztin, falls nötig, telefonisch erreicht werden konnte. Der Chefarzt der Klinik reagierte auf die Ablehnung einer weiteren Chemotherapie mit einem Tobsuchtsanfall, wie ihn die Patientin noch nie erlebt hatte. Kaum hatte er sich etwas beruhigt, griff der Mann zum Telefonhörer, und noch während die Patientin bei ihm im Zimmer saß, steigerte er sich im Gespräch mit der Hausärztin in einen zweiten Anfall hinein. Wie die Kollegin es wagen könne, sich in sein Behandlungsregime einzumischen! Als ob sie die Studien gelesen hätte, auf die er sich berief, als ob sie diejenige sei, die über eine onkologische Zusatzbezeichnung verfüge! Der Schimpftirade waren die Patientin und die verdatterte Hausärztin angeblich mehrere Minuten lang ausgesetzt.

Natürlich kann man nicht alle Klagen über Ärzte für bare Münze nehmen, zumal sich manche Patienten damit einfach nur in Szene setzen und sich mein Mitgefühl sichern wollen. Doch tatsächlich muss ich immer wieder hören, mit welcher Arroganz sich manche Kollegen über den Anspruch, die Wünsche und die Befindlichkeiten ihrer Patienten hinwegsetzen.

Palliativmedizin muss kommunikativ sein: *Shared decision making*

Mir begegnen viele Patienten, die gar nicht wissen, dass sie die Ziele einer Behandlung festlegen dürfen und sollten. Wir Ärzte stellen nicht mehr und nicht weniger als die medizinische Indikation, das heißt, wir machen eine Aussage darüber, welche Maßnahmen (aufgrund von Erfahrung, nach der Datenlage, auf der Basis medizinischen Wissens und der Leitlinien) angebracht sind. Weil sich in den meisten Fällen die Zielvorstellungen von Arzt und Patient decken, denken manche, das sei immer so – doch das ist ein

Trugschluss. Kann ein Mensch aber Behandlungsziele für sich definieren, wenn er gar nicht nach seiner Meinung gefragt wurde? Was kann ein Patient wollen, der nicht weiß, wie es um ihn steht, und der nicht einzuschätzen vermag, was gewollt sein kann? Um als Patient die eigenen Ziele festzulegen, bedarf es engagierter Ärzte, die nicht nur die technische Durchführung der Behandlung beherrschen, sondern die Patienten über die Behandlungsalternativen informieren und sie über die Prognose mit Einfühlungsvermögen aufklären, damit der Betroffene im Lichte der Indikation die beste Entscheidung für sich treffen kann. Das nennt man partizipative Entscheidungsfindung, im Angelsächsischen *shared decision making*. Warum begegnet der Experte für medizinisches Wissen, der Arzt, seinem Experten für die persönlichen Lebensumstände, dem Patienten, nicht viel häufiger mit den Worten: „So weit man es mit Gewissheit sagen kann, gibt es für Ihre Erkrankung mehrere gleichwertige Behandlungsmöglichkeiten. Deshalb ist Ihre Meinung wichtig, um die für Sie beste Alternative auszuwählen. Lassen Sie uns darüber sprechen, was für Sie Priorität hat." Vom Arzt muss verlangt werden, dass er die Sprache des Patienten spricht und die Vor- und Nachteile der Maßnahmen und die Wahrscheinlichkeiten ihres Nutzens kennt. Erst unter solchen Bedingungen kann der Patient von seinem Selbstbestimmungsrecht Gebrauch machen. Autonomie scheint heute das wichtigste bioethische Prinzip zu sein, während die Fürsorge (*beneficere*) und das Vermeiden von Schaden (*non nocere*) oder das Prinzip der Gerechtigkeit vorausgesetzt werden. Es ist die herausgehobene, in der Menschenwürde wurzelnde Stellung des Einzelnen in der heutigen Zeit, der dieser Wandel geschuldet ist. Autonom ist eine Entscheidung aber nur, wenn eine Wahl verständig, bewusst und absichtlich sowie von Zwängen unbeeinflusst durch einen einsichts- und steuerungsfähigen, also vernunftbegabten Menschen getroffen wird. Wir kommen darauf noch einmal zurück.

Herkunft und Heimat prägen uns im Kern, und die Erziehung bestimmt, wie wir aufwachsen und später durchs Leben gehen. Diese Einflussfaktoren prägen uns auch in der Zeit der Krankheit, machen uns zu geduldigen und tapferen Patienten oder zu ungeduldigen und wehleidigen. Nicht zuletzt deswegen ist das Unterfangen, einen Patienten mit Schmerzen oder Luftnot zu behandeln, immer wieder auch von Rückschlägen geprägt, denn in der Wahrnehmung von Schmerz verursachenden Auslösern, wie zum Beispiel Knochenmetastasen bei Krebserkrankungen, und der Äußerung von Schmerzen, steckt nicht selten die gesamte Persönlichkeit des Individuums. Deshalb wundere ich mich als praktisch tätiger Palliativmediziner immer weniger darüber, wie häufig ich von den Handlungsanweisungen der Lehrbücher in puncto Schmerztherapie oder Behandlung zum Beispiel von Luftnot abweichen muss. Ich verstehe daher die Rezepte und Tabellen nur als vage Richtschnur, denn bei einem Protestanten aus Hamburg wirkt ein Medikament vielleicht ganz anders als bei einer Muslimin aus Istanbul. Für mich zeigt sich immer wieder, dass die Medizin im Gegensatz zur Physik keine reine Naturwissenschaft ist, sondern eine auf Werten gegründete Disziplin. In einer pluralistischen Gesellschaft aber besteht nicht mehr automatisch Konsens über die geltenden Werte und Normen, und Ärzte können daher nicht davon ausgehen, dass sie die Werte und Präferenzen ihrer Patienten kennen. Sie müssen sie zu ergründen versuchen.

Der Therapiewunsch einer alten Dame

Wie geht man vor, wenn ein Patient konkrete medizinische Wünsche an seinem Lebensende vorbringt, die erheblich von der ärztlichen Indikation abweichen, ja, sogar im Gegensatz zu ihr stehen? Hat der Patient das Recht, eine bestimmte Behandlung einzufordern, eine Therapie, die unter ungünstigen Vorzeichen steht, eine mit geringer Chance auf Erfolg?

Einmal nahmen wir eine feine ältere und sehr selbstbewusste Dame mit einem fortgeschrittenen Tumorleiden, ohne funktionierende Nieren und sterbenskrank bei uns auf. Die Termine für die kommenden Dialysebehandlungen (die künstliche Blutwäsche) waren bereits abgemacht, denn diese Patientin wollte partout nicht sterben. Das war, wie sich später herausstellte, vermutlich auf ihren Charakter, vielleicht aber auch auf die vorausgegangene Therapie zurückzuführen. Die zuvor verabreichte Chemotherapie wegen einer inoperablen Erkrankung der Gallenwege hatte bei der 79-jährigen Frau zu einer lebensbedrohlichen Nierenschwäche geführt, die ohne die Unterstützung durch die Dialyse den baldigen Tod herbeigeführt hätte. Sie war die langjährige Geschäftsführerin eines mittelständischen Büroartikelproduzenten und hatte zwei selbstbewusste Söhne, die in ihre Fußstapfen getreten waren, und zwar sowohl, was das Geschäft, als auch, was ihre Mentalität betraf, wie sich später herausstellen sollte.

Die bis auf 35 Kilogramm abgemagerte und kaum ansprechbare Dame klarte nach wenigen Tagen auf. Mein Oberarzt und ich freuten uns darüber, dass es der Patientin besser ging, und wir waren gerade dabei, das Konzept für die kommenden Tage zu erarbeiten, als sie uns mit der Frage nach der nächsten Chemotherapie überraschte – nachdem sie an der vorherigen fast zugrunde gegangen war. Unausgesprochen waren wir uns darüber einig, dass die Wochen der Patientin gezählt waren, und es oblag uns nunmehr, der Dame und den beiden Söhnen zwar behutsam, aber doch bestimmt mitzuteilen, dass wir keine Indikation mehr für die Fortführung jedweder Chemotherapie sahen. Doch die so schlechten Erfolgsaussichten beeindruckten die Familie nicht. Sie wollten auch die geringste Wahrscheinlichkeit nutzen. Wir ließen noch einmal die vergangenen Wochen Revue passieren, um die Brisanz der Situation und die schlechten Heilungschancen zu vermitteln, da erschien am nächsten Morgen einer der Söhne und präsentierte uns Material über eine in den USA laufende Studie, deren Umsetzung er forderte. Gegebenenfalls sollten wir die alte Frau, die gerade noch einmal dem Tod von der Schippe gesprungen war und die das Bett immer noch nicht verlassen konnte, reisefähig machen. Die Situation drohte zu eskalieren, und ich musste alles daran setzen, die beteiligten Personen davon zu überzeugen, dass ich nicht daran dachte, die Indikation für diese Chemotherapie zu stellen, und dass es der Patientin selbstverständlich freistehe, die Station zu verlassen, um bei anderen Ärzten ihr Anliegen vorzubringen. Ich würde weder die Verantwortung für die Behandlung noch für den Transport übernehmen. Ich vergaß nicht zu ergänzen, dass unsere Ablehnung der Chemotherapie nicht das Ende der Behandlung an sich bedeutete, sondern lediglich eine Änderung der Therapieziele. Zum Glück sahen das die Familienmitglieder am Ende ein, und wir konzentrierten uns auf eine gute Symptomkontrolle. Man kann aus diesem Fall folgende Lehre ziehen: Ärzte stellen die Indikation für eine Untersuchung oder Behandlung und Patienten können beides ablehnen. Patienten stellen aber nicht die Indikation für sich und Ärzte haben nicht dem Wunsch der Patienten zu gehorchen, es sei denn sie können das Gewünschte mit ihrem

Gewissen vereinbaren und es liegt im Rahmen dessen, was medizinisch in besonders begründbaren Fällen sinnvoll sein könnte.

Sinn und Unsinn einer adjuvanten Therapie: Tania Cantano

Am Beispiel von Tania Cantano möchte ich Aspekte einer Sicherheitschemotherapie, der sogenannten adjuvanten, also die Prognose verbessernden Therapie verdeutlichen, der Bernadette Hemsmüller ja auch unterzogen wurde und die sie so schlecht vertragen hatte.

Tania Cantano war vor sechs Jahren wegen eines in die Lymphknoten eingewachsenen Dickdarmkrebses einer großen Operation unterzogen worden. Aufgrund dieses Risikoprofils erhielt sie nach kompletter Tumorentfernung eine adjuvante Chemotherapie, wie sie für diese bösartige Krankheit etabliert ist. Eine solche Therapie dient dazu, das Rückfallrisiko zu senken und die Überlebenszeit der Patienten zu erhöhen, nicht dazu, einen bekannten Tumor zu beseitigen. Sie ist also eine Art Sicherheitsbehandlung aufs Geratewohl, denn viele Patienten, denen man eine solche Therapie anbietet, sind bereits durch die Operation geheilt worden, nur weiß man es im Einzelfall nicht. Bei einem Befall der Lymphknoten mit Krebszellen vermutet man, dass Tumorzellen trotz Operation im Körper geblieben sind, und die will man durch die Chemotherapie beseitigen. Man hat im Rahmen groß angelegter Studien den Sinn solcher Behandlungen für Frau Cantanos und andere Krebserkrankungen bestätigt. Das bedeutet, dass die Anzahl der Überlebenden über die Jahre gesehen durch die zusätzliche Chemotherapie um ein paar Prozentpunkte höher ist. Was dem einzelnen Patienten zumeist nicht mitgeteilt wird, ist, dass von der Maßnahme je nach Untersuchung und Erkrankung nur etwa jeder zwölfte bis zwanzigste profitiert. Die übrigen elf bis neunzehn werden also einer Behandlung unterzogen, die keinen Nutzen, aber unerwünschte Nebenwirkungen (und erhebliche Kosten) mit sich bringt. Sie sind durch die Operation alleine geheilt worden, oder die Krankheit kommt trotz der adjuvanten Chemotherapie wieder zurück. Meiner Erfahrung nach klärt man die Patienten nicht ausreichend über das Für und Wider auf, und die meisten meinen, sie müssten eine solche Maßnahme mit der gleichen Dringlichkeit durchführen lassen wie die lebensrettende Operation. Tatsächlich aber hing die Prognose von Stefanie Werning, Bernadette Hemsmüller und Tania Cantano von anderen Faktoren ab: vom Stadium der Erkrankung zum Zeitpunkt der Diagnose, vom Zeitintervall zwischen Diagnose und Therapie sowie von der Qualität der Behandlung, den Begleiterkrankungen und der allgemeinen Verfassung. Es macht auch einen wichtigen Unterschied, für welchen Lebensstil sich der Patient nach der Behandlung entscheidet. So kann man sein Rückfallrisiko um die Hälfte senken, wenn man aufhört zu rauchen, wenn man sich viel bewegt (die Sache mit dem Puls), wenn man sich weitgehend fleischlos ernährt und dabei die Grundsätze der Mittelmeerdiät beherzigt (viel Gemüse, Obst und Salat, pflanzliche Öle, zweimal in der Woche fetter Fisch) und wenn man versucht, so etwas wie Harmonie zwischen Körper, Geist und Seele herzustellen, wie es uns andere Kulturkreise vormachen. Viele dieser Faktoren und Prinzipien kennen die meisten deutschen Tumorpatienten nicht und lassen sich, wie unsere Patientinnen auch, auf die aus Gründen der Sicherheit nach Ansicht mancher Ärzte unverzichtbare, dafür aber teure und strapaziöse Chemotherapie ein. Mich regt es besonders auf, wenn über 75-jährige Patienten zu mir in die Sprechstunde kommen, denen man nach ihrer Operation freigestellt hat, ob sie die Zusatzchemotherapie haben wollen. Im Gegensatz zu dem, was ich über die Aufklärung und Einbeziehung des Patienten bereits gesagt habe, plädiere ich in diesen Fällen vehement dafür, als Arzt die Entscheidung zu treffen. Man braucht, wenn mehr Gründe gegen als für die adjuvante Chemotherapie sprechen, lediglich nicht die Indikation zu stellen. Dann erfährt der Patient nichts davon und wird nicht verunsichert. Entscheidet man sich als Arzt aber für die Durchführung, darf es der Patient natürlich ablehnen, wenn er gute Gründe dafür hat. Bislang ist durch keine Untersuchung belegt worden, dass über 75-Jährige von einer adjuvanten Therapie überhaupt einen Nutzen davontragen.

Zu den medizinethischen Grundprinzipien des Arztes gehört es seit der Antike, das Beste für den Patienten anzustreben. Was das Beste aber ist, muss man in jedem einzelnen Fall herauszufinden versuchen. Der Gewinn weniger Wochen an Lebenszeit im hohen Alter durch eine gegen einen Tumor gerichtete Behandlung unter Inkaufnahme belastender Nebenwirkungen ist für viele Menschen nicht das Beste und sollte dann auch nicht das Behandlungsziel sein. Wie schon oben gesagt: Das Therapieziel sollen die Patienten festlegen, und um es festlegen zu können, sollten sie, so weit sie es zulassen und wünschen, über die Vor- und Nachteile aufgeklärt werden. Manche Menschen wünschen sich adjuvante Maßnahmen, anderen ist es nicht so wichtig, drei, vier Prozent mehr Sicherheit zu haben. Das haben die Ärzte zu respektieren. Was gegen den Nutzen im Einzelfall ausbalanciert werden muss, ist das Gebot, Patienten keinen Schaden zuzufügen. Eine Behandlung mit vielen unerwünschten Wirkungen und marginalem Effekt verbietet sich daher in vielen Fällen. Unter welchen Umständen eine Therapie als belastend empfunden wird und ob der Patient bereit ist, diese

Belastung zu tragen, sollte der Arzt ebenso eruieren, wie er den Nutzen, den Effekt oder das Ziel der Behandlung mit dem Patienten besprechen sollte. Bei einem Beinbruch besteht auf beiden Seiten sehr schnell Einigkeit über das Ziel der Behandlung, meistens auch darüber, was zu tun ist, und die Aufklärung kann sich auf mögliche Komplikationen der Operation beschränken. Aber bei chronischen Leiden, an denen die Menschen sterben, bei Krankheiten, die man nicht beseitigen, höchstens günstig beeinflussen kann, sollte das anders sein. Was Ziel der Behandlung ist oder wo die Grenzen der Beeinflussung liegen, kann nur der Patient auf der Basis einer umfassenden Aufklärung entscheiden. Besteht eine Möglichkeit, dem Patienten zu helfen, und ist sie aus Sicht des Arztes sinnvoll, dann stellt er die Indikation. Es folgt die Information, erst dann die Einwilligung oder Ablehnung.

Was immer die Gründe dafür gewesen sein mögen, Tania Cantano erhielt eine solche „Sicherheitstherapie“, die in ihrem Fall aus der sechsmaligen Gabe eines Schemas (d. h. einer Wirkstoffkombination) mit dem Namen FOLFOX-4 bestand. Bei Patienten über 70 Jahren sind darunter vermehrt Todesfälle beobachtet worden, und ein Vorteil in Bezug auf das Gesamtüberleben (gegenüber der Nichtdurchführung von FOLFOX-4) konnte nicht nachgewiesen werden. Frau Cantano war knapp unter 70, und trotz FOLFOX-4 kam es ein Jahr später zu einem Rückfall. Man entfernte den Scheidenstumpf und die Hinterwand der Blase und pflanzte der Patientin den linken Harnleiter neu ein. Leider konnte der Tumor nicht im Gesunden, also nur unvollständig, entfernt werden, sodass eine erneute Chemotherapie fällig wurde. Sie zog sich dieses Mal über sechs Monate hin. Dann kam es zu einem erneuten Rückfall. Jetzt war die Harnblase ganz in das Tumorwachstum einbezogen, ebenso der rechte Harnleiter, woraufhin dieser eine Art Stützkorsett erhielt, sodass der Urin von der Niere zur Blase sicher abfließen konnte. Diesen Eingriffen folgten weitere Maßnahmen, infolge derer die Patientin Herzprobleme entwickelte, die sich anfallsartig und mit Luftnot, Schmerzen und Angstgefühlen bemerkbar machten. Schließlich wurde noch ein Teil des Dickdarms entfernt, und ein Dreivierteljahr später erhielt sie einen künstlichen Darmausgang. So betrat Frau Cantano das erste Mal unsere Station. Das Hauptproblem waren massive Blutabgänge aus dem After sowie der Abgang flüssiger Verdauung durch den natürlichen Darmausgang. Außerdem war sie harninkontinent.

Angesichts dieser Vorgeschichte (die noch nicht einmal alle medizinischen Informationen enthält) würde man eine verzweifelte, gebrochene Frau erwarten, die kaum mehr das Bett verlässt. Nicht so Tania Cantano: Die blasse Italienerin verfügte über unbändige innere Kraft und Lebenswillen und einen Optimismus, mit dem sie alle Mitarbeiter der Station im Nu angesteckt hatte. Wenn sie in Zeitlupe den Stationsflur entlang ging, fürchteten wir immer, sie würde hinfallen, doch ihr Gesichtsausdruck belehrte uns eines Besseren. Sie könne sich wegen der Schmerzen im Analbereich leider nicht hinsetzen, sagte sie entschuldigend, als ich mich zu ihr setzen wollte und sie aufforderte, doch für einen kurzen Moment Platz zu nehmen.

„Ich habe so viel Blut verloren und so viel Kraft“, sagte sie und dass sie nicht mehr könne.

„Sie haben auch sehr viel hinter sich“, bemerkte ich.

„Aber das ist noch nicht das Ende, ich will weiterkämpfen.“

„Woher nehmen Sie bloß die Kraft?“

„Mein Mann, meine Kinder, ich will leben“, sagte sie mit brüchiger Stimme. „Ich bin auch bereit, mich noch einmal operieren zu lassen, damit diese Blutung aufhört und die Inkontinenz ... und wenn ich dabei tot auf dem Operationstisch liegen bleibe." Ihre Entschlossenheit erinnerte mich an den jungen Patienten, den ich in meiner Anfangszeit als Arzt auf der Transplantationsstation in Berlin kennengelernt hatte.

Wir unterbreiteten der Patientin in den ersten Tagen eine Reihe von Vorschlägen, um die Situation für sie erträglicher zu gestalten. Im Rahmen einer Darmspiegelung fanden wir eine Fistel, allerdings keine Blutungsquelle. Dann tamponierten wir den natürlichen Darmausgang, um der Patientin zu ersparen, alle halbe Stunde auf die Toilette zu gehen. Gleichzeitig versuchten wir, den künstlichen Ausgang so zu spülen und zu pflegen, dass er wieder seine Funktion aufnehmen und verhindern konnte, dass sich auf dem natürlichen Weg und an ihm vorbei der Stuhl entleerte. Zu unserer Freude stabilisierten diese Maßnahmen die Patientin, und als ich sie nach den wichtigen Dingen in ihrem Leben fragte, die nichts mit ihrem Körper und ihrer Krankheit zu tun hatten, liefen ihr die Tränen über die Wangen. Noch einmal in ihre italienische Heimat nach Siena zurückzufahren, das war der sehnlichste Wunsch dieser Frau. So hatte sie einen Hoffnungshorizont, an dem sich alle orientieren konnten. Er trug wesentlich dazu bei, dass sich ihr Zustand verbesserte.

Eine Woche später war sie zwar noch schwach und blass um die Nase, aber gut gelaunt, und begann Pläne für ihre Italienreise zu schmieden. In Anwesenheit ihres Mannes ließen wir uns durch Tania Cantano gedanklich in die Gegend versetzen, in der sie aufgewachsen war, wo sie zur Schule gegangen war und ihre erste Liebe getroffen hatte, und die sie als junges Mädchen verlassen hatte. Ihr Mann stimmte in ihre Erzählungen ein, und fraglos hätte man sich die beiden in die schöne toskanische Landschaft hineingewünscht. Doch irgendwann mussten wir wieder in die Realität zurückkehren, um die Therapieziele für die kommenden Tage festzulegen: etwas mehr Mobilität durch intensive Physiotherapie und die Organisation diverser Hilfsmittel für zu Hause.

Außerdem stand ein Gespräch mit dem Ehemann an, der in seiner Überfürsorglichkeit seine Frau manchmal wie ein kleines Kind behandelte, wie sich Frau Cantano mir gegenüber einmal beklagte. Ich versuchte einerseits, bei meiner Patientin Verständnis für ihn zu wecken – es sei wohl seine Art von Liebesbeweis. Andererseits riet ich ihm, mit seiner Frau abzusprechen, was sie im Haushalt noch verrichten wolle und was nicht, und vor allem von Tag zu Tag zu entscheiden, denn ihr Zustand könne sich rasch ändern. Wir alle vermuteten, dass wir sie in zwei, drei Tagen entlassen können würden, doch darin hatten wir uns getäuscht. Kurz nach der Visite meldete sich ihr vorgeschädigtes Herz mit heftigen Schmerzen, starker Luftnot und existenzieller Angst. Sie saß klatschnass im Bett und rang verzweifelt nach Luft, weswegen ich nicht von ihrer Seite weichen konnte. Ich rief nach einer Schwester, und zusammen begleiteten wir Frau Cantano durch unendlich lange und für alle Beteiligten kaum auszuhaltende 15 Minuten. Sauerstoff lief mit maximaler Intensität, und weder Nitrospray noch das Morphin wollten Wirkung zeigen, sodass nach sieben Minuten die Gabe wiederholt werden musste. In der Zwischenzeit redete ich beruhigend, aber nicht zu leise auf sie ein, sie möge sich bitte auf ihre Atmung und speziell auf ihren Bauch konzentrieren. Wir versicherten ihr, die Medikamente würden sehr bald helfen, und tatsächlich wurde es langsam besser. Vermutlich hatte die Fantasiereise in ihr geliebtes Italien sie zu sehr aufgeregt. So kann sich eine Imagination rächen.

Die Kunst der Symptomlinderung

Bei der Behandlung von Patienten an ihrem Lebensende nimmt die Schmerztherapie einen besonders hohen Stellenwert ein. Schmerz wird von manchen als fünftes Vitalzeichen bezeichnet. Vitalzeichen sind Zeichen der Lebendigkeit eines Organismus, zu ihnen gehören das Bewusstsein, die Atmung, der funktionierende Kreislauf und der Stoffwechsel. Nun könnte man meinen, dass die Symptomlinderung ein rein medizinisches Problem sei. Doch hat man herausgefunden, dass sich in Qualität und Ausmaß von Schmerz das gesamte Leiden eines Menschen abbilden kann, also neben körperlichen Ursachen zum Beispiel auch zwischenmenschliche, seelische oder selbst finanzielle Probleme. Ein derartig komplexes Hintergrundrauschen (im Angelsächsischen als *total pain* benannt) beeinflusst auch viele andere Beschwerden, die ein Patient bei sich feststellt. Und so spiegeln sich in der Wahrnehmung und Äußerung von empfundenem Leid die Besonderheiten eines Menschen wider, seine Herkunft, Erziehung, seine Bildung und nicht zuletzt seine kulturellen und religiösen Einstellungen und persönlichen Eigenschaften, kurz: seine Einzigartigkeit. Sie ist es, die wir Ärzte vor einer Behandlung erfassen müssen. Doch das ist einfacher gesagt, als getan.

Der Unterschied zwischen Symptomen und typischen Zeichen oder Befunden von Krankheiten ist, dass Symptome ausschließlich vom Patienten wahrgenommen werden und nur dadurch zu erheben sind, dass sie dem Anderen gegenüber zum Ausdruck gebracht werden. Das geschieht neben der verbalen Äußerung auch durch die Tonfärbung, die Mimik, die Gestik und vieles andere – in meiner Tätigkeit erlebe ich in dieser Hinsicht eine enorme Spannbreite. Auch das zeigt, dass jeder Patient ein Spezialfall ist. Wenn aber die Wahrnehmung und der Ausdruck von Beschwerden durch die Patienten so komplex und voller Nuancen sind, dann kommt die Fähigkeit, sie zu lindern, meines Erachtens einer Kunst gleich.

Um belastende Beschwerden möglichst effektiv behandeln zu können, ist also meine erste Aufgabe, sie überhaupt zu erfassen. Dann lasse ich den Patienten einschätzen, wie stark das jeweilige Symptom ist, wozu ich ihm hin und wieder eine Skala vorlege: von null für fast nicht wahrnehmbare bis zehn für kaum auszuhaltende Symptome. Und, wie weiter oben schon einmal erwähnt, folgt dann die entscheidende dritte Dimension: die Frage, wie sehr das Symptom den Patienten belastet. Erst hieran mache ich den Behandlungsauftrag fest und bestimme, mit welchem Aufwand und zu welchem Preis (an unerwünschten Wirkungen) die Beschwerden beseitigt oder reduziert werden sollen. Nicht jedes stark ausgeprägte Symptom muss aus Sicht des Patienten zu jeder Zeit behandelt werden (zum Beispiel kann der eine oder andere seine Schwäche oder Müdigkeit ganz gut aushalten).

Doch all das kann ich nur durch einen fortwährenden Dialog mit dem Patienten herausfinden. Ein solcher Dialog wird somit zur Schlüsselaufgabe in der Palliativmedizin. Leider weisen die meisten Patienten nicht nur ein, sondern mehrere Symptome gleichzeitig auf. Die können sich dann gegenseitig verstärken. Entscheidend ist daher, innerhalb der Symptomcluster (einem Zusammenschluss von sich gegenseitig beeinflussenden Beschwerden) die dominierenden herauszufiltern, um mit deren Behandlung die anderen gleichzeitig positiv zu beeinflussen. Auch aus diesem Grund ist Kompetenz in der Symptomkontrolle nichts, was man im Vorübergehen erlernen kann, sondern hat sehr viel mit Erfahrung zu tun.

Wie schon angeklungen ist, vertrete ich auch die Meinung, dass die reine Lebenszeitverlängerung bei vielen

Patienten nicht das erklärte Ziel ihrer medizinischen Behandlung sein muss. Wenn sich eine immer weiter fortschreitende Krankheit nicht mehr beseitigen lässt, dann sollten im Verlauf der Erkrankung die Nachteile der Behandlung fortwährend mit ihrem Nutzen abgeglichen werden. Sonst nimmt man dem Patienten die Möglichkeit, „den Tagen mehr Leben zu geben“. Die moderne Medizin tut sich im Allgemeinen schwer damit, das Krankhafte vom Altersgemäßen zu trennen, das eine zu behandeln und das andere gar nicht erst zu untersuchen. Und sie tut sich erst recht schwer damit zuzugeben, wenn sie nicht mehr viel gegen eine Krankheit ausrichten kann. Dass die Palliativmedizin das akzeptiert, ist ihre große Stärke, denn sie kann sich in solchen Situationen voll und ganz auf die Lebensqualität konzentrieren.

Immer wieder habe ich die Erfahrung gemacht, dass es sich rächt, dem Patienten etwas vorzumachen, wenn eine Heilung ausgeschlossen ist. War ich dem Patienten gegenüber authentisch und aufrichtig, geht es ihm und mir besser, auch wenn die Botschaft selbst niederschmetternd ist. Habe ich ihn als Arzt schon frühzeitig spüren lassen, dass ich mir nicht sicher bin, ob die Krankheit heilbar ist, ich aber alles dafür tun werde, dann kann ich ihm guten Gewissens gegenübertreten, wenn die Therapie nicht erfolgreich war. Dann wird er mir auch glauben und vertrauen, wenn ich sage: „Wir wussten, dass es schwierig werden würde, doch wir haben alles versucht, und jetzt müssen wir umdenken: Was können wir tun, damit es Ihnen möglichst lange gut geht?“ Das ist authentisch und verschafft mir ein reines Gewissen.

Zuhause sterben: Die Rolle der Hausärzte

Die meisten Menschen, die ich treffe, möchten, wenn es zu Ende geht, zu Hause sein und umgeben von ihren Lieben. Und sie möchten von dem versorgt werden, der sie schon seit Jahren am besten kennt, dem Hausarzt um die Ecke. Doch wie lange wird es eine solche Idylle noch geben? In den USA werden schon längst keine Hausbesuche mehr gemacht. Und die Anzahl der Singlehaushalte in Deutschland nimmt dramatisch zu. Wo gibt es noch Dreigenerationenhäuser? Auch die Landärzte sind fast schon eine aussterbende Spezies. Vor diesem Hintergrund ist es erst recht wichtig, die palliativmedizinische Kompetenz überall weiter auszubauen, bei den Hausärzten, die es noch gibt, bei den Pflegekräften und bei anderen medizinischen und sozialen Berufsgruppen. Eine solche Kompetenz wird an vielen Stellen gebraucht: in den über 13.000 Alten- und Pflegeheimen, den knapp 2.000 Krankenhäusern, in den gut 200 Hospizen (27 Betten pro eine Million Einwohner), eben überall da, wo kranke, alte und pflegebedürftige Menschen wohnen, auch in Wohnblöcken zum Beispiel, wo sich Gruppen älterer Mitbürger Pflegedienste und Servicemitarbeiter teilen. In Deutschland ist die ambulante Palliativversorgung durch die zuletzt 2017 novellierte Richtlinie zur spezialisierten ambulanten Palliativversorgung geregelt worden. Die ambulanten Leistungen werden dabei zumeist durch die Hausärzte in enger Zusammenarbeit mit den Palliativmedizinern erbracht, deren Zahl in den vergangenen Jahren deutlich zugenommen und die Zahl von 9.500 überschritten hat.

Der Oberarzt unserer Palliativstation ist auch mein Weggefährte bei konzeptionellen Vorhaben. Uns war über die Jahre klar geworden, dass kein Weg an einer verbesserten Versorgung zu Hause herumführen konnte, wenn es der Palliativmedizin mit der Wahrung der Lebensqualität und der Erfüllung der Wünsche von Menschen an ihrem Lebensende Ernst ist. Als die Zeit reif war, tüftelten mehrere Arbeitsgruppen in Deutschland zeitgleich an Lösungsvorschlägen, bis endlich die AAPV, die „allgemeine ambulante palliativmedizinische Versorgung", und die SAPV, die „spezialisierte ambulante palliativmedizinische Versorgung", geboren wurde. Seit 2007 haben gesetzlich Versicherte mit einer unheilbaren lebensverkürzenden Erkrankung nach § 37b SGB-V, § 132d Anspruch auf SAPV wenn AAPV nicht mehr ausreicht. Die beiden Modelle unterscheiden sich, je nachdem, wie sehr ein Patient leidet und wie viel Betreuungsbedarf nötig ist. 2017 wurde die AAPV im Bereich der häuslichen Krankenpflege gestärkt. Die Kontrolle von Beschwerden bei Palliativpatienten wurde zum Leistungskatalog der häuslichen Krankenpflege in der Häuslichen Krankenpflege-Richtlinie hinzugefügt. Für die Erbringung der Leistung ist keine besondere Qualifikation der Pflegekräfte notwendig.

Auch die Bevölkerungsstruktur beeinflusst die Versorgung. In einer eher ländlichen Region zum Beispiel, wo sich unsere Palliativstation befindet, macht es im Gegensatz zur Großstadt weniger Sinn, dass ein hauptamtlich für diese Aufgabe abgestellter Palliativmediziner mit einer Krankenschwester und einem Sozialarbeiter zu den Patienten fährt, um den Hausarzt zu entlasten. Dann wären die drei mehr im Auto unterwegs, als dort, wo sie gebraucht werden. In einer Großstadt funktioniert ein solcher PKD (palliativmedizinischer Konsildienst) besser. Mit meinem Oberarzt zusammen hatte ich daher die Vorstellung, die Hausärzte der beiden Kreise Paderborn und Höxter in das neue Versorgungssystem zu integrieren. Wir holten 2006 die Vertreter der beiden wichtigsten Krankenkassen mit ins Boot und erarbeiteten ein Konzept für die ambulante

Versorgung der beiden Landkreise, das vorsieht, dass Palliativmediziner die Hausärzte rund um die Uhr unterstützen und sie bei Hausbesuchen, gerade auch an den Wochenenden und in Zeiten des Urlaubs entlasten. Zwölf Jahre später schreiben wir in das ambulante Netz der beiden Kreise im Jahr gut 1100 Patienten ein. Mittlerweile gibt es deutschlandweit über 250 SAPV-Teams und damit eine wesentlich bessere Versorgung als noch vor wenigen Jahren. 2015 wurden deutschlandweit insgesamt fast 50.000 Menschen in ein solches Versorgungsnetz eingeschrieben.

Dabei war die erste große Hürde nicht zu unterschätzen, nämlich die Hausärzte davon zu überzeugen, sich von der Tradition zu lösen und Palliativmediziner zuzulassen. Es bedurfte unzähliger Mitstreiter aus der Fachgesellschaft, der Politik und aus den eigenen Reihen. Ärzte, die nicht viel über die Palliativmedizin und ihre rasante Entwicklung in den vergangenen zwei Jahrzehnten wissen, können oder wollen bis heute nicht verstehen, warum sich Palliativmediziner und speziell ausgebildete Krankenschwestern in ihr Tätigkeitsfeld einzumischen wagen. Um die Hausärzte für die neue Herausforderung zu gewinnen und sie gleichzeitig von bürokratischem Aufwand zu entlasten, sieht das Konzept in Ostwestfalen-Lippe vor, ihnen in *Palliative Care* ausgebildete Pflegekräfte als Koordinatorinnen an die Seite zu stellen. Die „Einschreibung" in das Netz und die sorgfältige Dokumentation der erbrachten Leistungen, zum Beispiel durch die eingeschalteten Palliativpflegedienste oder die hinzugezogenen Palliativmediziner, ist notwendig, um den Vertretern der Krankenkassen nachzuweisen, dass man durch die verbesserte Versorgung Einweisungen in ein Krankenhaus vermeiden kann. Darüber hinaus sollen die Koordinatorinnen prüfen, ob bei den Patienten zu Hause alles in Ordnung ist. Hat der Hausarzt ein Krankenbett und einen Sauerstoffkonzentrator verordnet und ist die Patientin gut gegen ihre Schmerzen eingestellt? Wie geht es dem Ehemann? Auf diese Weise wird der Hausarzt selbst mit der Zeit immer sicherer in der palliativmedizinischen Grundversorgung. Die Koordinatorinnen rufen ehrenamtliche Mitarbeiterinnen des ambulanten Hospizdienstes herbei, und sie beraten die professionellen Pflegekräfte, die tägliche Besuche durchführen. Die Koordinatorinnen sind also das Bindeglied zwischen den Hausärzten, den Patienten, den ambulanten Pflegediensten und den Palliativmedizinern.

Dieses System entwickelten wir, bevor der erste Vertrag zur integrierten Versorgung zwischen dem zu diesem Zweck gegründeten Verein und den Krankenkassen geschlossen wurde. Heute handelt eine Interessenvertretung der ambulanten Palliativnetze im jeweiligen Bundesland mit den Kassen unter Beteiligung der Kassenärztlichen Vereinigung (KV) alle paar Jahre neue Verträge aus. Das geschieht, um mit den neuen gesetzlichen und qualitativen Vorgaben Schritt zu halten. Um offiziell ans Netz gehen zu können, musste natürlich Personal gewonnen und eingearbeitet werden. Das war nur mit finanzieller Unterstützung des Fördervereins der Palliativstation möglich. Er übernahm zunächst die Gehaltszahlungen für eine in *Palliative Care* ausgebildete Fachkraft. Ohne diese Frau wäre das ganze Projekt bei uns im Kreis weder so schnell noch so kompetent zustande gekommen. Sie ist wie keine andere qualifiziert für diese Pionierarbeit, arbeitete ein paar Jahre zuvor auf der Palliativstation und besticht durch großes Wissen in der Pflege, strategisches Denken, Organisationstalent und Menschlichkeit. Sie hat immer einen Plan, wenn sie in eine Sitzung geht, ist argumentationsstark, von robuster Natur und heiter. So eine brauchte das Netz in seinen Anfängen. Insgesamt ließen sich in den Kreisen Paderborn und Höxter fast 150 Hausärzte vom Konzept überzeugen, die als primär versorgende Ärzte alles in der Hand behalten und ihre Patienten auch bis zum Tod versorgen können. Für die ambulante Versorgung kommen alle Patienten infrage, die bestimmte Eingangskriterien erfüllen. Entscheidend ist die Belastung durch die Symptome in Kombination mit der prognostizierten Lebenszeit. Beträgt sie nur noch Wochen bis wenige Monate und ist ein führendes Symptom vorhanden, dann schreibt man den Patienten ein. Qualitätszirkel für Hausärzte, Palliativmediziner und Vertreter anderer beteiligter Berufsgruppen halten wir einmal im Quartal ab. Die zweite Hälfte des Treffens dient dann den eingeschriebenen QPAs (qualifizierten Palliativärzten), um Organisatorisches zu besprechen.

Symptomkontrolle bei Herrn Schwan

Waldemar Schwan ist ein gutes Beispiel für den Erfolg unseres Konzepts. Er konnte friedlich zu Hause einschlafen, nachdem er zunächst bei uns auf der Palliativstation versorgt worden war. Der 83-Jährige war ein Vertriebener, der in Siebenbürgen, Rumänien, zur Welt gekommen war und den es mit seinen Eltern irgendwann ins Ruhrgebiet verschlagen hatte. Dort arbeitete er die längste Zeit seines Lebens als Architekt, bevor er der Luft wegen, weil er ebenerdig wohnen wollte und weil seine Frau es so wünschte, an den Rand jenes Ortes zog, in dem sich unsere Palliativstation befindet.

Bei ihm wurde infolge einer langjährigen Asbestexposition ein Pleuramesotheliom diagnostiziert. Diese Krankheit des Rippenfells nimmt praktisch immer einen tödlichen Verlauf. Zwar verläuft sie langsam und neigt nicht dazu zu streuen, doch wenn man sie nicht in einem ganz frühen Stadium entdeckt, dann ist gegen sie kein Kraut gewachsen. Herrn Schwan operierte man, nachdem er sich zuvor monatelang mit Schmerzen in der Rippengegend herumgeplagt hatte. In früheren Zeiten hätte man ihm ein Schmerzmittel verordnet, wohl alles der einsetzenden Altersschwäche zugeschrieben und ihn vielleicht etwas früher beerdigt. Heute operiert man viele dieser Patienten, die dann häufig mit den Folgen der Lungenoperation nicht gut zurechtkommen. Sie erhoffen sich durch die Maßnahme eine Heilung und werden bitter enttäuscht, wenn man ihnen irgendwann mitteilen muss, dass ihre Krankheit zurückgekommen ist oder gar nicht beseitigt werden konnte. Herr Schwan überstand die Entfernung des von bösartigen Zellen sichtbar befallenen Rippenfells und eines Teils seiner rechten Lunge ganz gut, doch bereits ein Vierteljahr später kam es zu einem Pleuraerguss, einer Ansammlung von Flüssigkeit zwischen Lungen- und Rippenfell, der immer wieder drainiert werden musste. Dann folgte eine Lungenentzündung, die den Patienten vier Wochen lang ans Bett fesselte. Der Diagnose vorausgegangen war ein leichter Schlaganfall, der sich bis auf eine Beinhebeschwäche linksseitig wieder vollständig zurückgebildete.

Als nach der Lungenoperation die Luft knapp wurde und er mit hohen Temperaturen im Bett lag, da erst stellte er sein Weiterleben zum ersten Mal infrage. Irgendwann wurde er dann mit Luftnot und Angst, Schmerzen im Bereich der Operation und Appetitverlust auf die Palliativstation aufgenommen. Hinzu kam eine Austrocknung, weil Herr Schwan zu wenig getrunken hatte. Wir führten dem Patienten über Infusionen Flüssigkeiten zu, in die wir das bewährte Dexamethason gaben, um den Appetit anzuregen, den Tumor abschwellen zu lassen, das allgemeine Wohlbefinden zu steigern und die Schmerzbehandlung zu unterstützen. Nach Feststellung des Bedarfs an Schmerzmitteln einigten wir uns auf die Gabe eines Schmerzpflasters, denn Tabletten bekam er einfach nicht herunter, und wenn er sie mühsam herunterwürgte, schmeckten sie fürchterlich bitter, weil sie sich bereits im Mund aufzulösen begannen. Die anderen unverzichtbaren Arzneistoffe bestanden aus einer morgendlich einzunehmenden Wassertablette gegen seinen erhöhten Blutdruck und zur Unterstützung des Herzens, ein Mittel zum Schutz vor Entzündungen der Magenschleimhaut, ein Medikament, das verhinderte, dass die Blutplättchen Blutgerinnsel bildeten, ein weiteres blutdrucksenkendes Medikament sowie eine Tablette gegen Symptome seiner gutartigen Prostatavergrößerung. Schließlich noch etwas zum Abführen, ein Beruhigungsmittel, des bewährte Schmerzmittels Metamizol und am Ende noch Morphinlösung für heftige Durchbruchschmerzen, wenn das Metamizol innerhalb von einer Stunde keine Wirkung zeigte.

Wir entließen ihn etwas ratlos, weil wir uns nicht sicher waren, wie gut wir ihm wirklich hatten helfen können, doch er hatte ausreichend gegessen, die Schmerzen waren erträglich, die Luft war zwar knapp, aber für ein paar Schritte reichte sie noch. Wir sorgten dafür, dass er ein Pflegebett bekam, das sich in alle Richtungen verstellen ließ und das zusammen mit einer ebenfalls verordneten Weichlagerungsmatratze und zwei waschbaren Bettvorlagen verhindern sollte, dass der Patient schnell durchliegen, also Druckgeschwüre entwickeln würde. Hinzu kamen ein Pflegenachtschränkchen mit Tablarauszug, eine Urinflasche und ein Infusionsständer.

Mit Gertrud, seiner in Massachusetts lebenden Tochter, hatte ich über den Fortgang der Dinge immer wieder Nachrichten ausgetauscht, morgens als Erstes um sechs Uhr, und manchmal hatte sie fünf Minuten später darauf zu bei sich nachtschlafender Zeit geantwortet. Da wir ihn ins ambulante Netz eingeschrieben hatten, konnte er durch einen Pflegedienst und seinen Hausarzt intensiv betreut werden.

Ich kann mir nicht verkneifen, in diesem Zusammenhang darauf hinzuweisen, dass die Krankenkassen uns unsere Arbeit oft unnötig schwer machen, indem wir uns immer wieder für die Dauer des Aufenthalts unserer Patienten auf der Station rechtfertigen müssen. Im Fall von Herrn Schwan hatte unser Oberarzt der Berufsgenossenschaft in einem ellenlangen Brief begründen müssen, warum der Patient nicht zwei Tage weniger lang auf der Station geblieben war. Es ging um lächerliche Geldbeträge.

Bei Familie Schwan zu Hause

Herr Schwan war mir ans Herz gewachsen, und so ließ ich es mir nicht nehmen, mich persönlich um ihn zu kümmern. Ich besuchte ihn regulär einmal die Woche. Jedes Mal, wenn ich zu ihm kam, zeigten sich seine Dankbarkeit und sein Vertrauen durch wenige Gesten, durch seinen Blick und durch die bereitwillige Schilderung seines Befindens.

Herrn Schwan war ein typischer Akademiker, der alles hinterfragte und der genau wissen wollte, was mit seinem Körper geschah, warum er sich wie veränderte und auf welche Weise ihm die Arzneimittel halfen, die man ihm verabreichte. Er schien die Welt nicht mehr zu verstehen. Mitunter stellte er Fragen, als hätte ich ihm nicht bereits mehrfach erklärt, was ein Pleuramesotheliom war. Sogar aufgemalt hatte ich ihm das Gewächs. Die letzten Male hatten wir nicht mehr über den „Übeltäter“ – so bezeichnete er seine Krankheit – gesprochen, sondern über die Beschwerden, über das Gewicht und seine nachlassende Kraft. Dann tat der Patient so, als sei er mit seinen 83

Jahren und den vielen Begleiterkrankungen gerade einmal 50 oder 60 Jahre alt und gesund.

Solange es noch ging, bestellte ich ihn alle zwei Wochen in meine Sprechstunde, und jedes Mal sah ich zu, dass ich anschließend nicht zu viele Termine haben würde, denn er brauchte so unendlich lange, um seine Anliegen vorzubringen, und konnte nicht verstehen, dass es auch noch andere Patienten und Verpflichtungen gab, die auf seinen Arzt warteten.

Auf eine bestimmte Weise wirkte Waldemar Schwan sehr würdevoll. Der ältere Herr ging leicht gebeugt und langsamen Schrittes. Seine Augen waren lieb, treu, einfühlsam und verrieten eine besondere Empfindsamkeit. Seine Mimik war in jedem Fall facettenreich, und mit ihren Nuancen konnte er sich meiner Aufmerksamkeit ganz sicher sein, sodass er mit seiner noch immer leicht dialektgefärbten Sprache auch gar nicht viel schneller sprechen musste. Als es einmal um sein Körpergewicht ging, also um eine im Prinzip simple Frage, geriet seine Antwort zu einer höchst komplizierten Angelegenheit, und ich befürchtete zuweilen, dass auch sein Sterbeprozess so langsam und kompliziert verlaufen würde wie seine Geschichten. Auf die Gewichtsfrage hin gab es zunächst keine verbale Antwort, sondern vielmehr ein sorgenvolles Gesicht. Seine Augen blickten mich fragend an, als müsse ich selbst antworten. Endlich schilderte er genauestens, was er wann gegessen, wann er welche Verdauung gehabt und vor allem, wie ihn seine Frau bekocht hatte. Das war eines seiner Lieblingsthemen: die Frau, die ihn nicht so recht verstand, sich nicht danach erkundigte, was er essen wolle, und die vor allen Dingen nicht kochen konnte. Einmal wollte ich erfahren, was es Weihnachten zu essen gebe, wenn zwei der Töchter mit ihren Familien zu Gast seien. Eine wegwerfende Handbewegung sagte alles. Es würde ihm sowieso nicht schmecken, was da gekocht würde, selbst wenn die beiden Töchter eingriffen. Bei derartigem Essen könne er beim besten Willen nicht zunehmen. Er rümpfte dann die Nase, um seinem Ekel Ausdruck zu verleihen.

Die als miserable Köchin geschmähte Ehefrau war klein, unscheinbar und auch so gekleidet, dass man sie beinahe übersah. Und so war sie auch, leise, höflich und zuvorkommend, ihre kurzen Sätze brachte sie mit heller Stimme und dem Akzent der Siebenbürger hervor. Sie war immer Hausfrau gewesen und hatte die drei Töchter versorgt, die zwischenzeitlich in alle Himmelsrichtungen verstreut waren. Die Älteste, Gertrud, lebte wie erwähnt in Massachusetts, die zweite, Susanne, in Bremen, und die dritte, zu der beide Eltern kaum Kontakt hatten und die man als Sorgenkind bezeichnen konnte, in Basel. Die Bremerin kam, so oft sie konnte, und schaute nach dem Rechten, während Gertrud, die älteste, ihren Eltern wenigstens zweimal im Jahr einen Besuch abstattete. Auch ein paar Enkel gab es, und auf dem Familienfoto am Bett des Patienten war die ganze Familie Schwan versammelt.

Herr Schwan hielt sich fast vier Monate ganz wacker, doch im darauffolgenden April ging es mit ihm zu Ende. Irgendwann wollte er das Bett nicht mehr verlassen. Ich hatte aufgrund zunehmender Luftnot die Dosis des Fentanylpflasters erhöht, und die Tochter aus Bremen sah nun schon an jedem Wochenende nach dem Rechten. Gertrud wollte von mir wissen, wann sie aus den USA anreisen müsse, um in seinen letzten Stunden da sein zu können. Gleichzeitig bat sie mich um eine offizielle Bescheinigung für ihren Arbeitgeber, aus dem die Dringlichkeit der Reise aus privaten Gründen hervorging. Wieder einmal war ich gezwungen, mich hinsichtlich des Sterbezeitpunkts festzulegen. Ich bezifferte die Überlebenszeit auf zwei bis vier Wochen und empfahl ihr, sich bald auf den Weg zu machen. Es war Gertrud klar, dass eine ganz präzise Prognose nicht möglich war, und sie stellte sich auch darauf ein, unter Umständen vorher abreisen zu müssen. Genau so kam es. Waldemar Schwan starb zehn Tage nach der geschätzten Zeit, als sie schon wieder in Massachusetts war. In der Zeit ihrer Anwesenheit aber hatte sie sich rührend um ihre Eltern gekümmert und sich gefreut, so nah bei ihrer Schwester zu sein. Die Dritte im Bunde aus Basel ließ sich die ganze Zeit über nicht blicken.

Gertrud besuchte mich einmal in meinem Büro und sagte mir, wie nah sie ihrem Vater jetzt sei und wie schwierig die Beziehung zwischen den Eheleuten eigentlich war. Waldemar Schwan war seiner Frau intellektuell überlegen und glaubte sich von ihr nie richtig verstanden, ließ sie aber auch nicht wirklich an sich heran. Sie hatte ihre Rolle ihr Leben lang als die einer Hausfrau aus dem Siebenbürgenland definiert und konnte vielleicht wirklich nicht einmal gut kochen, doch sie hatte immer treu an seiner Seite gestanden.

Von der gutbürgerlich-gemütlich eingerichteten Altbauwohnung hatte man einen wunderbaren Ausblick ins Grüne. Es gab ein Gästezimmer, in das sich Susanne immer wieder zurückziehen konnte. Gertrud nahm sich lieber ein fußläufig erreichbares Hotelzimmer. Auch Susanne machte auf mich den Eindruck einer im besten Sinne bemühten Tochter. So hatte sie mithilfe des Pflegedienstes immer alle Medikamente übersichtlich sortiert und ausgebreitet. Solange Gertrud anwesend war, schien Herrn Schwans Zustand erstaunlich stabil zu bleiben. Angesichts seines nahen Todes fiel ihr der Abschied schwer, doch er versuchte auf seine trockene Art, der Sache etwas Positives abzugewinnen. „Na wenigstens musst du nicht dabei sein, wenn ich sterbe."

Gertrud kehrte zwei Wochen später für viel Geld und nochmals unbezahlten Urlaub zu seiner Beerdigung zurück. Ich besuchte Herrn Schwan an seinem letzten Lebenstag. Die Nacht davor war ruhig gewesen, und als ich gegen neun Uhr morgens meine Aufwartung machte, lag er friedlich in seinem Bett. Zunächst öffnete er seine Augen nicht. Dann hauchte Herr Schwan mir seine letzten Worte entgegen: „Heute kann ich nicht mit Ihnen sprechen." Ich blieb noch eine kleine Weile, dankte ihm noch einmal für das Buch, das er mir zu Weihnachten geschenkt hatte, ein dickes Buch aus seiner Bibliothek, ein Standardwerk über das Wissen der alten Griechen. Seine persönliche Widmung mit unsicherer Schrift würde ihn in meinem Gedächtnis fortleben lassen: „In Erinnerung und Dankbarkeit, Ihr Waldemar Schwan."

Ein paar Wochen nach seinem Tod, der ganz still kam, wie in fast allen Fällen, rief unsere Seelsorgerin bei Frau Schwan an und erkundigte sich nach ihrem Befinden. Sie arrangiere sich irgendwie, sagte sie, erhalte gelegentlichen Besuch von ihrer Tochter aus Bremen, aber sie trauere natürlich und vermisse ihren Mann. Im Gespräch wies die Seelsorgerin auf Möglichkeiten der Hilfe hin. Sicherlich gibt es immer wieder Außenstehende, die meinen, man müsse mit seiner Trauer alleine zurechtkommen, und bestimmt kann sie einem auch niemand abnehmen. Andererseits weiß man aber, dass die Zeit des Abschiednehmens und der Trauer erleichtert werden kann, wenn Angehörige sich mit anderen Betroffenen aussprechen und gemeinsam trauern und unter Anleitung die gelebte Zeit Revue passieren lassen können.

Deshalb unterstützt der Förderverein unserer Palliativstation auch eine Trauergruppe. Sie wird durch eine Krankenschwester und eine Gestalttherapeutin der Station geleitet. Sie verfügen über das richtige Maß an Lebenserfahrung und sind auch nach Jahren von ihrer Arbeit überzeugt.

Wie so vieles in diesem Bereich ist auch ihre Tätigkeit ehrenamtlich. Die beiden haben sich sachkundig gemacht und ein gutes Konzept aufgestellt und dann ihre eigenen praktischen Erfahrungen gesammelt.

Die Wichtigkeit der Prognose

Der Fall Schwan hat deutlich gemacht, warum es wichtig sein kann, die Lebenszeit eines Kranken abzuschätzen. Viele Ärzte scheuen sich vor einer Aussage, und auch Patienten und Angehörige stellen die Frage danach nicht gerne. Von einer möglichst exakten Prognose hängt jedoch entscheidend ab, welche Maßnahmen man ergreift, um die Lebensqualität zu sichern. Wenigstens die Ärzte sollten eine Vorstellung davon haben, wie viel Zeit ihren Patienten noch verbleibt. Ob und wie sie es ihnen vermitteln, hängt von den Umständen ab. Wissen es die Patienten, können sie und ihre Angehörigen sich besser auf die verbleibende Zeit einstellen, der Urlaub kann verschoben, der Arbeitgeber informiert und ein Verwandter von weither ans Patientenbett geholt werden. Auch medizinisch gesehen spielt die Abschätzung der noch verbleibenden Lebenszeit eine große Rolle: Wird eine Operation noch verkraftet und sind die Strapazen, die mit ihr einhergehen, durch die Lebenszeit gerechtfertigt? Soll das blockierte Portsystem (ein in eine große Vene implantierter Schlauch mit einem kleinen Reservoir aus Kunststoff unter der Haut, in das durch eine Nadel Flüssigkeiten verabreicht werden können) revidiert werden, macht es noch Sinn, den Patienten darüber künstlich zu ernähren? Lässt sich die Thrombosespritze weiterhin rechtfertigen, oder soll man sich lieber auf wichtigere Dinge konzentrieren? Solche Fragen stellen sich täglich, und aus diesem Grund gehört die Erstellung einer

Prognose zu den wichtigsten Prinzipien, die ich auf meiner Station einführte. Etwas zu tun, nur weil man es tun kann, nicht, weil es noch einen Sinn ergibt, ist schlechte Medizin. Es ist typisch menschlich, sich selbst oder andere vor der unangenehmen Wahrheit oder dem schwierigen Blick nach vorne beschützen zu wollen. Viele Kollegen glauben auch, dass eine konkrete Prognose die eingeschränkte Perspektive des Überlebens noch weiter reduziert. Meiner Ansicht nach lebt es sich jedoch mit einer unangenehmen Wahrheit besser als mit einer falschen Hoffnung.

Zugegeben, eine solche Prognose nach der zu erwartenden Lebenszeit zu erheben und immer wieder zu hinterfragen, stellt auch erfahrene Ärzte vor eine Herausforderung. Vertue ich mich, schieße ich mit den therapeutischen Maßnahmen über das Ziel hinaus oder ich enthalte dem Patienten etwas vor, was ihm noch gut tun würde. Deshalb muss man sich die Kompetenz in der Prognose mühsam durch Erfahrung erwerben. Auch sie erhebt das Fach Palliativmedizin zu einer anspruchsvollen Kunst.

Es bleibt nicht aus, dass eine schlechte Prognose bei allen Beteiligten zu emotionalem Widerstand führt. Unter besonderen Umständen und bei bestimmten Diagnosen kann daher eine von der Prognose unabhängige Kombination von Palliativmedizin und eine Behandlung mit vorübergehender Heilungsabsicht eine angemessene Lösung sein, etwa bei dem Versuch, einzelne Metastasen zu beseitigen. Das hat zumindest den Vorteil, dass der Patient die palliativmedizinischen Maßnahmen nicht nur als das Fehlen weiterer Therapieoptionen interpretiert. Aber wenn eine Heilung von vornherein unrealistisch ist, muss man bei der Wahrheit bleiben.

In der Medizin der frühen Menschheitsgeschichte hatte die Lebenszeitprognose bei Erkrankungen sowohl bei den Patienten als auch bei den Heilenden einen sehr hohen

Stellenwert. Insbesondere war es wichtig, dass der Arzt erkannte, wann ärztliches Handeln keinen Sinn mehr machte und dass der Tod bald bevorstand, denn so ersparte sich der Heilkundige den Vorwurf offensichtlichen Versagens. Die Diagnose einer unheilbaren Krankheit und die Kenntnis der genauen Anzeichen des Todes waren deswegen in Zeiten, als die Medizin noch nicht allmächtig war oder vorgab, es zu sein, ein Fundament der Vertrauensstellung des Arztes. Das prognostische Gespür erhob den begabten Heiler über die Quacksalber und Wahrsager. Heute scheinen sich manche Ärzte durch die vorgebliche Erfüllung unerfüllbarer Wünsche und das Belassen einer falschen Hoffnung einen Vertrauensvorschuss erkaufen zu wollen, bevor alle Beteiligten am Ende dann doch erfahren, dass es zu spät und der Kampf verloren ist.

Die Hoffnung, die sich auf die Zukunft richtet, ist eine Emotion, die Menschen Kraft verleiht und zum Handeln motiviert. Insofern ist Hoffnung etwas Gutes und gibt dem Leben einen Sinn. Die Frage ist nur, ob es nicht ein sehr beschränktes Konzept von Hoffnung ist, wenn man sie ausschließlich mit Heilung gleichgesetzt. Kann die Hoffnung sich nicht auch auf etwas anderes beziehen, ein langes Leben mit der Erkrankung etwa, ein möglichst großes Wohlbefinden oder gar auf eine Existenz im Jenseits, nach dem Tode? Ich habe unzählige Menschen und ihre vielfältigen Hoffnungen kennengelernt und bin überzeugt, dass die Medizin irrt, wenn sie sich auf die Hoffnung auf Heilung konzentriert und dafür auch in Kauf nimmt, die Patienten zu belügen.

Wohl ist es ein Trugschluss zu glauben, man könne jeden Patienten so informieren, dass dieser alles versteht und entsprechend handelt, dazu sind die Betroffenen zu unterschiedlich, und auch völlig unbegründete und unrealistische Hoffnungen kann man nicht jedem nehmen. Doch die Wahrscheinlichkeit, dass ein Patient das therapeutische Maximum fordert, ist nach meiner Erfahrung umso größer, je weniger er über seine Situation Bescheid weiß. Wer realisiert hat, dass seine Krankheit weit fortgeschritten ist und die Chancen einer Heilung gering sind, die zu ergreifenden Maßnahmen hingegen komplex und möglicherweise belastend, der überlegt sich genau, ob er sich in der ihm verbleibenden Zeit damit herumschlagen will.

Tabuisierung des Todes: Jürgen Freund

Nicht immer gelingt es, einen Patienten mit der traurigen Tatsache des baldigen Todes zu konfrontieren. Vor Kurzem noch kam ein Patient mit fortgeschrittenem Magenkrebs nach einer Operation und mehreren chemotherapeutischen Behandlungen zu mir auf die Station und brachte eine ganze Reihe von Problemen mit. Jürgen Freund, ein Mann von gerade einmal 53 Jahren, wurde von seiner Krankheit aus völliger Gesundheit heraus getroffen. Sie stellte das Leben seiner Ehefrau und der zwei kleineren Kinder vollkommen auf den Kopf.

Jürgen Freund war schwach und appetitlos, der Bauch vom Wasser aufgedunsen, wegen der Flüssigkeitsansammlung in der Brusthöhle litt er an Luftnot und außerdem hatte er auch noch Verstopfung und Rückenschmerzen. Dennoch nahm seine unrealistische Hoffnung auf ein Wunder einen großen Raum ein. Der Patient und seine Frau erwarteten eine Heilung und tabuisierten den Tod. Bereits am zweiten Tag machte der Patient deutlich, dass er sich nach der Erholung auf der Palliativstation in Münster nach einer zweiten Meinung umhören wollte. Es war allen Mitarbeitern der Station klar, dass Herr Freund von einem zeitlichen Horizont ausging, der von der wahrscheinlichen

Lebenszeit weit entfernt war. Auch der Ehefrau war nicht zu vermitteln, dass allein sein Transport eine unzumutbare Belastung war. Der Zustand des Patienten verschlechterte sich rasch. An einem Sonntag musste er wieder punktiert werden, und über den Magenschlauch entleerte sich bereits blutiges Sekret. Die Augenhöhlen wurden größer, seine Nase spitzer und das Gesicht immer blasser. Medizinisch taten wir alles Erdenkliche, um seine Beschwerden zu lindern, aber an ein aufklärendes Gespräch war nicht zu denken. Er blockte ab. Eine Woche später mussten wir feststellen, dass Herr Freund bei einer Störung der Nahrungspassage im Magen-Darm-Trakt aufgrund einer bösartigen Raumforderung ein Kachexie-Syndrom entwickelt hatte. Das ist eine im Körper um sich greifende Entzündung, die dazu führt, dass zugeführte Kalorien nicht mehr verwertet werden können. Es machte also keinen Sinn mehr, den Patienten künstlich durch eine Vene zu ernähren – das Ende stand kurz bevor. Es war demnach höchste Zeit, die Kinder auf den Tod ihres Vaters vorzubereiten und noch einmal den Sinn der Konsultation in Münster zu hinterfragen, doch beide Eheleute ließen partout nicht mit sich reden. Die zweite Meinung gab ihnen Hoffnung – Hoffnung, dass den Kollegen noch etwas einfallen würde, was Jürgen Freunds Leben verlängern oder retten konnte.

Eine weitere knappe Woche später fand der Oberarzt unseren Patienten mit verdrehten Augen regungslos im Bett liegen. Er glaubte, einen Verstorbenen vor sich zu haben, als Herr Freund seine Augen öffnete: „Ach, Herr Doktor, ich habe Sie gar nicht hereinkommen hören. Ich bin so froh, dass meine Frau heute in Münster ist."

Auch die Kollegen aus Münster rieten zu einer palliativmedizinischen Behandlung, doch jetzt wollte die Ehefrau auf Zeit spielen und ihrem Mann die Wahrheit vorenthalten. Sie wollte ihm mitteilen, die Ärzte würden noch ein paar Tage für ihre Entscheidung brauchen. Der Oberarzt riet ihr davon ab. Sie würde es später vielleicht bitter bereuen, ihren Mann so hintergangen zu haben. Er bot an, sie dabei zu unterstützen, ihm die Empfehlungen aus Münster mitzuteilen.

Jürgen Freund ist kein Einzelfall. Oft verdrängen Menschen den Ernst der Lage, weil sie keine andere Form der Verarbeitung finden. Das aber raubt ihnen die Möglichkeit, die Zeit vor dem Tod zu gestalten, sich von geliebten Menschen zu verabschieden, wichtige letzte Dinge zu regeln und dem Dasein vielleicht noch ein paar schöne Augenblicke abzugewinnen.

Sind Palliativmedizin und Sterbehilfe unvereinbar?

Zu den Grundüberzeugungen der Palliativmedizin gehört es, den natürlichen Krankheitsverlauf durch unsere Tätigkeit nicht zu beeinflussen, wenn die Krankheit selbst nicht mehr beseitigt werden kann. Mit anderen Worten, wir wollen den natürlichen Sterbeprozess nicht hinauszögern, aber auch nicht beschleunigen – Letzteres spricht eindeutig gegen die Tötung auf Verlangen und gegen den ärztlich assistierten Suizid. Man muss feststellen, dass etwa die Hälfte der Menschen in Europa erst sterben, nachdem man vonseiten der Ärzte entschieden hat, eine potenziell lebensverlängernde Behandlung nicht zu beginnen oder sie einzustellen. Aus Studien wissen wir auch, dass die Entscheidung, lebensverlängernde Maßnahmen nicht durchzuführen und einen Menschen sterben zu lassen, meistens zu spät gestellt werden. Vermutlich betrifft dieses sogenannte „Sterbenlassen“ (früher als passive Sterbehilfe bezeichnet) sogar drei von vier Patienten an ihrem Lebensende. Im Verhältnis zum assistierten Suizid – daran sterben in der Schweiz 0,7 Prozent aller Menschen – ist das Sterbenlassen demnach hundert Mal wichtiger. Trotzdem wird hundert Mal mehr über die Tötung auf Verlangen (früher: aktive Sterbehilfe) und den ärztlich begleiteten oder kommerziell arrangierten Suizid gesprochen. Es wäre viel besser, sich für das rechtzeitige Sterbenlassen einzusetzen und unnötige Behandlungen am Lebensende zu unterlassen.

Und dennoch müssen auch überzeugte Palliativmediziner eingestehen, dass selbst die perfekte palliative Versorgung nicht verhindern kann, dass todkranke Menschen sich fragen, warum sie leiden sollen, wenn es einen anderen Weg gibt, und deshalb an „Sterbehilfe" oder Selbsttötung denken. Leid bleibt nämlich immer, nicht zuletzt das seelische Leid angesichts der eigenen Endlichkeit. Dagegen sind auch wir machtlos. Und wer will sich anmaßen, den Sinn des Lebens für jemand anderen zu definieren? Es bleibt nur, darauf hinzuweisen, dass der, der selbstbestimmt sterben will, dieses eine Leben unumkehrbar aufgibt. Es allerdings ertragen zu müssen, wenn das subjektive Leid unerträglich wird, nur um seine Dankbarkeit für das Leben zu zeigen, erscheint mir gleichwohl zynisch. Der Philosoph Karl Jaspers sagte dazu:

> „Es gibt eine Grenze, wo Fortleben keine Pflicht mehr sein kann: Wenn der Prozess des Selbstwerdens nicht mehr möglich ist, physisches Leid und Anforderungen der Welt so vernichtend werden, dass ich nicht mehr bleiben kann, der ich bin; wenn zwar nicht die Tapferkeit aufhört, aber mit der Kraft die Möglichkeit schwindet. (...) Dem tiefsten Leid kann ein Ende gemacht werden, obgleich und weil die Bereitschaft zum Leben und zur Kommunikation die vollkommenste ist." (Karl Jaspers: Philosophie Bd II. Berlin – Heidelberg 1932, S. 308)

Kann ich als Außenstehender ermessen, was es bedeutet, unter extremer Schwäche zu leiden? Wer weiß, wie es ist, sich vor Schmerzen kaum drehen zu können, wo man doch theoretisch gut auf Schmerzmittel eingestellt ist, aber nur, wenn man mucksmäuschenstill daliegt? Was mag es für den Einzelnen bedeuten, wenn er auf nichts mehr Appetit verspürt oder er sich mit dauerhafter Übelkeit herumplagt, die einfach nicht in den Griff zu bekommen ist? Was, wenn der Körper vor Erschöpfung klatschnass geschwitzt ist und die Angst vor der dunklen Nacht kommt? Wie wollen wir als Gesunde beurteilen, wie es sein muss, wenn die eigenen Gedanken nicht mehr zu fassen sind? Was, wenn man beim besten Willen keinen Lebensmut mehr aufbringen kann? Wir Ärzte maßen uns an, für „alles" „etwas" in der Hand zu haben, und tatsächlich gibt es ja viele Möglichkeiten der Hilfe. Es gibt gute Lehrbücher zur Palliativmedizin, doch auch in ihnen steht nicht, was subjektives Leid im Einzelfall bedeutet. Das kann man nicht erlernen.

Es gibt also Situationen, in denen die Devise „Palliativmedizin statt Sterbehilfe" der Problematik nicht gerecht wird, und es gibt tatsächlich einige wenige Patienten, deren Leiden nicht angemessen gelindert werden kann oder die aus grundsätzlichen Erwägungen heraus einen schnellen Tod einem langsamen Sterbeprozess, auch unter besten Rahmenbedingungen, vorziehen. Das muss aber nicht dazu führen, dass wir die Tötung auf Verlangen gesetzlich zulassen, wie sie beispielsweise in den Niederlanden, Belgien, Kanada und in anderen Ländern praktiziert wird. Es bleibt bei einem ethischen Konflikt, der nicht mit einer Entscheidung für alle Seiten befriedigend gelöst werden kann.

Die Würde des Menschen ist philosophisch gut begründet und in unserem Grundgesetz verankert. Wer würde einem „Sterben in Würde" schon widersprechen? Doch die einen werten ihre Selbstbestimmung höher als den Erhalt ihrer biologischen Existenz. Für andere ist Leben die Bedingung für Würde, Freiheit und Verantwortung, weshalb man es nicht zerstören dürfe. Beide Positionen sind gut begründbar – und unvereinbar. Das gilt es zu akzeptieren.

Äußert ein Patient konkret den Wunsch nach Euthanasie oder assistiertem Suizid, muss man als Arzt differenziert darauf eingehen. Weder darf man die Gedanken und Wünsche des Patienten moralisch verdammen, noch sofort dessen Standpunkt übernehmen und Unterstützung signalisieren. Stattdessen sollte man empathisch die Hintergründe seines Anliegens zu klären versuchen. In vielen Fällen sprechen aus den Worten des Patienten Ausweglosigkeit, Beziehungslosigkeit und Hoffnungslosigkeit. Eine von Verständnis getragene Aufklärung über weniger kontroverse Möglichkeiten wie zum Beispiel die palliative Sedierung, auf die ich noch genauer eingehen werde, kann ebenso sinnvoll sein, wie über andere Möglichkeiten der Linderung von Beschwerden nachzudenken oder den Verzicht auf bestimmte weitere Behandlungen vorzuschlagen. Gegebenenfalls kann man auch über die Realität der Tötung auf Verlangen und des ärztlich assistierten oder kommerziell arrangierten Suizids aufklären, denn viele Menschen haben falsche Vorstellungen über die Wirksamkeit und die rechtlichen Implikationen. Der ärztlich assistierte Suizid gehört nicht zu den ärztlichen Aufgaben. Neben moralischen und rechtlichen Bedenken sind beide Verfahren auch keine Garanten für einen schnellen und schmerzlosen Tod.

Vor nicht langer Zeit fragte mich ein Angehöriger nach meiner Meinung zu der 2012 in den Niederlanden eröffneten Sterbehilfeklinik. Wie gesagt: die Frage, ob man nach einem langen Leiden einem Menschen, der den Mut zum Leben verloren hat und sich den Tod herbeisehnt, beim Sterben helfen darf, beinhaltet einen schwierigen ethischen Konflikt. Allerdings glaube ich nicht, dass die Frage der Gewerblichkeit dabei entscheidend ist. Im Grundsatz wird eine an sich gute moralische Handlung nicht dadurch schlecht, dass sie etwas kostet, und umgekehrt wird eine schlechte Handlung nicht dadurch gut, dass sie gratis zu haben ist. Der Konflikt besteht vielmehr für viele Menschen darin, dass einerseits einem solchen Patienten geholfen werden soll, und andererseits das Leben an sich einen hohen Stellenwert besitzt. Diesen Konflikt wird kein Paragraf und keine hohe richterliche Entscheidung auflösen können. Eine umfassende Antwort und eine moralische Entlastung wird es demnach auch im Einzelfall kaum geben können. Aber in einem Staat wie dem unsrigen, dessen Grundgesetz sich zur Wahrung der Menschenwürde eines jeden verpflichtet, kann und darf es keine Grauzonen geben, in denen der Tod eines Menschen zu einem verhandelbaren Gut verkommt. Das ist nach meiner Auffassung keine Absage an das Grundrecht der Selbstbestimmung jedes Individuums, sondern vielmehr die Schranke, die unsere christlich-abendländisch geprägte Gesellschaft errichtet, um Beliebigkeit im Umgang mit einem so grundlegenden Wert wie der menschlichen Existenz zu verhindern. Da mögen die Sterbehilfeorganisationen noch so sehr auf ihre Kompetenz und auf ihr Verantwortungsbewusstsein hinweisen, am Ende bleiben sie doch unternehmerisch agierende und damit gewerbliche Dienstleister, die recht weit entfernt sind von jenem intimen zwischenmenschlichen Raum, der sich um Schwerstkranke und ihre engsten Vertrauten schließt und sich des Urteils der Außenwelt entzieht.

Ich frage mich, ob denjenigen, die dafür plädieren, enge und dem Patienten verbundene Menschen per Gesetz vor einer Strafe zu schützen, wenn sie die Tötung auf Verlangen oder Unterstützung bei der Selbsttötung leisten, bewusst ist, dass sie mit der Büchse der Pandora spielen. Welcher Richter soll sich in die seit Jahren gewachsenen Beziehungen zwischen den Patienten und den Pflegekräften und Ärzten hineindrängen und beurteilen wollen, wie eng diese Notgemeinschaft und wie tragfähig und vertrauensvoll die Bindung zwischen dem Landarzt und dem Patienten tatsächlich geworden ist? Ich meine, dass es keine gesetzliche Zulassung irgendwelcher Formen der Fremdtötung geben darf. Es wird in unserer Rechtsordnung immer Verständnis für die im Einzelfall bei tiefster Gewissensnot getroffene Entscheidung *contra legem* geben. Jede Normierung des unermesslichen Extremfalles aber zerschneidet das höchstpersönliche Band zwischen dem Handelnden und dem Lebensmüden, zerstört das Geheimnis ihrer Beziehung und macht sie zur Schablone. Man entwürdigt das Einmalige, das Beispiellose wird zum Exempel und das Unersetzliche zum Ersetzbaren. Der Ausnahmefall einer Entschuldbarkeit ist nicht abstrahierbar. Im Übrigen muss die normative Verallgemeinerung zu Institutionalisierung und Standardisierung führen. Durch die Gewöhnung wird man sich beruflich und gesellschaftlich darauf einstellen und irgendwann den amtlich zugelassenen Sterbehelfer schaffen. Das Unvergleichliche eines Gewissenskampfes wird dann zur Tagesware, die man in der Routine verwaltet. Was wäre das für eine Gesellschaft?

Schon haben pfiffige Gesundheitsökonomen die finanziellen Effekte für Kanada berechnet, wo seit 2016 sowohl der ärztlich assistierte Suizid, als auch die Tötung auf Verlangen erlaubt ist. Danach besteht für die Gesellschaft ein Einsparpotenzial von zwischen 35 und 139 Millionen Dollar pro Jahr. Die Forscher unterstellten dabei, dass die Hälfte aller Sterbewilligen zwischen 60 und 79 Jahre alt waren, und dass vier Prozent aller Todesfälle von Ärzten unterstützt würden.

Auch aus Sicht des Deutschen Ethikrates sollte der Staat nicht dazu verpflichtet werden können, Menschen beim Suizid zu unterstützen. Mit diesem Mehrheitsvotum stellte es sich gegen ein Urteil des Bundesverwaltungsgerichts vom März 2017 (BVerwG 3 C 19.15), wonach das Bundesinstitut für Arzneimittel und Medizinprodukte (BfArM) Suizidwilligen bei „unerträglichem Leidensdruck" den Erwerb tödlich wirkender Arznei nicht verwehren darf. Konkret ging es um das Begehren einer vom Hals abwärts gelähmten Frau. Nach Auskunft der Ärzte war ihr Zustand stabil, sie habe noch 15 Jahre zu leben, hieß es. Frau K. wollte ihr Dasein aber nicht ertragen, fuhr in die Schweiz und nahm sich das Leben. Zuvor hatten die deutschen Behörden die Gabe tödlicher Medikamente verweigert. Nach ihrem Tod ließ ihr Mann nicht locker und zog vor Gericht, durch eine Instanz nach der anderen, das hatte er ihr versprochen. Auch vor dem Europäischen Gerichtshof für Menschenrechte verlor er. Wieder ging es von vorne los. Was mehrere Gerichte verschiedener Instanzen verhindern wollten ermöglichte schließlich das Leipziger Bundesverwaltungsgericht und torpedierte damit juristisch sämtliche zuvor getroffenen Gerichtsurteile und inhaltlich die vom Bundestag getroffene Entscheidung zur Verhinderung der geschäftsmäßigen Sterbehilfe. Dieses letzte und unanfechtbare Urteil führt in Fachkreisen zur Verwirrung und steht im Gegensatz zur Ansicht etlicher medizinischer Fachgesellschaften.

Man darf die Frage stellen, warum ein Gerichtsurteil aus Leipzig so viel mehr wert ist, als alle anderen Urteile, samt der konsultierten Experten. Jetzt ist unklar, wie verfahren werden soll. In ihrer Urteilsbegründung verweisen die Leipziger Richter auf das Persönlichkeitsrecht. Dazu gehöre die freie Entscheidung darüber, wie und zu welchem Zeitpunkt er sein Leben beenden kann, sofern ein Patient schwer und unheilbar krank ist und keine zumutbaren Alternativen zur Verfügung stehen, um das Leben zu beenden. Das Urteil beschränke sich nicht nur darauf, das individuelle Selbsttötungsverlangen zu achten, heißt es in dem Votum des Ethikrats, sondern es zwinge das Bundesinstitut auch, Suizidwünsche anhand bestimmter Kriterien zu überprüfen und die Ausführung zu unterstützen. Welche behördliche Instanz sollte das tun? Eine staatliche Instanz würde dann auch todbringende Medikamente, etwa Natrium-Pentobarbital, zur Verfügung stellen müssen. Das wiederum setzt voraus, dass eine ärztliche Bewachung und Begleitung zur Verfügung gestellt werden müsste. Wer sollte das tun? Aufgrund der staatlichen Schutzpflicht darf das Institut einen Menschen aber auch nicht mit der tödlichen Substanz allein lassen. Es widerspreche darüber hinaus der ethischen Leitidee von staatlicher Neutralität gegenüber „Lebenswertvorstellungen“ und stelle „die höchstpersönliche“ Natur von Suizidwünschen infrage, heißt es in Fachkreisen. Ende 2018 lagen weit über 100 Anträge beim BfArM vor und der amtierende Gesundheitsminister, wie auch sein Vorgänger, weigert sich Schritte zur Umsetzung des Richterspruchs auf den Weg zu bringen.

Ich meine, wie andere auch, wer sein Leben beenden will, findet Wege, nimmt Wege auf sich. Der Staat darf diese Wege nicht ebnen. Er darf nicht Komplize des Todes sein, im Gegenteil: Es ist seine Aufgabe dafür Sorge zu tragen, dass Schwerkranke behütet leben können, bis zum Schluss. Der Deutsche Ärztetag und die Bundesärztekammer sehen das ähnlich.

2016 hatte sich der Deutsche Bundestag nach ausführlicher Diskussion in der Gesellschaft (und nach Aufhebung des Fraktionszwangs im Deutschen Bundestag) bereits zu einer Neuregelung durchgerungen. Die geschäftsmäßige Beihilfe zum Suizid ist seither strafbar. Weder Vereine noch Einzelpersonen dürfen auf Wiederholung angelegte Förderung der Sterbehilfe anbieten. Das Verbot soll einer gesellschaftlichen „Normalisierung“ des organisierten Suizids entgegenwirken. Leider liest sich die Entscheidung des Bundesverwaltungsgerichts aus dem Jahr 2017 aber so, dass es nun ähnliche Angebote geben müsste, nur eben von Seiten des BfArM. Und leider treiben weiterhin einige Einzelpersonen in Deutschland ungesühnt ihr Unwesen, assistieren Menschen beim Suizid und rühmen sich dafür. Sie geben ihre Taten offen zu und kommen ungestraft davon.

Die großen Fragen aber bleiben bestehen, Gerichtsurteil hin oder her: Wie soll der Missbrauchsgefahr begegnet werden? Wie kann gesichert werden, dass der Todeswunsch dem freien Willen entspringt, wenn zugleich bekannt ist, dass die große Mehrheit der Suizide bekanntlich aufgrund krankhafter und zu behandelnder psychischer Störungen oder situativer Verzweiflung erfolgt?

Jeder selbstbestimmte Tod hat Auswirkungen auf die Mitmenschen. Wer sich auf seine Autonomie beruft, sollte wissen, dass er sich damit von Halt gebenden Traditionen entfernt. Martin Heidegger hat den Begriff des „Geworfenseins“ geprägt. Menschen existierten in einer nicht selbst gewählten und gemachten Welt, sondern in bestimmten sozialen und moralischen Strukturen. Normen sind nicht nur etwas, was sich Menschen geben, sondern auch etwas, in das sie hineinwachsen. Ein gewisses Maß an Heteronomie ist für jeden Menschen konstitutiv. Das hat nichts mit passiver Hingabe an ein vermeintliches Schicksal zu tun. Definiert sich der moderne Mensch aber als ausschließlich selbstbestimmt, leugnet er jene unabänderliche Heteronomie, die ihn als Mitglied eines Gemeinwesens prägt. Autonomie mag für manche das Ideal sein, doch Heteronomie ist die Realität. Über Autonomie wird in der Philosophie häufig nachgedacht, unter anderem weil man sich für moralische Verantwortungszuschreibungen interessiert. Wie autonom kann zum Beispiel eine bekennende Salafistin sein, die einen Ganzkörperschleier trägt, in wichtigen Dingen ihrem Ehemann und anderen männlichen Angehörigen gehorcht und fast nur das Haus verlässt, um die Kinder zur Schule zu bringen? Die Meinungen gehen auseinander und beiden entgegengesetzten Positionen (es sei nicht der Fall, sagen die einen, die meinen man könne nur autonom sein, wenn man nicht fremdbestimmt ist; es sei doch der Fall, sagen die anderen, wenn die Religion als eigenes Projekt aus wohlüberlegten Gründen verfolgt wird oder zumindest in einigen Lebensbereichen selbstbestimmt Anwendung findet) kann man etwas abgewinnen (siehe hierzu: Beate Rössler: Autonomie. Ein Versuch über das gelungene Leben, Suhrkamp, Berlin 2017). Wer mit dem Frankfurter Philosophen Martin Seel die Auffassung teilt, dass es für die Freiheit eines modernen Menschen bestimmend sei, Erfüllung gerade im Unerwarteten zu erleben, mag es vorziehen, bis zuletzt auch für das nicht Planbare aufgeschlossen zu sein.

Die Palliativmedizin hat unter bestimmten Umständen eine praktikable Alternative zu bieten: Wenn ein Patient unerträgliche Beschwerden angibt oder andere Gründe vorliegen und sein Leid mit Händen zu greifen ist, mag die definitive Sedierung bis in den Tod hinein eine Möglichkeit sein, diesem Menschen sein Bewusstsein von diesem Leid zu nehmen. Das kann ich als ärztlichen Auftrag begreifen. Die Fachgesellschaften haben zu dem Prozedere Vorschläge und Kommentare unterbreitet. Ich möchte dazu zwei Fälle schildern.

Juri Nowalski beschließt zu sterben

Wir hatten vor längerer Zeit einen polnischen Profitänzer zu Gast, der nach Abschluss seiner Karriere mit seiner Tochter ein Fitnessstudio in Bielefeld eröffnet hatte. Bei ihm war ein Magentumor diagnostiziert worden. Er hatte erheblich abgenommen, seine Operation gerade noch überstanden und kam außerordentlich geschwächt auf unsere Station. Er hatte keine Schmerzen, er litt nicht unter Luftnot, aber er verfiel und wurde von Tag zu Tag kraftloser. Bei einer Visite sagte er mir, er könne sein Spiegelbild nicht mehr ertragen. Er zeigte mir seine schlaffen Arme, an denen die Haut herunterhing, und kommentierte seine Geste mit den Worten: „Das waren mal meine Arme, Arme wie Baumstämme, auch meine Beine, wie Baumstämme, und jetzt? Ich kann mich nicht mehr sehen und ich will nicht erleben, wie ich zusehends verfalle. Ich höre jetzt auf zu essen. Das wollte ich Ihnen sagen."

Immer wieder erfährt man davon, dass insbesondere ältere Menschen, wenn sie des Lebens überdrüssig sind, von der Möglichkeit Gebrauch machen, freiwillig auf Flüssigkeit und Nahrung zu verzichten. In den vergangenen Jahren ist diese Variante, sein Leben selber zu beenden, auch in den Blickwinkel der Palliativmedizin geraten und wird mitunter auch von Patienten mit fortgeschrittenen und bald zum Tode führenden Erkrankungen als eine Möglichkeit angesehen, selbstbestimmt aus dem Leben zu gehen. Lässt sich dieser Entschluss nicht ändern, gibt es für diesen letztlich verzweifelten Menschen nur die Möglichkeit es alleine durchzuführen oder sich dabei unterstützen zu lassen, aufkommende Beschwerden kompetent zu behandeln. Der ethische Konflikt ist offenkundig und die Grenze zum Suizid fließend. Ist der freiwillige (eine Handlung, wenn der klar geäußerte Wille einer urteilsfähigen Person vorliegt) Verzicht auf Nahrung und Flüssigkeit (FVNF), von manchen als „Sterbefasten“ bezeichnet, nun eher eine besondere Form des Suizids (und die palliativmedizinische Begleitung am Ende ein ärztlich begleiteter Suizid) oder ist der FVNF eher ein Sterbenlassen (infolge der Krankheit) und der FVNF kürzt den Leidensprozess lediglich ein wenig ab? Es hängt sicherlich vom Zeitpunkt der Entscheidung in Hinblick auf den Verlauf der Krankheit ab. In der Sterbephase nehmen Hunger- und Durstgefühl zumeist ab. Das kann den Entschluss zum freiwilligen Verzicht auf Nahrung und Flüssigkeit begünstigen. Schwieriger sind Situationen, in denen Menschen, die nicht sterbend sind, den Weg wählen. In jedem Fall ist es ein starkes Signal, wenn jemand aufhört zu essen und zu trinken. Kein gesunder Mensch würde sich normalerweise dazu entscheiden und es bis zuletzt durchhalten.

Bis es soweit ist, vergehen etwa zwei bis drei Wochen, je nachdem, wie fortgeschritten die zugrunde liegende Krankheit ist. In dem Buch „Sterbefasten. Freiwilliger Verzicht auf Nahrung und Flüssigkeit“ gibt Christiane zur Nieden Tipps für die Pflege und informiert über rechtliche sowie ethische Fragen. Erfahrene Palliativmediziner meinen, man sollte als Patient oder Angehöriger am besten auf Krisen vorbereitet sein und erfahrene Ärzte in der Hinterhand haben. Und so trifft manches auf den FVNF zu, was auch bei der palliativen Sedierung in Erwägung gezogen wird. Beides gehört zu den Aufgaben der Palliativmedizin und für beide Bereiche gibt es festgelegte Standards.

Wir begannen ein Gespräch mit Herrn Nowalski, und in den kommenden Tagen festigte sich der Wunsch des Patienten, der klaren Geistes und bei vollem Bewusstsein war. Nach etlichen Gesprächen über die Hintergründe seines Wunsches bot ich ihm schließlich die Möglichkeit der palliativen Sedierung an, die wir bis dahin bei uns auf der

Station noch nicht in dieser Form durchgeführt hatten. Wir machten uns sachkundig und besprachen die Vorgehensweise.

Unter Sedierung versteht man die kurz- oder langfristige Gabe eines Medikaments, das den Wachheitszustand eines Menschen so beeinflusst, dass dieser bewusstlos ist und nicht mehr mit der Außenwelt kommunizieren kann. Verschiedene Ziele können durch die Sedierung erreicht werden: Man kann einen Patienten von seiner unerträglichen Symptomlast befreien oder sie zur Erholung bestimmter Organe einsetzen. Führt man das Medikament dauerhaft zu, dann wachen die Patienten nicht mehr auf und sterben infolge der fortschreitenden Krankheit, nicht zuletzt aber auch, weil sie unter diesen Umständen sich selbst keine Nahrung mehr zuführen können. Wir verabreichen etwas Flüssigkeit über einen kleinen Schlauch unter der Haut, um kein Durstgefühl aufkommen zu lassen und um Medikamente zu geben. Bevor man sich zu einem solchen Schritt entscheidet, sollte man alle möglichen Alternativen ausgeschlossen haben. Zum Standard gehört es, mit den beteiligten Mitarbeitern die einzelnen Punkte nach einem speziell angelegten Protokoll durchzugehen, denn eine Sedierung muss strikt überwacht werden. Der Patient darf weder zu leicht noch zu tief in den künstlichen Schlaf versetzt werden.

Wir wiesen Herrn Nowalski vorsichtig darauf hin, dass wir als Menschen nicht nur für uns lebten, sondern auch Bedeutung für andere haben, und dass wir diesen anderen durch die Sedierung die Möglichkeit nehmen, bei uns und für uns da zu sein. Doch das war Juri Nowalski egal. Es wurde ein Familienrat einberufen, und um das Patientenbett versammelten sich Bruder, Ehefrau und der über 80-jährige Vater. Anwesend waren auch der Oberarzt, eine Schwester und ich. Das Anliegen wurde geschildert und um die Meinung der Anwesenden gebeten. Die Ehefrau und der Bruder willigten ein, der Vater aber erhob Einspruch. Er wolle nicht, dass sein Sohn bestimmt, wann er aus dem Leben scheidet. Im Übrigen wolle er noch mit ihm kommunizieren. Mir blieb nichts anderes übrig als zu sagen, dass wir seinen Einwand und seine Gefühle gut verstehen würden. Zugleich mussten wir aber den Sohn unterstützen und dem Vater versichern, sein Sohn habe es sich gut überlegt und das Recht zu entscheiden. Die Diskussion wurde außerhalb des Patientenzimmers fortgeführt. Am Ende entschlief Juri Nowalski unter der Sedierung und somit ohne weitere Nahrung nach vier Wochen. Ob er früher von dieser Welt ging, als es die Krankheit alleine bewirkt hätte? Ja, vermutlich, außer er hätte auch ohne Sedierung keine Nahrung mehr zu sich genommen. Ob sein Tod so friedlicher war? Wir wissen es nicht. Er wollte mit der Sedierung kein Risiko eingehen.

Das Recht auf Selbstbestimmung

Wie schon angesprochen, liegen dem Wunsch nach Tötung auf Verlangen oder Hilfe beim Freitod möglicherweise andere Faktoren zugrunde als unerträgliches körperliches Leid. Die Hintergründe können so unterschiedlich sein, wie es die Lebensumstände der Patienten sind: Einsamkeit, das Gefühl, keine Bedeutung mehr zu haben, für nichts und niemanden mehr nütze zu sein oder anderen sogar zur Last zu fallen, auch finanziell, oder aber das Gefühl der Lebenssattheit, etwa weil alles gelebt und durchlaufen worden ist und das Kommende nur noch als eine lästige Wiederholung erscheint. Auch solche Gründe gehören in den unantastbaren Bereich der Selbstbestimmung. Als Entgegnung kommt mir dazu ein Zitat von Viktor Frankl in den Sinn. Der

Wiener Psychiater, der die Internierung in verschiedenen Konzentrationslagern der Nazis überlebte, schrieb 1946: „Die geistige Freiheit des Menschen, die man ihm bis zum letzten Atemzug nicht nehmen kann, lässt ihn auch noch bis zum letzten Atemzug Gelegenheit finden, sein Leben sinnvoll zu gestalten."

Wir laufen in der heutigen Zeit Gefahr, der Autonomie, die ja Ausdruck von Freiheit ist, einen so großen Stellenwert einzuräumen, dass wir andere Aspekte aus den Augen verlieren. Wie ich oben schon sagte: Autonomie mag das Ideal sein, doch Heteronomie ist die Realität. Schon längst ist man nicht mehr autonom, wenn man andere für sich und seine Belange in Anspruch nimmt, etwa eine Person, die mich tötet oder mir dabei hilft und die damit als Subjekt mit in meine Entscheidung einbezogen ist. Selbst in unseren Gedanken sind wir an andere Menschen gebunden und benötigen sie in unserem Zusammenleben, und wenn es nur das Vertrauen ist, das wir in andere setzen. Hinzu kommt, dass jeder von uns durch seine Existenz Spuren hinterlässt. Geht ein Mensch selbstbestimmt aus dem Leben, klammert er die Auswirkungen auf die Hinterbliebenen bewusst aus oder bewertet sie zumindest als unbedeutend. Das könnte man auch als egoistisch bezeichnen.

Die palliativmedizinische Versorgung in Belgien, Luxemburg, Kanada oder in den Niederlanden, wo die Tötung auf Verlangen seit 2002 praktiziert wird, ist übrigens nicht schlechter als bei uns oder in England, dem Mutterland der Palliativmedizin. Befürworter der Sterbehilfe führen an, dass der Wunsch der Patienten Ausdruck eines vertrauensvollen Arzt-Patientenverhältnisses sei. Dann aber gibt mir die neue Entwicklung in den Niederlanden mit den mobilen Sterbehilfeteams zu denken, weil deren Mitarbeiter die Patienten ja gerade nicht kennen und lediglich einen Auftrag erfüllen. Dadurch besteht die Gefahr, dass

Alternativen von vornherein ausgeblendet werden. Ursprünglich sollten in der Sterbehilfeklinik sogar Patienten versorgt werden, deren Wunsch nach Sterbehilfe von anderen Ärzten abgelehnt worden ist. Wie es auf unserer Palliativstation gelang, den Wunsch und Willen eines sehr selbstbestimmten Menschen zu würdigen, schildert der folgende Fall.

Palliative Sedierung bei Herbert Priewald

Herbert Priewald wollte sich auf der Station wegen seiner Schmerzen im Rücken und Becken behandeln lassen. Sie wurden durch Knochenmetastasen eines vor ein paar Jahren diagnostizierten Prostatakarzinoms hervorgerufen. Hinzu kam eine nicht näher abgeklärte Übelkeit mit gelegentlichem Brechreiz, Appetitlosigkeit sowie der durch Mangelernährung einhergehende Verlust von Muskelmasse, was zu Kraftlosigkeit führte. Herr Priewald war ein freundlicher und zugewandter Zeitgenosse. Sein blasses Gesicht war ein wenig teigig und weich, hervorgerufen durch die antihormonelle Behandlung, wie man es bei Prostatakrebspatienten im fortgeschrittenen Stadium häufiger beobachten kann. Aus seinen Augen stach eine gewisse Verschmitztheit hervor, die eine höhere Intelligenz verriet, aber auch, dass man genau beobachtet wurde. Besonders wenn es im Gespräch um seine Familie ging, offenbarten die Augen von Herrn Priewald aber auch eine gewisse Traurigkeit, doch dass er mit stockender Stimme sprach oder weinte, hatte ich nie bemerkt. Seine Bewegungen waren langsam, aber fließend. Mit seiner heiseren Stimme äußerte er alle paar Minuten Floskeln wie „Lieber arm und gesund, als reich und krank“, die wohl lustig wirken sollten.

Herr Priewald war Lehrer. Man hatte ihn allerdings bereits zehn Jahre zuvor wegen seines verschlissenen Rückens mit 50 in den Ruhestand geschickt, und ich fragte mich, was ein Frühpensionär mit mäßigen Rückenschmerzen, die ihn nicht von Reisen und Gartenarbeit abhielten, ansonsten mit seiner überreichlichen Zeit anfing. Seine Frau erzählte, dass er sich stundenlang in sein Zimmer zurückzog, sich in seine Bücher vergrub und alleine ausgiebige Spaziergänge unternahm – offensichtlich ein Mensch, der in sich ruhte und sein Leben immer selbst bestimmt hatte. Und so ließ Herr Priewald im ersten Gespräch mit mir nicht viel mehr als zehn Minuten ins Land gehen, bevor er recht unmissverständlich darauf hinwies, dass er, wenn es diese lästigen „Formalitäten“ nicht gäbe, schon längst in die Schweiz oder nach Holland gefahren wäre, um seinem Leben ein Ende zu bereiten. Die Idee dazu, so wiederholte er mehrere Male, sei ihm schon vor geraumer Zeit gekommen, und er habe sie auch seiner Frau mitgeteilt. Ja, Herr Priewald hatte mit seinem Leben abgeschlossen, das durch die Tumorkrankheit ohnehin bald beendet sein würde. Allerdings traf das für seine Angehörigen so gar nicht zu. Am ehesten hatte sich seine Frau mit dem Ende ihres gemeinsamen Lebens arrangiert, und sie wusste, dass ihr Mann die erste beste Gelegenheit nutzen würde, seinen Wunsch in die Tat umzusetzen. Seinem Sohn, seiner Tochter und dem einen der beiden Enkel hatte Herbert Priewald gesagt, dass er bald sterben würde, woraufhin der Vierjährige gesagt haben soll: „Opa, dann buddele ich dich wieder aus.“ Der Kleine musste das Wesentliche verstanden haben. Doch keiner aus der Familie wusste, wann das Ende kommen würde, obwohl sich die Blutwerte in letzter Zeit verschlechtert und die Anzahl und das Ausmaß der Tumorabsiedlungen vergrößert hatten. Vielleicht blieb dem Patienten noch ein Vierteljahr, doch das Entscheidende war, dass er keine Lebenskraft und keine Lebenslust mehr verspürte.

Paradoxerweise gelang es uns recht schnell, der Schmerzen und der Übelkeit Herr zu werden, doch Herr Priewald ließ nicht locker. Er habe gehört, in Deutschland könne man eine palliative Sedierung durchführen lassen, ob wir das auf der Station auch machten, fragte er mich. „Wissen Sie, was man darunter versteht?“ Ja, Herr Priewald hatte sich genauestens informiert.

„Was ist es an Ihrem Leben, das Ihnen nicht mehr gefällt?“, fragte ich.

„Ich habe keine Perspektive mehr, immer diese Schmerzen, sind sie einmal eingestellt, geht es kurze Zeit später wieder los. Immer dieses Hin und Her, dieses Auf und Ab. Ich habe alles gesehen, und ich habe keine Lust mehr.“

„Aber jetzt haben wir doch erst mal Ruhe, die Schmerzen sind fast weg, Sie sind heute auf der Station herumgelaufen. Sie haben sogar die Nacht gut geschlafen, haben Sie mir gerade gesagt, die Übelkeit ist auch besser geworden, und Sie haben heute Morgen ganze zwei Brötchen gegessen. Im Grunde würde ich Sie gerne in ein, zwei Tagen entlassen.“

„Ich möchte, dass Sie bei mir diese Sedierung durchführen. Ich bin bereit zu sterben.“

„Aber Ihre Frau, Ihre Familie? Sagten Sie mir nicht, dass gerade der vierjährige Enkel Ihnen so sehr ans Herz gewachsen ist?“

„Der kriegt das doch gar nicht mit, wenn ich tot bin.“

„Woher wissen Sie das? Wir wissen noch viel zu wenig darüber, was kleine Kinder, die sich noch nicht so verständlich machen können, alles mitbekommen. Was wir vermuten müssen, ist, dass von den Kleinen sehr viel mehr innerlich wahrgenommen und verarbeitet wird, von der Liebe und der Art und Weise, wie man mit ihnen in diesem frühen Lebensalter umgeht. Und da haben Sie Ihrem Enkel ganz sicher schon viel Liebe mit auf den Weg gegeben."

„Die Liebe kriegt er auch von seinen Eltern."

Ich lenkte das Thema nun auf den Sinn des Lebens. Behutsam versuchte ich, Herrn Priewald meine Sicht der Dinge zu erläutern, nämlich dass wir nicht nur für uns selbst existieren, sondern auch für andere Menschen Bedeutung haben und Verantwortung tragen. Ich wies vorsichtig darauf hin, dass die Sedierung für seine Familie eine andere Art von Verlust bedeute als durch den natürlichen Verlauf der Krankheit.

„Aber es ist doch der natürliche Verlauf, die palliative Sedierung," klärte der Patient den Chefarzt auf, „sie bedeutet doch den natürlichen Verlauf der Krankheit zu akzeptieren, aber den Bewusstseinszustand des Betroffenen so zu minimieren, dass er selbst sein Leid nicht mehr wahrnimmt. Andernfalls könnte ich doch auch in einen Hungerstreik treten, doch das wäre mehr Leid, als ich ohnehin schon habe." Der Patient hatte mich in eine Falle gelockt.

„Sie haben recht, durch die Sedierung wird der Tod nicht eher eintreten, als wenn Sie das Essen einstellen würden. Die Krankheit würde sich weiter ausbreiten, die Schmerzen würden wir weiterhin behandeln, und Sie bekämen das alles nur nicht mehr mit."

„Wie lange wird das wohl gehen?"

„Ich weiß es nicht, vielleicht ein, zwei Wochen, manchmal dauert es drei, vier Wochen."

„Ach, ich dachte, es geht in ein paar Tagen."

„Nein, vermutlich hat Ihr Körper noch einiges, von dem er zehrt. Es kann sein mit den paar Tagen, ich glaube es aber nicht."

Am folgenden Tag war die Ehefrau bei der Visite dabei, und wir nahmen das Gespräch wieder auf. Zu dritt im Zimmer saßen wir uns jeweils halbschräg gegenüber, ich am

Fußende des Bettes, wie ich es immer gerne tue. Es war ein heller Frühlingsmorgen, und die Sonne schien fröhlich ins Zimmer, so gar nicht zu dem Thema passend, das wir gerade behandelten. In ihrem Buch *Alles ist gutgegangen* schreibt Emmanuèle Bernheim, wie bizarr Gespräche mit Menschen verlaufen können, wenn jemand nach Hilfe bei der Selbsttötung fragt: „Was macht man dann? Wie geht das? ... Dann kommen lauter Schritte, die absurd sind. Irgendwann legt man zum Beispiel ein Datum fest, man legt den Tag fest, an dem der eigene Vater sterben wird. Man nimmt einen Kalender, blättert, sagt, nein, da geht es nicht, da ist das Filmfestival in Cannes ... aber wie wäre zum Beispiel Anfang April? Das ist so irreal, dass ich nicht verstanden hätte, was passiert ist, hätte ich es nicht aufgeschrieben. ..."

Am Vortag hatten wir verabredet, dass Herr Priewald seine Frau über unser Gespräch unterrichten würde, was er mir mit beschwichtigender Geste und selbstgewiss zusicherte: Er habe mit ihr ja schon zigmal über seinen selbstbestimmten Tod gesprochen.

„Hatten Sie Gelegenheit, mit Ihrer Frau zu sprechen?", nahm ich den Faden wieder auf. Er antwortete, als ob er über eine Niederlage der deutschen Fußballnationalmannschaft berichten würde: nüchtern, sachlich analysierend und ohne große Emotion, wie es seinem Naturell entsprach. Ich wandte mich nun der Frau zu: „Was geht Ihnen durch den Kopf?"

„Ich habe mit meinem Mann schon sehr häufig über das Thema gesprochen, und er will das so. Ich möchte, dass mein Mann nicht mehr leiden muss." Sie blickte ihn fragend an und wirkte irgendwie zerrissen, unterstützend und unsicher zugleich. Doch was sie sagte, war unzweideutig und unterstützend. Sie stand hinter ihrem Mann und meinte, sie werde schon zurechtkommen. Schließlich sei er ja auch sterbenskrank, und sie habe in den vergangenen Jahren fest an seiner Seite gestanden. Immer wieder habe er ihr gegenüber verdeutlicht, dass er diesen Zustand nicht mehr aushalten wolle, zu häufig sei es zu diesen Schmerzzuständen gekommen.

„Da komme ich ganz nach meinem Vater und meinem Bruder. Die waren auch so wie ich", sagte Herr Priewald. „Die waren auch so konsequent. Ich bin der Meinung, wenn die Uhr abgelaufen ist, dann ist sie abgelaufen. Man soll sein Leben auch nicht überbewerten und sich selbst nicht zu wichtig nehmen. Ich habe das immer gesagt, nicht wahr, Margret?" Er schaute sie direkt an und sie erwiderte seinen Blick. „Wenn ich zu sehr leiden muss, dann kann es auch vorbei sein."

„Aber müssen Sie denn jetzt so sehr leiden?", fragte ich.

„Nein, jetzt ist es besser geworden, aber dann komme ich wieder nach Hause und dann geht alles wieder von vorne los, und ich bin es leid, diese Aufs und Abs."

„Als wir zu Hause waren und in der Nacht, bevor wir zu Ihnen kamen, da haben wir beide kein Auge zugetan. Und mein Mann hat sich so gequält."

Wir drehten uns im Kreise. Offenbar waren dieser Mann und seine Frau sich sicher in ihrer Entscheidung. Trotzdem hatte ich meine Zweifel und konnte nicht verstehen, warum der Patient die kommenden Monate, die ihm vermutlich noch beschieden sein würden, nicht bei seinen Lieben sein wollte und warum ihm am Leben nichts mehr lag. Mein Oberarzt, der, wie alle anderen Mitarbeiter etliche Male über die Entscheidung des Patienten und die vermeintlichen Hintergründe informiert worden war, schlug vor, einen „Uhrentest" durchzuführen sowie einen „Mini-Mental-Test", mit denen man sich wenigstens einen groben Einblick in die kognitiven Leistungen eines Menschen verschaffen kann. Beim zweiten Test wird man danach befragt, ob man weiß, wer man ist, wo man ist und welches Datum man gerade hat. Dann soll man sich drei Begriffe merken, die wenige Minuten später wieder abgefragt werden, und schließlich geht es darum, eine geometrische Figur nachzuzeichnen und von 100 in Siebenerschritten rückwärts zu zählen. Durch diese und ein paar mehr Fragen kann man wenigstens oberflächlich erfassen, ob jemand in der Gegenwart verhaftet und in gewisser Weise alltagstauglich ist. Wir waren auch der Meinung, dass man bei Herbert Priewald einen Fragebogen zur Erfassung der Lebensqualität einsetzten sollte. Aber alle Informationen bestätigten: Der Patient wusste, was er wollte, und seine Lebensqualität war in körperlicher Hinsicht zwar zufriedenstellend, doch wegen des fehlenden Lebenswillens so miserabel, dass er sterben wollte.

Ob er sich von den Seinen verabschieden wolle, wurde er gefragt. Nein, sagte Herr Priewald, nur seine Frau, die sich schon zwei Tage zuvor ein Zimmer in der Nachbarschaft des Krankenhauses genommen hatte, solle bei ihm bleiben. Schließlich legten meine Mitarbeiter schweren Herzens die Dosierung der Medikamente zur Durchführung der Sedierung fest. Die letzte Bestätigung, die richtige Entscheidung getroffen zu haben, erhielten wir einen Tag, bevor es losgehen sollte. Unvermittelt bemerkte der Patient, diese Maßnahme würde ihn glücklich machen. Ich war etwas erleichtert, denn bis zu diesem Zeitpunkt hatte ich mich immer wieder wie im falschen Film gefühlt. Ich hatte mir in den Gesprächen mit Herrn Priewald immer wieder selbst die Frage zugespielt, warum ich eigentlich den Beruf des Arztes ergriffen hatte und Palliativmediziner geworden war, wenn die Sedierung tatsächlich die beste Lösung für diesen Patienten sein sollte. Als ich dann hörte, genau dieser Schritt mache diesen Menschen glücklich, gab ich mich geschlagen und ließ mich darauf ein. Wir entschieden, die

Dosierung des Medikamentes Midazolam schrittweise zu erhöhen und peinlichst genau darauf zu achten, dass Atemtiefe und Atemfrequenz im Normalbereich blieben. Der Patient erhielt einen Liter Minerallösung zusammen mit einem sedierenden Medikament, das Schmerzpflaster wurde alle drei Tage neu geklebt und über einen Blasenkatheter wollten wir später entscheiden. Bis dahin behalf man sich mit einem Urinalkondom, womit wir bei manchen Patienten ganz gute Erfahrungen gemacht haben. Man kann auf diese Weise einen Blasenkatheter vermeiden, der Patient liegt im Trockenen und trägt keine Schutzhose. In den folgenden 48 Stunden trübte der Patient immer weiter ein. Zunächst wachte er in der Früh für etwa eine Stunde auf, trank etwas Milch und ließ sich von seiner Frau trösten, wobei Trost kaum notwendig war.

Aus den Gesprächen mit der Ehefrau ergab sich, während ihr Mann schlief, jene Zerrissenheit, die ich schon zuvor gespürt hatte. Auf der einen Seite stand sie felsenfest hinter der Entscheidung ihres Mannes, doch plötzlich fiel ihr auf, dass sie niemanden mehr hatte, mit dem sie sich austauschen konnte. Am zweiten Tag hatte sie Tränen in den Augen, und so schlug ich ihr vor, für ein, zwei Tage nach Hause zu fahren und vielleicht ihre Schwester zu sich zu holen, damit sie jemanden um sich hatte. Sie nickte.

„Und Ihre Tochter?“

„Die weiß ja noch nichts und sagen würde ich ihr auch nichts.“

„Aber sie macht sich doch bestimmt ihre Gedanken, wo ihr Vater jetzt ist und wo Sie sind und wie es Ihnen beiden geht?“

„Ich hätte nicht gedacht, dass es mir doch so schlecht gehen würde“.

Irgendwie beruhigte mich das, denn ich kam mir in diesem Zimmer vor wie in einem grausamen Märchen: Da war dieser entschlossene Mann mit dem konkret geäußerten Wunsch nach palliativer Sedierung, obwohl man seinen Schmerz gut in den Griff bekommen hatte, da war kein bisschen Bedauern über sein eigenes Lebensende noch Mitgefühl für die Frau, mit der er 30 Jahre lang verheiratet war und die er nun hinterließ, und dann trug auch noch die fehlende Trauer aufseiten seiner Frau zu dieser Kälte im Raum bei. Nun zeigte sich zu meiner Erleichterung, dass sie vor allem ihrem Mann gegenüber stark sein wollte und deswegen nicht zugeben konnte, dass sie traurig war. Kurz nachdem ihr Mann verstorben war, gab sie uns eine letzte Bestätigung für unser Handeln, indem sie uns dankte, sie beide so „wunderbar" begleitet zu haben.

Dieser Fall zeigt, dass es unter bestimmten Bedingungen gelingen kann, das Leid eines Menschen zu beheben, indem man seine Selbstwahrnehmung ausschaltet. Auch deswegen vertrete ich die Auffassung, dass es der Tötung auf Verlangen oder der gewerblichen oder ärztlichen Hilfe bei der Selbsttötung in Deutschland nicht bedarf. Mit der palliativen Sedierung kann in seltenen Fällen einem Menschen geholfen werden, dem anders nicht zu helfen ist. Maximal einer von 500 Patienten, die wir versorgen, erhält eine palliative Sedierung wie beschrieben, also weniger als 0,2 Prozent.

Patientenverfügung und Vorsorgevollmacht: Der mutmaßliche Wille

Am 1. September 2009 trat das dritte Gesetz zur Änderung des Betreuungsrechts nach §§ 1901a, 1901b, 1904 des BGB in Kraft, das zum ersten Mal die Verbindlichkeit schriftlicher Patientenverfügungen, mündlich geäußerter Behandlungswünsche sowie des mutmaßlichen Patientenwillens gesetzlich regelt. Ich hatte damals den Eindruck, es komme nun einer Staatsbürgerpflicht gleich, eine Patientenverfügung auszufüllen. In dem Gesetz heißt es:

> „Tritt eine Entscheidungsunfähigkeit des Patienten ein, so sind Betreuer oder Bevollmächtigte angehalten, dem Willen des Patienten Geltung zu verschaffen; dabei sind sie an die schriftliche Patientenverfügung gebunden. Ferner müssen sie prüfen, ob die Festlegungen der Patientenverfügung auf die aktuelle Lebens- bzw. Behandlungssituation zutreffen. Ist das nicht der Fall (gleichbedeutend mit dem Nichtvorliegen einer Patientenverfügung), muss der Betreuer oder Bevollmächtigte nach dem mutmaßlichen Willen des Patienten entscheiden, ob eine bestimmte Untersuchung, Heilbehandlung oder ein ärztlicher Eingriff erfolgen darf. Dabei sollte auch den nahen Angehörigen und sonstigen Vertrauenspersonen des Patienten Gelegenheit zur Äußerung gegeben werden, um den Willen des Patienten zu ermitteln, sofern dies ohne Verzögerung möglich ist ..."

Ist durch das Gesetz wirklich so viel gewonnen worden? Sicherlich, es sorgt für die sogenannte Rechtssicherheit. Aber ich habe den Eindruck, die Patientenverfügung wird über- und die Vorsorgevollmacht in ihrer Bedeutung unterschätzt. Untersuchungen zeigen, dass Patientenverfügungen in der Praxis vielfach keine Wirkung entfalten, etwa weil sie nicht auffindbar oder nicht aussagekräftig genug sind. Darüber hinaus fällt es manchen Menschen schwer, relevante medizinische Sachverhalte zu verstehen und im Vorhinein Entscheidungen zu treffen oder Wünsche zu äußern. Und es kann sein, dass eine Situation eintritt, die nicht vorhersehbar war, sodass der mutmaßliche Wille des Betroffenen schwer zu erheben ist. Schließlich kann man auch seine Meinung ändern (und die Anzahl der Menschen, die innerhalb von zwei Jahren ihre Meinung zu Behandlungen bei schlechter Prognose revidieren, ähnelt der Quote, mit der man sich nach eingegangenem Eheversprechen innerhalb von zwei Jahren wieder scheiden lässt – sie beträgt fünf Prozent, betrifft also einen von zwanzig). Solche Probleme ließen sich reduzieren, wenn die Verfügung in ein Beratungsmodell nach dem Vorbild des *Advance Care Planning* (gesundheitliche Vorausplanung) eingebettet würde, also frühzeitig in kontinuierliche Gespräche über die gesundheitliche Zukunft des Patienten einbezogen würde.

Eine andere Frage ist, was geschehen soll, wenn einwilligungsunfähige Patienten offenkundig ihrer früheren Verfügung widersprechen. Das kann zum Beispiel demente Personen betreffen, deren ersichtliche Lebensfreude im Gegensatz zu der in dem schriftlichen Dokument abgelehnten Lebensverlängerung im Falle einer Erkrankung steht. Sollte hier der sogenannte „natürliche Wille" Vorrang vor dem mutmaßlichen Willen aus dem schriftlichen Dokument haben? Wie man diesen Konflikt lösen kann, darüber gehen die Meinungen auseinander. Am Krankenbett sind mir als Arzt vom Patienten autorisierte leibhaftige Personen wichtiger als ein Stück Papier. Mit ihnen kann ich mich austauschen, mir über den mutmaßlichen Willen der Patienten einen Eindruck verschaffen und versuchen, die aktuelle Situation auf zuvor vom Patienten geäußerte Wünsche zu übertragen. Vorsorgevollmacht und Patientenverfügung zusammen sind das Beste, denn einer guten Patientenverfügung kann man wichtige Wünsche und persönliche Einstellungen entnehmen, die bei der Erhebung des mutmaßlichen (und natürlichen) Willens für die Verantwortlichen von Bedeutung sind.

Angesichts allgemeiner Orientierungslosigkeit und emotionaler Vereinsamung, aber auch aufgrund einer gefühlten mitmenschlichen Abkühlung in unserer schnelllebigen und auf Leistung und Konsum hin ausgerichteten Gesellschaft befürchten manche, sie könnten sich fremden Menschen nicht mehr anvertrauen. Sie sind sich nicht sicher, ob man im Krankenhaus oder in einer Pflegeeinrichtung noch ihre Interessen vertritt oder nicht nur wirtschaftliche Belange eine Rolle spielen. Auch aus diesem Grund wählen manche den Weg in den selbstbestimmten Tod oder wollen durch eine Patientenverfügung unnötige Behandlungen vermeiden. Sie befürchten, entwürdigt zu werden. Ich plädiere für mehr Mut, sich als Kranker seinen Mitmenschen anzuvertrauen, und dafür, sich von dem Druck zu entlasten, selbstbestimmt auch für die letzte Zeit im Leben alles selber entscheiden zu wollen. Wie man selbst dazu steht, ist eine Frage der Persönlichkeit, denn wer Entscheidungen immer gerne getroffen hat oder sich sein Leben lang für und gegen alles hat absichern wollen, ist ein anderer Mensch als der, der auch einmal anderen die Entscheidung überlassen hat oder dem die Meinung von Fachleuten immer wichtig war.

Palliativpatienten können entgegen landläufiger Annahme in den meisten Fällen über lange Zeit ihre Einwilligung erteilen (und mögliche Interventionen ablehnen), und Palliativärzte berücksichtigen auf der vertrauensvollen Basis, die sich aufgebaut hat, die Wünsche der Betroffenen. Je besser ich den Patienten kenne und im Vorfeld bereits mögliche Komplikationen, Verläufe oder Wünsche mit ihm durchgesprochen habe, desto besser weiß ich dann, wenn ich mich nicht mehr mit ihm austauschen kann, was ich zu tun habe. Profis in der Palliativmedizin haben es sich zur Lebensaufgabe gemacht, ihren Mitmenschen zu helfen und sie bei ihren Problemen zu unterstützen. Sie sind kompetent in der Wundversorgung und in Ernährungsfragen, und sie nehmen sich Zeit für das

Wohlbefinden. Sogar diejenigen, die keine Familie und keine Freunde mehr haben, finden auf Palliativstationen, in Hospizen oder Pflegeheimen plötzlich liebe Menschen, die ihnen etwas bedeuten. Patientenverfügungen können hilfreich sein, wenn durch sie zum Ausdruck kommt, was sich Menschen in einer besonderen Zeit wünschen und erhoffen, aber nicht so sehr, wenn man wie in einem Katalog einzelne Punkte ankreuzt, die man nicht will.

Menschen, die wissen, dass sie aus dem Leben scheiden, haben zumeist ein großes Bedürfnis, persönliche Angelegenheiten zu regeln und die Geschichte gelebter Beziehungen zu einem Ende zu führen. Sich verabschieden zu können und miteinander auszuhalten, was fraglos eine schwere Zeit ist, hat seinen Stellenwert, denn jeder Mensch hat Bedeutung für andere. Aber nur 12 Prozent wollen angeblich lieber bewusst, vorbereitet und in Begleitung sterben. Das Bedürfnis, Dinge zu regeln und sich zu verabschieden, widerspricht dem vermutlich oft unbedacht geäußerten Wunsch vieler Bundesbürger (60 Prozent wollen das so), möglichst schnell und am liebsten plötzlich und unerwartet aus dem Leben zu scheiden. In der Antike wurde das nicht ohne Grund als eine Bestrafung der Götter angesehen. Das bewusste Sterben war in den meisten Kulturkreisen schon immer ein Teil des Lebens. Der plötzliche Tod trifft die Hinterbliebenen in der Regel besonders hart. Der Abschied von einem Angehörigen fällt leichter, wenn man sein Sterben miterlebt, wie das langsame Verlöschen einer Kerze. Angehörige, die dazu keine Gelegenheit hatten, berichten häufig von schwierigen Trauerprozessen. Die plötzlich allein Gelassenen befinden sich in einer der traurigsten vorstellbaren Situationen, und Epikurs berühmter Ausspruch „Mit dem Tod habe ich nichts zu schaffen. Bin ich, ist er nicht. Ist er, bin ich nicht“, greift zu kurz, weil er sich nur auf den Verstorbenen bezieht und die Hinterbliebenen außen vor lässt.

Vor der Frage nach der Vorsorgevollmacht fürchten sich manche Ärzte. Man konfrontiert sein Gegenüber ungern mit hypothetischen und unangenehmen Zukunftsaussichten. Trotzdem ist zu empfehlen, sich recht früh, zum Beispiel am Tag der Aufnahme des Patienten auf der Station, bei ihm nach einer Vorsorgevollmacht zu erkundigen, indem man sie als Standard, als eine Art Routine zur Sprache bringt. Tut man das nicht, muss man auf eine günstige Gelegenheit warten und diese ergreifen, wenn man den Patienten besser kennengelernt hat. Der Sozialarbeiter unserer Station oder wir Ärzte versuchen, einen geeigneten Anlass zu finden, um unser Anliegen loszuwerden. Dieser Moment darf nicht von Schmerzen, Luftnot oder anderen belastenden Symptomen überschattet sein. Dann konstruieren wir Szenarien, die eine vorübergehende Eintrübung des Bewusstseins mit sich bringen, zum Beispiel eine fiebrige Erkrankung, und sagen dem Patienten, es wäre hilfreich, jemanden an seiner Seite zu haben, der dann die Einwilligung zu der aus ärztlicher Sicht gebotenen medizinischen Maßnahme erteilt oder verweigert. Das ist *Advance Care Planning* in seiner praktischen Ausführung. Liegt keine Vorsorgevollmacht vor, muss der mutmaßliche Wille des Patienten auf andere Weise erhoben werden, es sei denn, man muss unmittelbar nach bestem Wissen und Gewissen eine Entscheidung treffen. Ist keine Person zu ermitteln, die den Patienten gut genug kennt, um sich zum mutmaßlichen Willen zu äußern, muss, wenn die Zeit reicht, unter Umständen eine Amtsperson vom Betreuungsgericht eingeschaltet werden. Unter solchen Umständen ist eine Patientenverfügung hilfreich, wenn sich aus ihr Wünsche des Patienten ergeben.

Eine umfassende Versorgung: Palliativmedizin ist mehr als Schmerztherapie

Die Mitarbeiter – Herz unserer Palliativeinheit

Vielleicht lässt sich die besondere Haltung, die die Palliativmedizin den Patienten gegenüber an den Tag legt, am besten damit beschreiben, dass sie sich vorzugsweise dem Menschen widmet und nicht seiner Krankheit. Sie kümmert sich mehr um die Lebensqualität als um die Lebenslänge, um das Lindern statt um das Heilen, ist mehr suchend und prozess- anstatt diagnoseorientiert. Die Abläufe sind viel mehr individualisiert und weniger standardisiert, man konzentriert sich eher auf die Gesamtsituation und weniger auf die aktuellen medizinischen Probleme, ist also ganzheitlich im wahren Sinne ausgerichtet und betrachtet das Sterben als normalen Prozess, gegen den man nicht mit allen Mitteln ankämpfen will. Den Betroffenen sollte man vermitteln, dass sie jetzt nicht mehr gegen die Krankheit kämpfen müssen, sondern dass sie sich ihren Lieben zuwenden und Verantwortung abgeben dürfen.

Der Erfolg bei der Behandlung körperlicher Beschwerden hängt sehr stark mit dem geistigen und seelischen Wohlbefinden der Patienten, aber auch der Angehörigen, zusammen.

Weil wir so vielen psychischen und sozialen Aspekten Rechnung tragen müssen, steht und fällt alles mit dem Personal: An die Menschen, die auf einer Palliativstation arbeiten, werden ganz besondere Ansprüche gestellt. Und es bedarf neben der von allen Mitarbeitern geteilten Mission einer Infrastruktur, die es den Beteiligten möglich macht, täglich ihrer herausfordernden Arbeit nachzugehen.

Als die Station aufgebaut und neues Personal angeheuert werden musste, hatte ich mit zwei Schwestern aus dem Bereich der onkologischen Rehabilitation bewährte Mitarbeiterinnen an der Hand, auf die ich mich verlassen konnte. Ich musste beide aber erst von den Besonderheiten der Palliativmedizin überzeugen. Gleichzeitig schenkte ich ihnen reinen Wein ein: Ich wies sie darauf hin, dass sie mit ihrer neuen Tätigkeit unbekanntes Terrain im Kreis Paderborn betreten würden, weil kaum jemand das Fach und das Aufgabengebiet einer Palliativstation kannte. Das erforderte Mut und Unternehmergeist, Eigenschaften, die man nicht unbedingt voraussetzen konnte.

Die eine Schwester zog die andere Schwester mit. Diese zweite ließ sich aber auch gerne mitziehen, und wenn sie sich einmal auf etwas oder jemanden eingelassen hat, dann steht sie felsenfest dahinter. Sie gehört zu denen, die sich auch dann noch zum Dienst schleppen, wenn es eigentlich gar nicht mehr geht. Ihrem westfälischen Naturell gemäß geht alles ein wenig langsamer als bei den sprühenden Rheinländern, aber nach anfänglicher Zurückhaltung sind die Westfalen auch sehr nahbar und solidarisieren sich, ähnlich den Ruhrpöttlern, auf eine besondere Weise mit ihrem Gegenüber. Sie vertraute mir einmal an, es sei für sie undenkbar, sich in einer Großstadt wie Berlin zurechtzufinden. Aber warum sollte sie in der großen weiten Welt zu Hause sein? Es ist doch oft das Bodenständige, das bei den Patienten so gut ankommt. Hauptsache, das Herz befindet sich auf dem rechten Fleck.

Die erstgenannte Schwester, die treibende Kraft, ist für die Stationsleitung geradezu prädestiniert. Sie besitzt klare Vorstellungen davon, wie eine Palliativstation im Idealfall betrieben werden sollte, und behält selbst dann den Überblick, wenn es auf der Station drunter und drüber geht. Über die vielen Jahre, die ich nun mit ihr zusammenarbeite, ist sie mit der Station gewachsen, sicherlich auch verwachsen, wie die meisten. Aus der schüchternen und zurückhaltenden Pflegekraft, die man leicht hätte übersehen können, ist eine selbstbewusste und strukturierte Person geworden, die dadurch nicht etwa lauter oder arroganter geworden ist, sondern die es versteht, ihr Wissen und ihre Erfahrung richtig einzusetzen und weiterzugeben. Gerade sie kann den neuen und jüngeren Schwestern das mitgeben, was man als Pflegekraft auf einer Palliativstation benötigt. Sie kann auch einmal Nein und dem Chefarzt ihre Meinung sagen, ohne dass es ihr an Respekt fehlt. Ich bin froh, dass ich damals auf der Suche nach einer Stationsleitung mein Vertrauen in sie gesetzt habe. In der Zwischenzeit hat sie Kinder großgezogen, und auch das Mütterliche in ihr kommt auf der Station zur Geltung. In jedem Fall aber ist sie in der Lage, den anderen Pflegekräften Orientierung zu geben. Mal stellt sie etwas grundsätzlich infrage, was kurz davor war, etabliert zu werden, dann traut sie sich wieder an etwas ganz Neues heran. Durch ihre unverändert zurückhaltende Art und ihren trockenen Humor ist sie in ihrer Führungsrolle unangefochten. Sie wirkt als Fels in der Brandung und hat immer nur eines im Blick: das möglichst gute und harmonische Funktionieren der Station.

Zum Personal der Palliativstation gehört neben vielen Schwestern auch ein Pfleger. Er rackert sich täglich ab, hängt an den Spätdienst nicht selten Überstunden dran (für nicht viel mehr als zwölf Euro netto die Stunde), um nach ein paar Stunden Schlaf am kommenden Morgen wieder kurz nach sechs Uhr auf der Matte zu stehen. Er ist so sanft, wie er groß von Statur ist. Den Patienten gegenüber verhält er sich liebenswürdig, respektvoll und zuvorkommend. Rufe ich ihn von zu Hause aus an, muss ich Zeit mitbringen, so detailliert beschreibt er mir den Zustand der

Patienten, so viel ist ihm zu ihnen durch den Kopf gegangen. Weil er handwerklich besonders talentiert ist, wird er in letzter Instanz immer dann herbeigerufen, wenn irgendjemand mit einem Verbindungsstück nicht weiterweiß oder wenn der Perfusorschlauch klemmt. Und weil er auch noch für qualitätssichernde Maßnahmen zuständig ist und dafür nochmals extra Zeit investiert, kommt allzu häufig seine Familie zu kurz. Ich wünsche mir mehr von solch engagierten männlichen Gesundheits- und Krankenpflegern, denn sie bereichern die Station und sind genauso für den Beruf geeignet wie Frauen.

Eine besondere Bedeutung hatte auch der bereits mehrfach erwähnte Leitende Oberarzt der Palliativstation. Ein gutes Jahr nach Eröffnung der Station stellte sich ein groß gewachsener, schlanker Mann mit dunklem Haar bei mir vor, und zwar in seinem besten dunklen Anzug, wie es früher üblich war. Er hat mich kein einziges Mal in den vielen Jahren, die ich nun mit ihm zusammenarbeite, enttäuscht. Er hat schnell ein besonderes Händchen für das sich rasant ausbreitende Fach entwickelt und mit mir gemeinsam die Station vorangebracht. Von einem Arzt oder einer Ärztin auf einer Palliativstation wird mehr erwartet als nur die Fähigkeit, medizinische Diagnosen zu erheben und Behandlungen zu veranlassen. Er muss auch belastende Situationen aushalten, schwierige Entscheidungen treffen und in langen Gesprächen den roten Faden behalten. Schon nach kurzer Zeit erschien er mir und den Mitarbeitern unersetzlich, und so bekamen wir einen gehörigen Schrecken, als er eines Tages beschloss, die Station für ein Jahr zu verlassen. Er wollte sich in einer Klinik der Region zusätzliche Kompetenz im Bereich Onkologie und Hämatologie aneignen und so das Fachgebiet der Palliativmedizin noch einmal von einem anderen Blickwinkel aus erkunden. Nicht alle

Mitarbeiter waren sich sicher, dass er tatsächlich wiederkommen würde, denn für einen Arzt kann eine Krebsstation durchaus eine Verlockung darstellen: Dort kann er Menschenleben retten und Betroffene über etliche Jahre begleiten. Er kann positivere Gespräche führen und ist den ganzen Tag lang umgeben von dem, was man Hochleistungsmedizin nennt, teuren Medikamenten und Untersuchungsgeräten vom Feinsten. Doch unsere Befürchtungen traten nicht ein: Nach einem Jahr war der Oberarzt wieder da, und alle freuten sich. Ihn durch einen anderen zu ersetzen, wäre uns schier unmöglich erschienen. In der Zwischenzeit hat er uns tatsächlich verlassen und ist selbst Chefarzt geworden. Unser Förderverein und das ambulante Palliativnetz verbinden uns weiterhin.

Besonderheiten auf der Station

Schnell machten wir die Erfahrung, dass allein die Tatsache, dass sich ein Patient bei uns befindet, einen gewissen therapeutischen Erfolg bedeuten kann. Vielleicht ist das Erreichen eines sicheren Hafens für einige Patienten bereits ausreichend, um einen Teil der Symptomlast von ihnen zu nehmen.

Lautet der Einweisungsgrund „schwer einstellbare Schmerzen", so ist bis heute unsere Devise, die Medikation, auf die Patienten eingestellt sind, zunächst weiterzuführen, wenn sie sinnvoll erscheint. Bringt der Patient aber unterschiedliche Opioide mit auf die Station, was in der Regel keinen Sinn macht, oder ist deren Dosierung nicht eindeutig oder waren mehrere Ärzte an der Zusammenstellung beteiligt und man ist sich nicht sicher, ob diese sich abgesprochen haben, dann stellen wir den Patienten gleich neu ein. Aber wir hüten uns davor, hektisch und unkontrolliert vorzugehen. Wir wollen zuerst den Menschen kennenlernen, und umgekehrt soll der Patient die für ihn unbekannte Atmosphäre der Station aufsaugen können und erfahren, spüren, riechen, sehen und fühlen, dass diese Station einzig und allein für ihn und seine Angehörigen da ist. Gleichzeitig ist sie Arbeitsplatz für über 25 Personen. Auch die sollen sich wohlfühlen und ihre anspruchsvolle Arbeit mit Hingabe verrichten.

Die durchschnittliche „Verweildauer“ (so der Verwaltungsjargon) der Patienten auf unserer Station beträgt gerade einmal 12 Tage. Jeder Patient hat eine Bezugsschwester, die ihm fast wie ein persönlicher Butler seine Wünsche von den Lippen ablesen soll, mit der gebotenen höflichen Zurückhaltung, versteht sich. Dem Neuankömmling wird nach seiner Ankunft das Zimmer zugewiesen, dann erklärt man ihm erst einmal alles Praktische, und zwar möglichst ohne jene angestrengte Eile, die für den Alltag im Krankenhaus typisch ist. Nicht jeder Patient ist zu Beginn redselig, einige können aus unterschiedlichsten Gründen kein Wort über die Lippen bringen, sind vom Transport erschöpft, wegen der Krankheit nicht ansprechbar oder von Natur aus abwartend und tauen erst nach ein paar Stunden oder Tagen auf. Wieder andere reden ohne Unterlass, weil sie so lange niemanden um sich gehabt haben, der ihnen zuhört, oder weil sie tatsächlich ganz viel loswerden müssen. Noch andere hören schlecht oder gar nicht, was man erst nach ein paar Minuten herausfindet. Dann brüllen selbst die zartesten Schwestern einem alten Mann mit all ihrer Kraft die freundlichsten Worte ins Ohr, und wenn man Glück hat und ein Hörgerät gefunden wird, antwortet der Patient dann auch. Einige Patienten sind nur scheinbar klar im Kopf, sie verfügen zwar über alle Sinne, geben jedoch nur zusammenhangloses Zeug von sich – der eine höflich und die Etikette wahrend, der andere frech und unverschämt.

Das Personal ist also dazu aufgerufen, in kurzer Zeit den Charakter des Neuankömmlings zu erkennen und angemessen darauf zu reagieren. Diese Fähigkeit kann man nicht verordnen, man muss sie mitbringen. Wärme und Herzlichkeit der Pflegenden zeigen sich vor allem, indem sie die existenziellen Bedürfnisse und Nöte des Einzelnen erkennen: den Wunsch nach Mobilität, das Wärmebedürfnis, Hunger und Durst, Luftnot oder Angst sowie die vielen anderen Beschwerden und all das, was der Patient selbst als wichtig erachtet. Große Aufgaben bestehen manchmal in den kleinen Gesten: das geschwind gereichte Taschentuch, der unauffällige Griff zum Wasserglas, wenn dem Patienten die Worte im Hals stecken bleiben.

Bei uns geht es um das Natürliche, das Menschliche, die Grundbedürfnisse. Es geht um die Würde jeder einzelnen Person, unabhängig von Geschlecht, Herkunft, Bildung, Orientierung, Alter oder Zustand, politischer Überzeugung oder anderer Dinge, die Menschen voneinander unterscheiden. Würde ist jedem Menschen zu eigen, und man umsorgt daher die Patienten, wie man selbst umsorgt werden möchte.

Einmal kam ein Patient in volltrunkenem Zustand auf die Station, und die Mitarbeiter mussten feststellen, dass sein tägliches Pensum bei anderthalb Flaschen Kräutergeist lag. Erfüllte man es, war er lammfromm, und seine körperlichen Beschwerden ließen sich wunderbar einstellen. Er war dann der glücklichste Mensch und seine Tumorerkrankung für ihn ohne Bedeutung. Wir gaben ihm nicht nur ein Dach über dem Kopf, sondern er genoss Annehmlichkeiten, auf die er sonst verzichten musste, und er stillte durch stundenlange Gespräche sein Mitteilungsbedürfnis. Anscheinend gefiel es ihm mehrere Male so gut bei uns, dass wir Mühe hatten, ihn wieder loszuwerden.

Auf der Palliativstation versuchen wir Ruhe und Sicherheit zu vermitteln, weil Angst im Symptomgeschehen eines

Patienten nicht selten eine herausragende Rolle spielt. Angst hat viele Gesichter. Sie kann so stark sein, dass sich manche Patienten kaum unter ihrer Bettdecke hervortrauen, und sie hat viele Ursachen. Patienten haben Angst vor zu Hause, obwohl sie mit ihrem Partner zusammenleben, etwa weil der überfordert ist, nicht zuhört, keinen Trost spendet, nicht das tut, was sie erwarten, weil er sich zurückzieht und den Kranken mit seinen Beschwerden und Gefühlen allein lässt. Sie haben Angst davor, ärztlich nicht richtig versorgt zu werden – vielleicht kommt der Hausarzt nicht vorbei oder man bekommt nicht die richtigen Medikamente. Oder Patienten haben Angst, nicht rechtzeitig ins Krankenhaus zu kommen, oder Angst vor einer unbekannten Welt nach dem Tode.

Erstaunlicherweise kann man bereits nach der ersten Stunde auf der Palliativstation die Gelöstheit vieler Patienten erkennen, auch wenn die körperlichen Ursachen der Angst noch nicht beseitigt sind. Aber sie nehmen die Luftnot nicht mehr als so schlimm wahr, denn hier auf der Palliativstation gibt es ja alles, Sauerstoff, Medikamente und Menschen, die sich auskennen. Ruhe und Sicherheit auszustrahlen und gerade zu Beginn den Patienten aufmerksam zu beobachten, zahlt sich also aus.

Wenn ich in der Mittagszeit auf der Station erscheine, kann es passieren, dass mich meine Mitarbeiter zunächst kaum wahrnehmen, weil jeder mit seinen eigenen Aufgaben beschäftigt ist. Sie scheinen wie ein Bienenvolk ihren Aufgaben nach einem genetisch festgelegten Programm nachzugehen. Die einen tragen noch rasch etwas in die elektronische Patientenakte ein, andere richten schon mal die Infusionen für den Spätdienst, um ihn zu entlasten – ein Zeichen für gutes Betriebsklima. Im Frühdienst sind die Pflegekräfte in der Regel zu dritt, im Spätdienst nur zu zweit, sodass das Meiste in der Morgenschicht abgearbeitet wird. Die Verständigung läuft über Blicke, die Worte beschränken sich auf das Wesentliche, denn alle sind mehr mit den eigenen Aufgaben als mit den anderen beschäftigt. Ich störe sie in diesen konzentrierten Momenten möglichst nicht, um sie nicht aus dem Konzept zu bringen, denn im seltensten Fall warten sie nach Erledigung einer Sache auf die nächste; die Regel ist, dass jeder Mitarbeiter eine nicht enden wollende innere Liste abarbeitet. Es herrscht ein mittleres Geräuschniveau, und man achtet auf Zeichen der Kollegen. Nur selten sind konkrete Anspannung und Anstrengung zu spüren, etwa in der Mittagszeit vor der Übergabe, wenn der Frühdienst auf den Spätdienst trifft, die Ärzte eintrudeln und alle sich auf die Übergabe vorbereiten.

Auch wenn sich über die Jahre immer wieder ältere Schwestern in den wohlverdienten Ruhestand verabschieden oder jüngere ihre Schwangerschaft verkünden, ist die Fluktuation des Personals gering. Das ist ein Zeichen dafür, dass sich die Mitarbeiter als eingeschworenes Team verstehen und persönlich füreinander einstehen. Die Gespräche zwischendurch, in den Pausen oder nach Dienstschluss schaffen Ablenkung und eine Verbindung zur Welt außerhalb der Station. Die Tätigkeit auf einer Palliativstation streift man nach Dienstschluss nicht einfach ab wie den Kittel, den man in der Klinik zurücklässt. Das Schicksal der Patienten verfolgt beinahe jeden von uns jeden Tag bis nach Hause. Die Lebenspartner der Schwestern reagieren darauf unterschiedlich: Der eine Ehemann besitzt ein offenes Ohr und hört sich bereitwillig an, was am Tage passiert ist, der andere will zu Hause seine Ruhe haben. Die meisten Mitarbeiter haben für sich eine Möglichkeit gefunden, das Geschehene zu verarbeiten. Doch einige lechzen nach einem Austausch mit Gleichgesinnten. Auch aus diesem

Grund suchen wir immer wieder nach Möglichkeiten, außerhalb der Station ungezwungen zusammenzukommen, im italienischen Lokal, bei der sommerlichen Grillparty auf der Dachterrasse der Palliativstation, beim Abendessen nach dem Trauergottesdienst, im Thermalbad oder bei der Weihnachtsfeier.

Regelmäßige Teambesprechungen

Die Teilnahme an den Teamübergaben am Montag und Donnerstag ist Pflicht. Sie werden vom Oberarzt oder mir geleitet und sind vollgepackt mit einer Reihe wichtiger Themen, doch das A und O ist die Besprechung der einzelnen Patienten, die sich auf der Station befinden. Jeder soll die Gelegenheit nutzen können, über die Patienten Wissenswertes zu erfahren. Denn jeder von uns hat seine Beobachtungen gemacht und Erkenntnisse gewonnen. Ohne zu wissen, was die anderen gesehen, gehört, gerochen, gespürt oder getastet haben, dürfte es schwierig sein, sich ein halbwegs komplettes Bild von einem Patienten zu machen.

Bei den Übergaben werden die Patienten nach dem Zufallsprinzip in unterschiedlicher Reihenfolge vorgestellt, um eine Voreingenommenheit gar nicht erst aufkommen zu lassen. Die Bezugsschwester, die für den jeweiligen Patienten zuständig ist, stellt als Erste alles Wesentliche vor, was sie am Morgen getan und wahrgenommen hat. Meistens geht dem noch ein kurzer Überblick über die Krankheitsgeschichte und die Besonderheiten des Patienten voraus, weil es immer jemanden gibt, für den der Fall neu ist. Jeder ergänzt, was er für sinnvoll hält: Was kann man noch besser machen, worauf soll man zukünftig achten und was darf man keineswegs versäumen? Es gibt kein Richtig oder

Falsch, abwegige Gedanken rückt im Zweifelsfall jemand ins rechte Licht.

Die Teamübergaben finden in dem für die Patienten errichteten vollverglasten Wintergarten statt. Das Helle, Großzügige und Freie erleichtert den offenen Austausch. Dort oben im vierten Stock, wo man gewissermaßen über den Dingen schwebt, sieht man eher, was wichtig ist, und kann sich ein wenig über den Tod erheben. Am Ende widmen wir uns neuen Abläufen, Vorgaben aus dem Bereich des Qualitätsmanagements, Hygienevorschriften oder Auflagen der Behörden, zu überarbeitenden Dokumentationsstandards für die Kassenvertreter, wünschenswerten Investitionen und qualitätssichernden Maßnahmen im Rahmen regelmäßiger Zertifizierungsaudits.

Verständlich, dass wir uns bei dieser wichtigen einstündigen Besprechung, die um Punkt 12.52 Uhr beginnt, ungern stören lassen. In dieser Zeit passen Auszubildende oder Helfer auf Telefon, Klingel oder eingehende Befunde auf, und im Zimmer der Patienten werden nur die unaufschiebbaren Dinge erledigt.

Die nicht-medizinischen Kollegen

Bei der Übergabe ist auch unsere Kunsttherapeutin anwesend, die ihr Wissen und Können auf eine zurückhaltende und elegante Art nicht nur den Patienten, sondern auch der Station selbst zugutekommen lässt.

Der Umgang mit Buntstift, Pinsel oder Knetmasse gibt vielen Patienten bereits dadurch Auftrieb und innere Kraft, dass sie erkennen, welche Fähigkeiten noch in ihnen stecken. Doch zugleich kommt die Kunsttherapeutin mit den Patienten über ihre Werke in einen Dialog, in dem sie Dinge äußern, die andernfalls verborgen blieben. So öffnet sich ein Blick in das Innere der Patienten durch ihre Kunstwerke, an deren Interpretation dann auch der Psychologe (und seit gut zwei Jahren die Psychologin) beteiligt ist.

Nicht zuletzt, weil die Kunsttherapeutin die medizinischen, psychologischen und sozialen Hintergründe der Fälle bei den Übergaben kennengelernt hat, kann sie die Patienten je nach deren Verfassung entlasten oder stimulieren.

Auch wenn wir inzwischen selbst in unserer Verwaltungszentrale ein gewisses Verständnis für ihre Tätigkeit wecken konnten, bleibt es eine Herausforderung, die Budgetverantwortlichen davon zu überzeugen, dass Musiktherapie, Kunsttherapie und psychoonkologische Unterstützung für die Palliativmedizin genauso unverzichtbar sind wie das Skalpell für den Operateur.

Unser Sozialarbeiter ist ein Routinier in seinem Bereich. Knapp 60 und groß gewachsen, wird er immer wieder mal für einen Arzt gehalten, weil er so auftritt, wie sich viele Leute einen Arzt wünschen: ruhig und besonnen, auf das Gegenüber eingehend und interessiert an dessen Belangen. Für seine vielen Telefonate mit Kassen, Angehörigen, Kliniken, Heimen und Apotheken und für seine Stapel von Papieren hat er immerhin ein zehn Quadratmeter großes Zimmer mit Fenster zur Verfügung, von wo aus er auf die Ausläufer des Teutoburger Waldes blicken kann. Mit der Zeit avancierte er zum Fachmann für alles Finanzielle: die häusliche Versorgung, die Hilfsmittelausstattung, die versicherungsrechtlichen Aspekte. Aber wie wir alle fungiert er immer auch als Gesprächspartner und Ratgeber, der bei allen möglichen Dingen herbeigeholt wird, die mit seinem originären Aufgabengebiet eigentlich gar nichts zu tun haben.

Auch unser Psychologe empfiehlt sich durch seinen Charakter und seine Erfahrung für die Tätigkeit auf unserer Station: Bescheiden, eher ein Zuhörer als ein Redner, eher von Wohlwollen gesteuert als von Misstrauen, eher zurückhaltend als fordernd und forsch. Folglich ist er bei den Mitarbeitern und Patienten überaus beliebt. Wie ich ist er ein Liebhaber der Musik und der Kunst, weswegen er auch zur Kunsttherapeutin ein besonders gutes Verhältnis hat. Den Patienten ist er zugetan, und auch wenn ihm die Aussichtslosigkeit ihrer Situation zu Herzen geht, macht sie ihn doch nie befangen. Aufgrund seines reduzierten Stundenumfanges widmet er sich vor allem den schwierigen Fällen, ganz besonders den verzweifelten Patienten oder Angehörigen. Die leichteren Fälle überlässt er den Seelsorgern, Schwestern, Ärzten und anderen Therapeuten.

Um einschätzen zu können, welche Patienten seiner besonderen Zuwendung bedürfen (die psychische Verfassung der Kranken kann starken Schwankungen unterworfen sein), ist er bei der großen Montagsübergabe dabei und beteiligt sich manchmal auch an der großen Mittwochvisite.

Der Junge, der nicht weinen durfte

Am Fall einer jungen unheilbar kranken Mutter und ihrem Sohn Eduard lassen sich verschiedene Aspekte unserer Betreuungs- und Kommunikationsaufgaben und der Einsatzbereich unseres Psychologen erläutern.

Annegret Geffken hatte nicht mehr viele Wochen zu leben, doch auch sie gehörte zu den Patienten, die die Wahrheit verdrängten, wie deutlich wir auch unsere Sorge zum Ausdruck brachten. Für jedes Symptom, für jeden Befund hatte sie eine Erklärung parat, die aber nicht der wahrscheinlichen Ursache entsprach. Obwohl ihr Zustand sich zusehends verschlechterte, hoffte sie, dass sich alles irgendwie bessern würde und sie irgendwann die Station auf ihren eigenen Füßen verlassen könnte. Sie biss die Zähne zusammen und machte deutlich, dass sie weder vom Personal noch von ihrem Mann und erst recht nicht von ihrem Sohn Eduard Mitleid erwartete. Irgendwann läuteten bei meinen Mitarbeitern die Alarmglocken. Der Sohn kam nicht so oft vorbei, wie wir es erwartet hatten, und es stellte sich heraus, dass er die ganze Zeit über der Auffassung war, seine Mama würde bald wieder gesundet nach Hause kommen. Der Vater hatte nicht die Kraft, die Mauer der Härte, die die Mutter aufgebaut hatte, zu durchbrechen. Irgendwann platzte der Knoten, als ich vom Ehemann erfuhr, dass seine Frau dem Sohn gegenüber immer sehr streng gewesen war und ihm in den Jahren der Krankheit explizit verboten hatte, auch nur eine Träne ihretwegen zu vergießen.

Jeder von uns hatte im Lauf der Jahre Familien kennengelernt, die sich ungeschickt anstellten und überfordert waren, wenn es um die Versorgung von Kindern ging, bei denen die Gewissheit bestand, dass sie bald den Verlust eines Elternteils verkraften mussten. Viele Eltern und Großeltern wissen nicht, wie sie mit einer solchen Situation umzugehen haben, und so versuchen sie, die Kinder oder Enkelkinder zu schützen, indem sie ihnen weder Informationen geben noch mit ihnen gemeinsam trauern. Das entspringt manchmal der Unaufgeklärtheit der Patienten über Natur, Ausmaß und Prognose der Krankheit, oft aber auch dem Umstand, dass man es ohnehin nicht gewohnt ist, über Probleme miteinander zu reden, schon gar nicht, wenn diese Auswirkungen auf die Zukunft der Kinder haben. Wie aber sollen die sich auf die letzten Monate mit ihrer Mutter oder ihrem Vater einstellen, wenn noch nicht einmal ihre Eltern wissen oder wissen wollen, wohin die Reise geht? Früher erlebten die Kinder den Verfall ihrer Urgroßeltern und Großeltern mit und konnten auf diese Weise ein natürliches Verhältnis zum Werden und Vergehen, zu Gesundheit und Krankheit, zu Leben und Tod entwickeln.

Frau Geffkens Brustkrebserkrankung wurde vermutlich deswegen erst entdeckt, als sie sich schon auf die Hals- und Brustwirbelsäule, das Kreuzbein und die Schulterblätter ausgebreitet hatte, weil die Patientin sich selbst gegenüber ebenso hart und unnachgiebig war, wie sie es auch von Eduard erwartete. Vielleicht hoffte sie wie so viele, die Schmerzen würden nichts Ernstes bedeuten. Man konnte zu diesem Zeitpunkt nicht viel mehr machen, als die wichtigen Stellen, die frakturgefährdet waren und Schmerzen verursachten, zu bestrahlen und eine Chemotherapie anzubieten, um zu verhindern, dass die Erkrankung auch die inneren Organe rasch befiel. Diese Behandlungen setzten der Patientin zu, aber mit bemerkenswerter Willensanstrengung versuchte sie, den Schein nach außen zu wahren und so zu tun, als ob alles fast normal sei. So erfuhren wir, dass ihr einmal die Hand ausgerutscht war, weil Eduard sich Sorgen gemacht hatte und seiner Mutter zu nahe gekommen war.

Aus dieser Vorgeschichte ergab sich der Auftrag, den Sohn zu stärken und die Nähe zwischen ihm und seiner Mutter zu fördern. Dem Sohn die Möglichkeit zu geben, menschliche Gefühle wie Mitgefühl und Trauer zu entwickeln und auch zu zeigen, wenn ihm danach war, und sich schrittweise von seiner Mutter zu verabschieden, solange er es noch konnte, war eine Aufgabe, die der Psychologe und ich damals gemeinsam angingen. Nachdem der Junge viele Tage lang nicht auf der Station gesehen worden war, hatten wir eingesehen, dass es nicht so weitergehen konnte, und einen Termin vereinbart, zu dem Vater, Sohn und Großmutter erschienen.

Wir hatten ausreichend Zeit, die Sonne schien und man fand sich im Wintergarten zusammen. „Schön, dass Sie alle gekommen sind. Wie heißt Du denn?“

„Eduard“, entgegnete mir ein verschüchtert wirkender Neunjähriger, der seinem Wesen und Äußeren nach jünger wirkte. Er schaute mir nicht in die Augen. Seine kurzen Sätze in einem fast singenden, monotonen Tonfall klangen etwas unnatürlich.

„Darf ich dich mal alleine sprechen?“ Ich führte den Jungen auf die Dachterrasse, wo wir beiden uns ungestört unterhalten konnten. Dort setzten wir uns an einen großen Tisch schräg gegenüber, sodass wir beide uns nicht direkt in die Augen blicken mussten. „Wie geht es dir, Eduard?“

„Gut.“

„Wann warst du das letzte Mal bei deiner Mama?“

„Vor zwei Tagen.“

„Ach, ich habe dich da gar nicht gesehen, schön, dass du da warst. Wie ging es ihr denn da?“

„Gut.“

„Hatte sie gesagt, dass es ihr gut ging, oder war das dein Eindruck?“

„Das hat sie gesagt.“

„Wie war denn dein Eindruck, Eduard, ging es ihr gut?“

„Wir haben wenig gesprochen, sie war so müde.“

„Ja, Eduard, darüber wollte ich mit dir sprechen. Ich glaube, deiner Mama geht es nicht gut. Wir sehen, dass deine Mama immer müder wird und immer weniger Kraft hat, und ich wollte dir heute sagen, dass wir uns große Sorgen um deine Mama machen.“ Ich wartete ab, ob der Junge etwas sagen würde, er sagte aber nichts und blickte zu Boden. „Machst du dir denn auch Sorgen?“

Beinahe wie aus der Pistole geschossen entfuhr ihm: „Mama hat gesagt, ich brauch mir keine Sorgen zu machen, alles wird wieder gut.“

Ich neigte meinen Kopf zur Seite, sah ihn skeptisch an und antwortete langsam und sorgenvoll: „Ach, Eduard, das wäre so schön, wenn wieder alles gut würde, aber wir machen uns große Sorgen um deine Mama.“

Dann die Überraschung: „Meinst du, sie muss sterben?“ Plötzlich hob er seinen Kopf und sah mich mit erschrockenem Blick und Verwunderung an, und ich, der vieles gewohnt ist und den so schnell nichts umhauen kann, musste einmal schlucken und meine Tränen zurückhalten, als ich sagte: „Ja, Eduard, deine Mama wird sterben.“ Hätte mir ein erwachsener Patient gegenübergesessen, hätte ich ihn gefragt, ob er denn selbst wohl glaube, dass er sterben müsse, um daraufhin den Gesprächsfaden weiterzuspinnen. Hier verbot es sich.

„Wie ist das, wenn man stirbt?“ Nun war in der sonst so monotonen Stimme auf einmal eine emotionale Schwingung hörbar. Jetzt fragte ein neunjähriger Junge, der echtes Interesse signalisierte – an etwas, das etwas Technisches oder Biologisches und gleichzeitig etwas Mysteriöses, Tabuisiertes und damit Faszinierendes beinhaltete, in dessen Terrain jedes Kind gerne vorstoßen will. In diesem Moment strahlte Eduard keine Traurigkeit aus und blickte mir zum ersten Mal direkt in die Augen.

„Vermutlich werden die Kräfte deiner Mama Schritt für Schritt nachlassen, und sie wird immer mehr schlafen wollen. Es kann gut sein, dass sie aus einem solchen Schlaf dann nicht mehr aufwachen wird.“

„Hat das mit dem Krebs zu tun?“ Wieder eine technische Frage, auf die ich eigentlich gar nicht so genau eingehen wollte. Stattdessen wollte ich erreichen, dass der Junge Emotionen zeigte und ein Zeichen der Trauer äußerte, doch es interessierten ihn offenbar technische Details.

„Warum interessiert dich denn das?“

„Mama hatte doch immer die Chemotherapie gegen den Tumor, hilft die jetzt nicht mehr?“

„Nein, die hilft jetzt nicht mehr“.

„Kann man denn gar nichts mehr machen?“

„Gegen den Krebs kann man jetzt nichts mehr machen, dennoch können wir deiner Mama helfen.“

Ich war schon auf das „Was“ vorbereitet oder das „Wie“. Doch vorerst blieb es technisch. Der Junge machte eine Pause und dann kam ganz plötzlich, doch dieses Mal mit gesenktem Haupt und mehr vor sich hin gesprochen die Frage: „Was ist eigentlich Krebs?“ Was wollte ein Junge in seinem Alter, der ziemlich aufgeweckt war und der Zusammenhänge herstellen konnte, an dieser Stelle wohl wissen? Ich begann zu ahnen, dass das Gespräch länger dauern würde und dass ich das aushalten musste. „Du weißt ja, dass deine Mama schon seit ein paar Jahren an Brustkrebs leidet. Das ist eine Krankheit, bei der Zellen gebildet werden, die den Körper zerstören, wenn man sie nicht entfernt. Erst hatte man deine Mama operiert. Damals warst du gerade einmal vier Jahre alt. Man hoffte, dass man dadurch diese Krebszellen entfernen konnte. Doch dann kam die Krankheit immer wieder, egal, was man dagegen unternahm. Jetzt sind so viele dieser Krebszellen im Körper deiner Mama, dass sie daran sterben wird.“

„Aber ich darf nicht weinen.“ Wir sahen uns an, und ich war fassungslos. Ich hatte vielleicht eine Nachfrage erwartet, doch stattdessen kam diese Feststellung, die mich mitten ins Herz traf. Eduard wusste, spürte oder ahnte genau, was ihm in den vorausgegangenen Jahren verboten worden war, und er brachte es in den genau richtigen Zusammenhang. Eigentlich war ich schon fast am Ziel. Ich spürte den Impuls, Eduard anzuschreien und ihm auf diese Weise deutlich zu machen, dass er natürlich, selbstverständlich, vollkommen erlaubterweise doch weinen dürfe, ja für sein weiteres Wohl und sein Leben auch weinen müsse. Doch ich hielt mich zurück. „Warum darfst Du nicht weinen?", fragte ich in einem Tonfall, der dem Jungen vielleicht verdeutlichte, dass mich dieser Sachverhalt empörte.

„Mama hat gesagt, ich darf nicht weinen."

„Weißt du, warum sie das gesagt hat?"

„Mama hat gesagt, ich soll hart bleiben, ich darf nicht weinen."

In diesem Moment glaubte ich, Eduard sehr nah zu sein, und sagte so einfühlend, aber auch unmissverständlich wie möglich: „Eduard, jeder Mensch darf weinen. Auch du darfst weinen, auch Erwachsene dürfen weinen. Weinen ist etwas ganz Normales, wenn man traurig ist. Wenn man seine Mama verliert, dann ist das ganz traurig, und dann darf man weinen. Dann darfst auch du weinen".

Nach ein paar Sekunden entfuhr ihm: „Ich darf aber nicht traurig sein, ich muss hart bleiben."

Das war für heute genug. Die harte Hand seiner Mutter hatte ihre Spuren hinterlassen und dafür gesorgt, dass dieser kleine Junge keine Emotionen zeigte. Sie nahm ihm damit etwas, was sich in der Zukunft, im weiteren Leben Eduards rächen würde. Fortan sorgte ich dafür, dass wenigstens die Großmutter so natürlich wie möglich mit der Situation umging. Glücklicherweise war sie offen und ließ sich beraten. Sie sollte ihren Enkel ermutigten, aber nicht zwingen, häufiger seine Mutter zu besuchen. Dem Vater, der sich immer wieder von seiner Arbeit freigenommen hatte, um sich um seinen Sohn zu kümmern, sagte ich, dass sich der Zustand der Patientin noch einmal verschlechtert habe, sodass nicht mehr viel Zeit bleibe. Nachdem ich den Psychologen informiert hatte, führte der am darauf folgenden Tag das Gespräch mit Eduard fort. Zwei Wochen später verstarb die Patientin. Der Junge war anwesend, aber er vergoss keine Träne, und so blieb nur zu hoffen, dass auch bei ihm die Zeit Wunden heilen würde, die seine Mutter ihm zugefügt hatte. Eine Kinder- und Jugendpsychologin wurde eingeschaltet.

Verstorbene leben in den Hinterbliebenen fort. Die Familientherapeutin Sandra Konrad zitiert in ihrem Buch *Das bleibt in der Familie: Von Liebe, Loyalität und uralten Lasten* einen grönländischen Schamanen, der das überlieferte Wissen der Menschen um die Bedeutung der Toten für die Lebenden zum Ausdruck bringt: „Heilung bedeutet, dass die Ahnen in dir lebendig werden ... Vergiss nicht, dass jeder Mensch von Ahnen abstammt, die sowohl gute als auch schlimme Dinge getan haben, und deren Wurzeln tief in die Vergangenheit gehen."

Ein halbes Jahr später sah ich Eduard mit seinem Vater in der ersten Reihe der Kirche sitzen, in der wir für die Angehörigen der im Vorjahr verstorbenen Patienten alljährlich den Trauergottesdienst ausrichten. Ich hatte den Eindruck, dass ihm der Rahmen, in dem seiner Mutter noch einmal gedacht wurde, guttat. Der Junge gab mir zur Begrüßung stumm die Hand und blickte mir, weil wir im Gottesdienst einander gegenübersaßen, ab und zu in die Augen.

Herausforderungen für alle

Auf Palliativstationen befindet sich ein repräsentativer Querschnitt der Bevölkerung, denn der Tod macht vor niemandem Halt, und jeder Bürger hat das Recht auf eine stationäre (und ambulante) palliativmedizinische Versorgung. Nur Kinder werden dort nicht aufgenommen, dafür gibt es besondere Einrichtungen. Zum Querschnitt gehören Menschen mit unterschiedlicher Intelligenz, aus allen Schichten, mit hohem oder geringem Bildungsstand, aus anderen Kulturkreisen und mit ganz verschiedenen Lebensentwürfen. Es sind einfältige wie schlaue, junge wie alte, gesetzestreue wie kriminelle Menschen. Manche von ihnen sind lebenssatt und froh, gehen zu dürfen – selbst bei Jüngeren kommt das manchmal vor. Andere wollen die Welt partout nicht verlassen, obwohl sie eigentlich das Alter dazu hätten.

Dass jeder Einzelne mit seiner todbringenden Erkrankung unterschiedlich umgeht, unterschiedliche Wünsche hat und unterschiedliche Erwartungen an Ärzte, Schwestern oder Therapeuten heranträgt, dass dieses individuelle Eingehen auf die Patienten gerade auch den Reiz der Palliativmedizin ausmacht, ist bisher schon deutlich geworden.

Dennoch stoßen wir täglich an Grenzen und begegnen immer neuen Herausforderungen, und dann hilft es sehr, wenn man umgeben ist von Kollegen, die der gleiche Wunsch verbindet: einen Menschen, den man vielleicht nur für die Dauer von ein paar Tagen begleitet, in bestmöglichem Maße zu verstehen und für ihn die Möglichkeiten der Palliativmedizin auszuschöpfen.

In vielen Fällen kommen die Patienten mehrere Male auf die Station. Auch wenn die durchschnittliche Aufenthaltsdauer bei 12 Tagen liegt, ist die Begegnung doch in vielen Fällen so intensiv, dass die Station für die Patienten zu einem Ort der Vertrautheit und Geborgenheit wird – und das ist für uns auch eine Verpflichtung.

Man benötigt viele Monate, um als Krankenpflegekraft oder Arzt den Überblick zu gewinnen und die Finessen der Arbeit auf der Palliativstation kennenzulernen. Anfänger werden aber feststellen, dass das Wichtigste bei ihrer Tätigkeit Mitmenschlichkeit und die Offenheit für den anderen und seine Sorgen ist, etwas, das im Elternhaus und in den Kindertagen vermittelt wird. Bringt man sie als Arzt oder Pfleger nicht mit, ist es meiner Erfahrung nach zu spät – Empathie lässt sich nicht etwa erlernen oder verordnen. Aus diesem Grund ist nicht jede beliebige Person für diese Tätigkeit geeignet, und es ist vollkommen unangemessen, Planstellen hin- und herzuschieben, um Lücken auf einer Palliativstation zu stopfen, wenn zum Beispiel eine Pflegekraft aus einem anderen Bereich gerade „übrig“ ist.

Tapferkeit und Mitgefühl

Während einer Teambesprechung ging plötzlich die Notfallschelle. Die Stationsärztin und eine examinierte Schwester eilten geschwind in das entsprechende Zimmer. Ein Patient hatte plötzlich Blut gespuckt und der Schwesternschülerin, die ihn während der Übergabe umsorgte, einen gehörigen Schrecken versetzt.

Die Menge von Blut überschätzt man aufgrund seiner Farbintensität leicht. Die beiden Erfahrenen sahen sofort, dass keine lebensbedrohliche Situation vorlag und sie sich mehr um die Schülerin zu kümmern hatten, die völlig außer sich war und weinte.

Der Vorfall erreichte den Wintergarten, und ich hielt es für meine Pflicht, nach den Beteiligten zu sehen. Der Patient versicherte mir, das mit dem Blut sei in letzter Zeit schon häufiger vorgekommen, da müsse man sich keine Sorgen machen. Die junge Dame hingegen bedurfte der Anteilnahme. Ich versuchte, sie zu beruhigen, und versicherte ihr zunächst, dass nichts Schlimmes vorgefallen sei. Dann fragte ich sie, ob sie so etwas schon einmal erlebt habe. Mit tränenerstickter Stimme erzählte sie mir und der anwesenden Schwester von einem fünf Jahre zurückliegenden Unfall auf ihrem damaligen Schulweg. Ein Wagen war mit erhöhter Geschwindigkeit von der Fahrbahn abgekommen und gegen einen Laternenmast geprallt. Fahrer und Beifahrer wurden schwer verletzt. Sie hatte Erste Hilfe geleistet, so gut sie konnte, und dabei literweise Blut gesehen. Der Rettungswagen war schnell da gewesen und die Verletzten hatten überlebt. Sie dachte eigentlich, sie habe das Erlebnis verdaut.

„Darüber müssen wir noch einmal in Ruhe sprechen", schlug ich ihr vor, denn es war Zeit, zur Übergabe zurückzukehren. Am kommenden Tag erzählte ich ihr von einigen furchtbaren Erlebnissen, die ich gehabt hatte, und dass es viel Kraft koste, sie auszuhalten. Ich sagte ihr, dass es in der Medizin immer wieder unvorhergesehene Situationen, schreckliche Momente und Krankheiten gibt, die Ärzte und Pfleger an ihre Grenzen bringen. Doch die Patienten bedürften gerade in einer solchen Situation unserer Hilfe. Sie sind schließlich die Betroffenen, sie haben die Blutung, die schrecklichen Schmerzen oder die Angst zu ertragen und seien auf uns angewiesen. Selbst wenn ein Mensch infolge massiven Blutverlustes im Sterben liege und aus medizinischer Sicht nichts mehr getan werden könne, so sei es doch ein Gebot der Menschlichkeit, bei ihm zu bleiben, seine Hand zu halten und ihm mit ruhigen Worten die Angst zu nehmen, auch wenn man selber Angst hat. Dazu gehören Tapferkeit und Mitgefühl, und beides könne man sich nur dann erarbeiten, wenn man bereits ein Mindestmaß von seinen Eltern mit auf den Weg bekommen habe. Ob sie denn glaube, genügend Mitgefühl und Tapferkeit zu besitzen, fragte ich sie.

„Ich weiß es nicht", entgegnete sie.

„Ich glaube es schon", sagte ich, „denn Sie sind bei dem Verkehrsunfall ja nicht weggerannt und haben auch gestern dem Patienten tapfer zur Seite gestanden."

Zu viel Mitgefühl kann umgekehrt auch zum Problem werden. Denn manche Patienten finden es sehr bequem, dass die Bediensteten der Station gleich springen, wenn man mit dem Finger winkt, und sie melden sich gerne wieder, kaum dass man das Zimmer verlassen hat.

Wie verhält man sich solchen Patienten gegenüber? Wie grenzt man sich ab und verhindert, dass man ausgenutzt wird? Wodurch kann man erkennen, welche Patienten wirklich bedürftig sind, und was kann dahinterstecken, wenn eine Patientin immer wieder klingelt, obwohl es eigentlich nicht viel bei ihr zu tun gibt? Weil solche Fragen zentral für unsere Arbeit sind, haben wir sie einmal zum Thema einer Supervision gemacht.

Das richtige Maß von Nähe und Distanz sowie die Zusammenarbeit aller spielen dabei eine wichtige Rolle. Natürlich lassen manche von uns mehr Nähe zu als andere, und sicherlich gibt es immer wieder Patienten, die das Spiel beherrschen und es verstehen, den verschiedenen Mitarbeitern unterschiedliche Botschaften zu senden. Das macht es notwendig, die Beobachtungen der einzelnen Mitarbeiter in Gesprächen zu einem Ganzen zusammenzufügen. Jeder von uns musste lernen wahrzunehmen, wie viel Nähe er zu einem Patienten zulassen darf. Interessanterweise werden zum Thema der Abgrenzung eine Menge Schulungen und Lehrgänge geboten. Und ich hatte weiter oben bereits darauf hingewiesen, dass „professionelle Distanz“ ausgesprochen oder unausgesprochen Bestandteil der Medizinerausbildung ist. Auf ein Zuwenig an Nähe und ein Zuviel an Distanz, auf die so wichtige „professionelle Nähe“ wird man dagegen sehr selten hingewiesen. Welcher Lehrer sagt einem schon, man sei zu abweisend und zu wenig emotional? Welche Kollegin traut sich, der anderen zu sagen, dass man einem sterbenskranken Menschen auf derart schroffe und kalte Art nicht begegnen darf?

Wenn es tatsächlich stimmt, dass das Pflegepersonal besonders anfällig für Krankheiten ist und sogar die Lebenserwartung niedriger als in anderen Berufsgruppen, dann zeigt das nur die große Belastung, der es ausgesetzt ist. Umso ärgerlicher, dass die Budgetverantwortlichen, um Kosten zu reduzieren, allzu gerne ausgerechnet beim Personal sparen, das doch das Rückgrat einer Klinik darstellt. Die Personaldecke ist auf allen Palliativstationen dünn, die Arbeitsbelastung im Vergleich zu früher enorm angestiegen und die emotionale Belastung ohnehin besonders hoch.

Auch im ambulanten Sektor werden den Mitarbeitern des Pflegedienstes immer mehr und angesichts ausgedünnter medizinischer Versorgung sogar ärztliche Tätigkeiten übertragen. Das ist bei einer älter werdenden Gesellschaft mit chronischen Krankheiten unter den gegenwärtigen Bedingungen wohl kaum anders vorstellbar. Vor diesem Hintergrund hat der Wissenschaftsrat unlängst dafür plädiert, jeden fünften Pflegeschüler eines Ausbildungsjahrgangs einem Studienplatz zuzuführen. Nicht nur seien die Aufgaben für die Pflegekräfte mit der Zeit immer komplexer geworden, angesichts der chronischen Erkrankungen seien die Ärzte auch weniger von Bedeutung, hieß es. Beispielsweise bei der Versorgung dementer Patienten müssten weder die Diagnose noch die Therapie ständig neu angepasst werden. Es sei vielmehr von Bedeutung, vorausschauend die Folgen der Erkrankung zu verhindern, und die lägen mehr im pflegerischen Bereich, etwa bei der Verhütung von Druckgeschwüren bei bettlägerigen Patienten. Pflegekräfte, Physio- und Ergotherapeuten, aber auch

Logopäden und Ernährungsberater hätten insofern eine zunehmend wichtigere Aufgabe, für die sie speziell geschult werden müssten. Man spricht von *reflective practitioners*, die das eigene Handeln ständig hinterfragen und auf der Basis wissenschaftlicher Erkenntnisse selbstständig handeln. Daher müssten sie mit mehr Kompetenzen ausgestattet werden. Die Ausbildung zu einer medizinisch-akademischen Fachkraft in einem dreijährigen Studiengang würde diesen Anforderungen nach Ansicht des Wissenschaftsrates besser gerecht werden als die gegenwärtigen Ausbildungsgänge an qualitativ höchst unterschiedlichen Schulen mit viel zu wenigen akademisch qualifizierten Kräften. Weil es bei der Versorgung chronisch kranker Menschen vielfach um ethische Belange und um Fragen der Wirtschaftlichkeit gehe, könne man auch Teile des Medizinstudiums mit Teilen einer solchen Ausbildung für Pflegeberufe zusammenlegen. Ähnliche Ansichten vertreten der Verband der Universitätsklinika Deutschlands und der Verband der Pflegedirektoren in einer Stellungnahme 2014. Auch sie befürworten die akademische Ausbildung nichtärztlicher Gesundheitsberufe an den medizinischen Fakultäten. An der Ruhruniversität Bochum sind bereits richtungweisende praktische Entscheidungen getroffen worden.

Routine und Improvisation: Der Tagesablauf auf der Station

Wir Ärzte besuchen unsere Patienten jeden Tag mehrere Male, und traditionell bezeichnet man dieses Zusammentreffen im Patientenzimmer als Visite. Dieser Besuch ist auch insofern aufschlussreich, als dass Patientenzimmer einen guten Eindruck vom Wesen des Patienten vermitteln: Wo sind seine Sachen untergebracht, wie hat er welche wichtigen Dinge auf seinem Nachtschrank verstaut, was für ein Buch liest er, welche Bilder hat er mitgebracht, hält er seine Medikamente in Ordnung? Wenn ich als Arzt auf der Station alleine bin, habe ich es mir zur Gewohnheit gemacht, dem Patienten neben der eigentlichen Visite morgens und nachmittags auch zwischendurch Kurzbesuche abzustatten. Frühmorgens erkundige ich mich bei den Schwestern über die Vorfälle in der Nacht und hole mir Informationen zu den Patienten, die an diesem Tag aufgenommen oder entlassen werden sollen. Ich fertige für den Hausarzt der zu entlassenden Patienten den Kurzarztbericht an, aus dem Medikation und Besonderheiten des Aufenthaltes hervorgehen.

Wenn alles Dringende erledigt ist, drehe ich meine erste oberflächliche Runde, die mehr einem vorsichtigen Abtasten gleicht. Schlafen die Patienten noch, lasse ich sie schlafen, beobachte aber ihre Atmung, die Lage und das Gesicht und vergleiche diesen kurzen Eindruck mit dem vom Vortag. Dieses aktuelle Bild hilft mir bei der Entwicklung einer Behandlungsstrategie im Laufe des Tages. Schläft der Patient nicht, wird er kurz begrüßt, und mein erster Tageseindruck ist etwas intensiver. Zumeist haben die Patienten in der Frühe nicht viel zu sagen, und die Konversation beschränkt sich auf ein paar Allgemeinheiten. Doch schon die Wahl seiner Worte, der Tonfall und die Reaktionen auf meine Fragen ergeben Informationen, die in den Film über diesen Patienten eingefügt werden. Nach einer guten halben Stunde habe ich alle Zimmer durch, und dieser Erstkontakt zieht in der Regel weitere Aktionen nach sich, die gleich erledigt werden. Hier ist eine Schmerzspritze erforderlich, dort muss ein neuer venöser Zugang gelegt werden, oder ein Angehöriger hat um ein Gespräch gebeten. Diese Runden wiederhole ich vier-, fünfmal an einem Tag, denn immer gibt es etwas Neues oder Interessantes zu erfahren oder etwas Medizinisches zu tun.

Der zweite Kontakt sollte gemeinsam mit einer Pflegekraft stattfinden. Diese eigentliche Tagesvisite hat einen offizielleren Charakter. Dabei wirft man einen Blick nach vorne: Kann sich der Patient vorstellen, nach Hause zurückzukehren, ist er mit dem Pflegedienst zu Hause zufrieden? Wird der Ehepartner mit der Betreuung zurechtkommen oder sich überfordert fühlen? Denkt der Patient noch an eine Chemotherapie? Aus diesem Gespräch mit den Patienten und Angehörigen resultieren dann Behandlungen wie eine Punktion, eine Ultraschalluntersuchung, eine Transfusion, selten eine Beschwerden lindernde Chemotherapie. Auch meine Mitarbeiter haben bei der Visite immer etwas zu fragen oder zu sagen, denn sie machen bei ihren Rundgängen, beim Betten und Waschen, Essen reichen und Lagern ihre eigenen Beobachtungen und erfahren jetzt manches, was unmittelbar Bedeutung besitzt.

Häufig ist Improvisationstalent gefragt, denn manchmal muss ich mich um einen Patienten länger kümmern als gedacht, und das hat unmittelbare Auswirkungen auf andere Tätigkeiten. Das innere Zeitmanagement und die fließende Priorisierung nach Wichtigkeit ist eine Frage des Gefühls und der Erfahrung und demnach auch nichts, was man so einfach in Krankenakten dokumentieren oder durch Prozessoptimierungsstrategien verbessern könnte.

Es dauert meist bis zum frühen Nachmittag, bis der erste Schwung Arbeit erledigt ist, die Patienten besucht, untersucht oder behandelt, lästige Formulare ausgefüllt und Telefonate geführt worden sind. Erst dann setze ich mich zu den Schwestern der Frühschicht an den Tisch im kleinen Besprechungszimmer, um weitere Informationen zu erhalten und mich für einen Moment auszuruhen.

Die Patienten treffen in ganz unterschiedlichem Zustand bei uns ein. Die einen sind gehfähig, die anderen werden auf einer Liege hereingeschoben, manche sind wach, andere schlafen. Sie kommen mit Angehörigen oder ohne, mit mehr oder weniger aufschlussreichen Unterlagen, aus einem anderen Krankenhaus, einer Praxis, einem Heim oder von zu Hause. Der Patient kann unmittelbar behandlungsbedürftig oder stabil sein, ängstlich oder ruhig.

Wenn sich die Fahrstuhltür öffnet, erkennen die Mitarbeiter auf den ersten oder zweiten Blick, wen sie vor sich haben, und dann läuft die Routine. Die Bezugsschwester beschäftigt sich eingehend mit dem neuen Patienten und vermittelt jene Ruhe und Kompetenz, Wärme und Geborgenheit, die zum ersten positiven und prägenden Eindruck führen sollen. Erst dann ist der Arzt dran, der sich bis zu diesem Zeitpunkt mit den Unterlagen beschäftigt, sich in die Anamnese eingearbeitet, die bisherigen Medikamente auf den Prüfstand gestellt, vielleicht mit dem Haus- oder Klinikarzt telefoniert und den Angehörigen gesprochen hat. Die haben oft viel zu erzählen, bevor man den Patienten selbst richtig kennenlernt, und wenn die Patienten zu schwach sind, braucht man mitunter ihre Aussagen für die Anamnese. So sorgen alle parallel für einen reibungslosen Ablauf. Dass wir so gut aufeinander eingespielt sind, ist eine der vielen Stärken meines Teams.

Jeden Mittwoch findet die große Visite statt, bei der ich meist vom Oberarzt, der Stationsärztin, dem Sozialarbeiter, der Bezugsschwester und der Physiotherapeutin begleitet werde. Häufig haben wir Gäste zu Besuch, ärztliche Kollegen, examinierte Krankenpflegekräfte, Schüler aus Berufsschulen, Auszubildende in den Gesundheitsberufen oder des ambulanten Hospizdienstes. Bevor wir das Zimmer betreten, besprechen wir die Krankengeschichte.

Dabei ist es mir wichtig zunächst darüber zu reflektieren, ob die palliativmedizinisch führende Krankheit wirklich ausbehandelt ist, oder ob nicht doch noch entfernte aber sinnvolle Möglichkeiten (etwa neue gut verträgliche Verfahren) der Therapie bestehen, um den Patienten solange wie möglich am Leben zu erhalten. Darauf folgt unsere Einschätzung der Lebenszeitprognose aufgrund des klinischen Zustandes, der Natur der zugrundeliegenden Erkrankung, der Dynamik der Entwicklung, der Mobilität und Nahrungszufuhr des Patienten. Schließlich die Frage, was der Patient (und seine Angehörigen) zu seiner Situation weiß, und ob er formuliert hat was er von uns erwartet. Dann gehen wir auf den augenblicklichen Zustand des Patienten und seiner Angehörigen ein und überlegen uns Anpassungen der Behandlung. Jeder Mitarbeiter hat etwas beizusteuern. Wie war die Nacht, was gibt es vom Vortag zu berichten, hat man etwas übersehen, gibt es noch eine realistische Möglichkeit der Fortführung der von anderer Stelle geplanten Chemotherapie, was meint der Patient selbst dazu, kümmern sich die Angehörigen und vieles mehr. Die Visite selbst beim einzelnen Patienten kann ein paar Minuten dauern oder auch eine halbe Stunde. Manchmal reden wir dabei vornehmlich mit den Angehörigen, etwa wenn der Patient nicht in der Lage ist, sich zu äußern.

Hochzeit im Krankenhaus: Der Fall Olga Kasslowski

Sehr häufig ordnen sich bei der palliativen Versorgung rein medizinische Maßnahmen höheren Zielen unter. Olga Kasslowski ist so ein Fall. Die 24-jährige Krankenschwester, die ihr Leben kranken Menschen widmen wollte, erkrankte eines Tages selbst an einem aggressiven Kopf-Hals-Tumor, ohne dass irgendwelche Risikofaktoren vorgelegen hätten.

Als sie sich den Ärzten vorstellte, war es für eine Operation bereits zu spät, und es blieb ihnen nichts anderes übrig, als eine kombinierte Radio-Chemotherapie bei der jungen Frau durchzuführen. Bereits während der laufenden Behandlung wuchs der Tumor weiter, eines jener seltenen und besonders schnell wachsenden Malignome, die auch im 21. Jahrhundert auf keine Therapie ansprechen. Gerade erst hatte sie Heiratspläne mit einem jungen Krankenpfleger geschmiedet, und nun stand das Lebensende der jungen Frau bevor.

Auf unsere Station kam sie in einem jämmerlichen Zustand. Sie war abgemagert und nicht mehr in der Lage zu riechen und zu schmecken, aufgrund der starken Zungenschwellung war es ihr unmöglich zu essen, zu trinken und zu sprechen. Wegen der Schwellung der Augenlieder konnte sie kaum noch sehen und wegen des Tumors im Bereich des Gehörganges nur noch sehr eingeschränkt hören. Das Gesicht eines hübschen jungen Mädchens war nur noch zu erahnen, und doch hielt ihr Verlobter zu ihr. Obwohl der Tod bereits vor der Tür stand und bereits das tägliche Leben extreme Mühe bereitete, standen beide unbeirrt zu dem Entschluss, alsbald in den Stand der Ehe einzutreten, das ergab sich unzweifelhaft aus den mehr als umständlich zu führenden Gesprächen. Um den Wunsch umzusetzen, auf der Station eine kleine Zeremonie abzuhalten, musste die Braut nun möglichst in einen Zustand gebracht werden, der es ihr zumindest ermöglichte, ihrem Bräutigam in die Augen zu blicken. Die Vorbereitungen liefen auf Hochtouren. Jeder auf der Station und jedes Familienmitglied hatte seine Aufgabe, um alles so hinzubekommen, wie es das für die Zeremonie erstellte Protokoll vorsah. Drei Tage vor der Hochzeit nahmen wir die Patientin noch einmal bei uns auf, um an den folgenden Tagen das entzündungshemmende und abschwellende Dexamethason als Infusion zu verbreichen, in einer so hohen Dosierung wie nie zuvor. Flankiert wurden diese Maßnahme durch eine intensive Lymphdrainage, eine spezielle Lagerung im Bett für die Nacht, die Applikation einer Spezialsalbe auf homöopathischer Basis und die Gabe von Bromalein, das ebenso der Abschwellung diente. Bereits nach der ersten Gabe von Dexamethason konnte die junge Frau ein wenig besser aus den Augen blicken und am zweiten Tag alles Wesentliche erkennen. Die Herausforderung blieb die Zunge, die einfach nicht abschwellen wollte. Doch am Nachmittag des dritten Tages war sie fast im Mund verschwunden, und gegen Nachmittag sah man eine schön hergerichtete Braut mit frisch gewaschenen Haaren, die sich sogar für ein paar Minuten auf den Beinen hielt, um das Jawort zu geben, bevor gefeiert wurde. Wenig später wurde der Jungvermählte zum Witwer.

Religiosität und Spiritualität

Statistiken belegen, wie wichtig Religion und Spiritualität für viele schwerkranke Patienten werden. Zwei von drei Befragten berichten, dass dieser Aspekt im Verlauf der Erkrankung für sie einen höheren Stellenwert eingenommen hat und sie dadurch Trost finden. Doch jeder Fünfte fühlt sich dem Glauben ferner denn je und durch die Krankheit eher bestraft oder betrogen.

Wenige Jüngere lassen sich heutzutage noch durch den Glauben tragen und trösten. In einer zunehmend säkularisierten Gesellschaft mildert keine Religion mehr die Konfrontation mit der eigenen Vergänglichkeit. Heilsversprechen findet die Mehrheit der Menschen aus den westlichen Industrienationen am ehesten in der Hochleistungsmedizin, die vorgibt, einen von jeder Krankheit befreien zu können. Dem modernen Menschen sind die Rituale, die in vielen Religionen den Übergang vom Leben in den Tod zelebrieren und ihm so den Schrecken nehmen, zumeist fremd. Eher hält er es mit Heinrich Heine: „Der Zweck des Lebens ist das Leben selbst.“

Worin aber kann die Hoffnung eines Sterbenden bestehen, wenn es kein Versprechen auf ein Jenseits gibt? Es bleibt ihm vielleicht die rückblickende Überzeugung vom Sinn des gelebten Lebens, die Zuversicht, dass es eine Spur hinterlässt, die den Nachfolgenden als Orientierung dienen kann: den Nachkommen, die die eigenen Erbanlagen weitertragen, oder den Menschen seines Wirkungskreises, die seine Werte und Prinzipien, vielleicht auch die Erinnerung an ihn bewahren, weitertragen und zu nutzen wissen.

In unserer modernen Gesellschaft bezahlen wir die Vorzüge der Freiheit mit einem hohen Verlust. Wir dulden, dass der Fortschritt unser Leben zwar erleichtert, aber nicht erfüllt. Auf den Thron alter Weisheiten und Wahrheiten steigen heute die Götzen des Geldes und der Wissenschaft. Hochmütig ersetzen wir das Vertrauen in die unendliche Liebe Gottes durch unseren Glauben an Gentechnik und medizinische Höchstleistungen, die alles Leiden abschaffen sollen. Doch unser Glaube an die Allmacht von Technik und Medizin kann über Nacht angefochten werden. Vor einer todbringenden Krankheit ist niemand gefeit. Kurz vor dem Lebensende scheint dann plötzlich alles ausweg- und bedeutungslos, die verbleibende Zeit als viel zu kurz und damit sinnlos. Sinnlos ist die Zeit aber nicht, wenn sie erfüllt gestaltet wird: wenn Beziehungen eine ganz neue Tiefe erreichen und man spürt, dass man trotz seiner Einschränkungen noch immer Bedeutung für andere hat. Ein Mensch, der unter körperlichen und seelischen Qualen leidet, bedarf der besonderen Fürsorge anderer. Mit gelingender Palliativmedizin kehren wir Ärzte zu unseren Wurzeln zurück, zu der Tradition zu trösten, zu lindern, dem Patienten beizustehen und mit ihm und seinen Angehörigen das Unabwendbare auszuhalten. Dieser ursprüngliche Ansatz der Medizin lässt sich in der christlich-abendländischen Tradition genauso wiederfinden wie in der morgenländischen und arabischen Geschichte oder in der afrikanischen und fernöstlichen Medizin.

Wenn die Menschheit zusammenwächst, treffen Menschen unterschiedlicher Kulturkreise aufeinander. Das kann für beide Seiten enorm bereichernd sein, sofern ein Mindestmaß gegenseitigen Respekts aufgebracht wird. Wenn Menschen nicht-christlichen Glaubens schwer erkranken und sich ihr Leben dem Ende zuneigt, stößt die Palliativmedizin nach unserem westlichen Verständnis manchmal auf Hindernisse. Doch auch sie finden, ebenso wie Menschen, die keinen Glauben (mehr) haben, auf der Palliativstation immer Ansprechpartner, denen sie sich anvertrauen können. Jeder unserer Mitarbeiter muss in der Lage sein, existenzielle Fragen auszuhalten. Auch deswegen ist nicht jeder für diese Arbeit geeignet.

In den letzten Jahren haben sich immer mehr Wissenschaftler mit Aspekten kultureller Differenz in der Gesundheitsversorgung auseinandergesetzt. Daraus wurde deutlich, dass kulturelle Identitäten – insbesondere als gruppenbezogene Identitäten – keine feststehenden, gewissermaßen natürlichen Größen sind. „Kulturen“ gibt es nicht „an sich“, sondern kulturelle Identitäten sind immer das Ergebnis von komplexen Prozessen gesellschaftlicher Eigen- und Fremdzuschreibungen in zwischenmenschlichen Beziehungen. Dennoch arbeiten wir im Alltag mit „polnischen Krankenschwestern“ oder haben es mit „türkischen Patienten“ zu tun. Derartige Zuschreibungen sind nicht zwangsläufig problematisch, aber sie müssen in ihrer Vorläufigkeit als stereotype Zuschreibungen reflektiert werden.

Problematisch werden sie, wenn sie als feststehende Erklärungsmuster herhalten müssen. Dann sind die Zuschreibungen nämlich nicht mehr vorläufig oder reversibel. So sind festgefahrene Erklärungsmuster allzu häufig Auslöser moralischer Konflikte, ohne dass es einen Spielraum für gemeinsame Lösungen gibt. Die gegenseitige Entfremdung ist programmiert und wird zum Motor eines Prozesses, der in der Fachdiskussion als „Othering" bezeichnet wird.

Einige unserer Patienten nehmen ihr Schicksal ergeben an, und nichts deutet darauf hin, dass sie ein Interesse an den Hintergründen ihrer Krankheit oder ihres allgemeinen Zustands besitzen. Vielleicht haben sie auch früher viele Dinge im Leben einfach hingenommen und nicht hinterfragt. Sie vertrauen ihren Ärzten, geben bereitwillig Auskunft, wie es ihnen geht, doch viele Fragen stellen sie nicht. Sie kommen häufig aus Schlesien, Russland, Kasachstan oder anderen Ländern des ehemaligen Ostblocks und haben sich in Deutschland noch einmal eine Existenz aufgebaut. Sie bringen neben einer allgemeinen Gutgläubigkeit und ausgeprägtem Vertrauen in die ärztliche Heilkunst vor allem eine tiefe Gottgläubigkeit mit, in der die feste Überzeugung wurzelt, alles würde gut werden. Wir bewundern diese Patienten in vielen Fällen, weil sie ihr Schicksal zumeist außerordentlich tapfer ertragen. Sie liegen still in ihrem Zimmer, ohne unsere Hilfsbereitschaft zu beanspruchen, und lassen beinahe alles mit sich machen, was wir für richtig halten. Auf der anderen Seite ist es umso schwerer zu ergründen, wie man diesen Patienten am besten helfen und ihre Wünsche erfüllen kann, und gerade darin besteht doch unser Selbstverständnis. Häufig müssen wir dann im Sinne einer fürsorglichen Medizin für sie Entscheidungen treffen, weil sich die uns Anvertrauten nicht explizit äußern.

Für alle, die spirituellen Beistand wünschen, hatten wir auf der Station lange Zeit vier Seelsorger mit je etwa einer Achtelstelle. Der Pastor im Ruhestand konnte mit seiner Erfahrung und Freundlichkeit praktisch jedes Lebens- und Sterbethema angemessen bedienen. Er gewann schnell den Überblick über die familiäre Situation und wusste die Rolle des Patienten in diesem Gefüge präzise einzuschätzen und uns mitzuteilen. Das war sehr hilfreich, denn ihm schienen sich manche Patienten mehr zu öffnen, als vielen anderen aus unserem Team. Seine Gattin hatte als Pastorenfrau hilfreiche Zusatzausbildungen zur Gesprächsführung und Supervision durchlaufen. Ihr gelang es auf einfühlsame Art, das Thema Spiritualität auch unabhängig von konkreter Religiosität zur Sprache zu bringen. Sie suchte mit den Patienten und Angehörigen gemeinsam Wege, auf welchen sie ihrem Dasein Sinn und Erfüllung abgewinnen konnten. Sie bezog dabei die Lebensgeschichte des Betroffenen und die seiner Familie ebenso mit ein wie die Rolle der Religion und all die Dinge, die dem Patienten etwas bedeuteten und ihm Kraft und Hoffnung gaben, wie kulturelle Interessen, Hobbys und familiäre Rituale. Auch stilles Beten, Vorlesen oder Singen gehörte dazu. Als gestandene Hausfrau und Mutter sprach sie mit den Patienten auch über die praktischen Dinge des Alltags. Vor allem aber hatte sie ein großes Herz, und so nahm sie auch mal einen ungepflegten Patienten in die Arme, wenn der es nötig hatte, oder versorgte einen anderen mit Zigaretten.

Beide Ehepartner waren anderen Konfessionen und Religionen gegenüber tolerant und unterstützten uns, als wir einmal eine Einführung veranstalteten, die den Mitbürgern muslimischen Glaubens die Grundzüge der Palliativmedizin nahebringen sollte.

Zugleich unterstützt uns eine ebenso souveräne wie liebenswerte, etwa 75 Jahre alte katholische Ordensschwester, die ihrem dunklen Aufzug zum Trotze eine ansteckende Frische und Lebenstüchtigkeit ausstrahlt. Sie bringt das mit, was bei uns eine Grundvoraussetzung ist: Liebe zu den Mitmenschen und gelebte Barmherzigkeit. Dazu gehört bei ihr die unbedingte Bereitschaft, sich auf die Kranken einzulassen, um ihnen mit Rat und Tat auch zu unüblichen Tageszeiten zur Seite zu stehen. Sie weiß über alle Patienten Bescheid und richtet sich mit ihrem Besuch nach deren Wünschen und denen der Angehörigen und Therapeuten.

Sie war nach Jahren im Ruhrgebiet in unsere Gegend zurückgekehrt, wo sie schon einmal gelebt hatte, und eigentlich hätte sie schon längst ihre Altersruhe verdient, aber wie viele Ordensschwestern kam für sie Untätigkeit nicht infrage.

Besonders am Herzen liegen ihr die Patienten, die nicht wissen wollen, wo sie stehen, und die nicht mehr und nicht weniger erwarten, als dass man sich um die Linderung ihrer Beschwerden bemüht, ganz unabhängig davon, dass hinter ihnen eine todbringende Krankheit lauert. Denen leistet sie Beistand oder gibt ihnen ganz alltagstaugliche Hinweise, die das Leben, das noch bleibt, erleichtern.

Wenn Not am Mann ist und zum Beispiel am Wochenende ungeplant die Krankensalbung gewünscht wird, sprang lange Zeit der katholische Pfarrer im Ruhestand ein, ein Deutscher mit holländischen Wurzeln. Einige wenige Patienten bedurften speziell seiner katholischen Autorität mit all den typischen Zeichen und Ritualen, und diese Autorität verkörperte er aufgrund jahrzehntelanger Erfahrung auf besonders liebenswürdige Art. Inzwischen durchlaufen wir einen Generationenwechsel. Das Ehepaar wurde durch den in der Gemeinde bestens vernetzten Gemeindepfarrer ersetzt und der katholische Seelsorger durch dessen Nachfolger.

Häufig haben wir auch türkische Patienten, durch die wir in den vergangenen Jahren mancherlei Erfahrungen über die Bedürfnisse der unterschiedlich streng gläubigen Muslime sammeln konnten.

Was die Verbundenheit der engsten Familienmitglieder betrifft, haben Muslime aus meiner Sicht den Christen oder Atheisten einiges voraus. Dies und eine meist stärkere Gläubigkeit führen nach meiner Einschätzung in vielen Fällen dazu, dass der Patient einen Großteil der Last auf die Angehörigen übertragen kann. Der Islam schreibt vor, Sterbende nicht allein zu lassen, sondern zu begleiten, und so sitzt eigentlich immer ein Familienmitglied am Bett des Kranken, während die deutschen Patienten nicht selten auf sich gestellt sind, wenn man sie nicht von fremder Seite unterstützt. Auch die weniger streng gläubigen Muslime vollziehen gewisse Rituale, singen dem Kranken leise Lieder oder zitieren Passagen aus dem Koran, um Frieden einkehren zu lassen. Oder sie salben und massieren zur Entspannung oder als Zeichen der Anteilnahme seine Füße.

Im Islam lässt man die Patienten eher im Unklaren über ihre schwere Krankheit und erst recht über die Prognose. Anfangs hat uns das auf der Station betroffen gemacht, denn wie sollen wir dann mit den Patienten in einen nutzbringenden Austausch treten? Doch irgendwann habe ich verstanden, dass viele dieser Patienten das auch gar nicht erwarten, weil sie darauf vertrauen können, dass die engsten Angehörigen sich um alles kümmern. Wenn man sich als Arzt darauf verlässt, dass die subjektiv vom Patienten wahrgenommenen Missempfindungen vom ältesten Sohn oder Ehepartner bis in die intimsten Details möglichst genau wiedergegeben werden, kann eine gute Palliativmedizin gelingen. Die Wortwahl muss man mit der Zeit zu interpretieren lernen, weil man nicht den typisch deutschen klaren und beschreibenden Duktus voraussetzen kann, sondern die tatsächlich empfundenen Wahrnehmungen häufig mit Symbolen und bildlichen Vorstellungen vermengt werden.

Was den Mitarbeitern der Station immer wieder zu schaffen macht, ist die Menge der Besucher auf unserer überschaubaren Station. Weil der muslimische Glaube es vorsieht, dass sich alle Familienmitglieder, auch die entfernten Verwandten, in den Tagen vor dem Tod von dem Kranken verabschieden, herrscht manchmal ein großer Andrang, wenn man nicht Vorbereitungen getroffen hat, um die Besucherströme zu koordinieren. Nicht alle wollen die Station schnell wieder verlassen.

Mohammed Ahtirahi: Christliche und muslimische Fürsorge

Wenn wieder einmal ein gläubiger Muslim bei uns auf der Station liegt, denken meine Mitarbeiter und ich an Mohammed Ahtirahi, der bereits eine Odyssee an Arztbesuchen hinter sich hatte, als er zur Behandlung zu uns kam. Er war ein erfolgreicher Volleyballspieler und mit der türkischen Nationalmannschaft gerade in einem Trainingslager im Ausland, als er plötzlich Schmerzen in der linken Seite verspürte, die ihn daran hinderten, weiterzuspielen. Die Stiche wollten nicht verschwinden, eine gewisse Luftknappheit kam dazu, und er musste schließlich die Heimreise nach Paderborn antreten. Der privat versicherte Mann wurde einem niedergelassenen Onkologen vorgestellt, der ohne übliche diagnostische Maßnahmen in den folgenden Monaten Krebsmedikamente im Wert von mehreren zehntausend Euro einsetzte. In der Röntgenaufnahme waren auf beiden Lungen jeweils mindestens zehn helle Flecken unterschiedlicher Größe zu sehen gewesen.

Der Zustand des gerade einmal 30 Jahre alten Patienten verschlechterte sich trotz der Behandlung zusehends. Ihn hatte bereits der Mut verlassen. Auch ein jetzt eingeschalteter Ordinarius für Onkologie wusste nicht mehr weiter. Wir fragten uns, wie es bei diesem jungen Mann überhaupt zu seinem bereits in die Bauchorgane metastasierten Lungenkrebs kommen konnte. Die wenigen therapeutischen Möglichkeiten erschöpften sich bald, weil der Patient gar nicht mehr in der Lage war, sie anzunehmen. Als er auf die Palliativstation aufgenommen wurde, bot sich uns ein trauriges Bild.

Der in der Türkei geborene Mohammed hatte seit zwei Jahren eine feste deutsche Freundin. Ansonsten gab es eine große, intakte Familie, zu der neben der Mutter und vielen Geschwistern auch Cousins, Tanten, Onkel und beste Freunde gehörten, die alle seinem Kulturkreis entstammten und auf der Station ein- und ausgingen.

Bis zu einem bestimmten Zeitpunkt hatte man mit dem Patienten alles Wesentliche besprechen können, was zu einer guten Linderung seiner Beschwerden führte, doch als die Kräfte des jungen Mannes nachließen und er das Bewusstsein verlor, wurde der älteste Bruder des Patienten zu seinem Sprachrohr. In ausführlichen Gesprächen bereiteten wir die Betroffenen auf das Schlimmste vor, etwa mit den Worten: „Wir machen uns sehr große Sorgen“, oder: „Wir wissen nicht, wie der morgige Tag werden wird“, oder: „Wir sind so froh, dass er die Nacht gut überstanden hat.“ Die Fragen der Angehörigen drehten sich um das Essen und Trinken: „Warum isst er nichts mehr?“, oder „Verdurstet er nicht?“ Die beantworteten wir so, wie wir diese Fragen immer beantworten: „Nein, wenn ein Patient in diesem Zustand nichts essen möchte, dann ist das in Ordnung, dann soll man ihn auch nicht dazu zwingen“, oder: „Nein, er wird nicht verhungern, denn er hat ja keinen

Appetit mehr und sein Körper nimmt die Nährstoffe jetzt auch gar nicht mehr auf." Vielleicht auch: „Nein, eine künstliche Ernährung macht keinen Sinn, denn der Körper kann mit den Stoffen nichts mehr anfangen, wir würden ihn dadurch nur noch mehr belasten." Alle wichtigen Informationen, die Angehörige benötigen, um eine solche Situation besser einschätzen zu können, wurden auch der Familie Ahtirahi mitgeteilt. Die pflegte und umsorgte ihn vorbildlich. Alle von uns dachten, die Familie sei gut vorbereitet.

An einem Sonntagmittag verspürte der Patient plötzlich den Drang, auf die Toilette zu gehen. Mit letzter Kraft und der Unterstützung der Anwesenden machte er sich auf in das zwei Meter entfernte Badezimmer, wo ihm die Luft ausging und er kollabierte. Die herbeigerufene Krankenschwester wollte die Lage beruhigen und den Patienten mithilfe des ältesten Bruders ins Bett legen. Auf dessen eher beiläufige Frage, ob man ihn nicht besser auf der Toilette sitzen lassen solle, antwortete die erfahrene Pflegekraft, es sei besser, ihn ins Bett zu bringen, es könne sonst sein, dass es zu anstrengend werde und er sterbe. Als das Wort „sterben" die Runde machte, eskalierte die Situation. Die Krankenschwester wurde von einem der Brüder lautstark mit dem Tod bedroht und nahm die auch in Gegenwart anderer Mitarbeiter mehrfach wiederholte Drohung so ernst, wie man sie nehmen musste. Daraufhin wurde ich auf die Station gerufen. Kaum dort angekommen, starb der nicht ansprechbare Patient im Beisein weiterer sechs Personen. Die anwesenden zwei Brüder, die Schwestern, die Tante und die Mutter weinten und klagten so laut, dass es auf der ganzen Station zu hören war. Zunächst versuchte ich, ihnen Trost zuzusprechen, doch als sich die Anwesenden gar nicht beruhigen wollten, ließ ich sie für einen Moment im Zimmer mit dem Verstorbenen allein. Da erst nahm ich wahr, dass Mohammed Ahtirahis deutsche Freundin hilflos weinend vor der Tür ihres Freundes auf dem kalten Fußboden der Station kauerte. Man hatte sie nicht ins Zimmer gelassen. Der Tod war nämlich eine reine Familienangelegenheit, und es spielte keine Rolle, dass sie ihrem Liebsten in den vergangenen schweren Monaten so tapfer zur Seite gestanden hatte. Sein Bruder gestattete ihr auch auf unser Bitten hin nicht hineinzugehen. Die beiden waren ja nicht miteinander verheiratet. Das bis in die hintersten Winkel der Station hörbare Klagen und Jammern der Familie wurde umso lauter, je mehr Personen in den folgenden Stunden hinzukamen. Die Nachricht vom offenbar vollkommen unerwarteten Tod des jungen Mannes musste sich im Ort wie ein Lauffeuer verbreitet haben.

In dem Wehgeschrei der türkischen Familie ging nicht nur das zarte Wimmern der Freundin unter, sondern auch das Schluchzen der völlig aufgelösten Schwester, die nichts falsch gemacht hatte und nun um ihr Leben fürchtete, weil sie immer wieder lautstark von einem aggressiven jungen Mann bedroht wurde, der sie für etwas verantwortlich machte, was niemand einzuordnen wusste. Auch die beiden anderen Pflegekräfte konnten sie nicht auffangen, weil die ihrerseits größte Mühe hatten, die Contenance zu wahren. Die restlichen Patienten der Station waren ebenfalls aufgeregt und mitgenommen, entweder, weil sie irgendetwas mitbekamen, was sie sich nicht erklären konnten, oder weil sie wussten, was vorgefallen war, und sich darüber echauffierten. Es herrschte ganz gegen unsere Prinzipien die hellste Aufregung. Die Angehörigen des Verstorbenen hatten schließlich auch ihr Recht und mussten beruhigt werden. Gleichzeitig durfte der eine Bruder dem Pflegepersonal nicht zu nahe kommen, und die bedrohte Schwester und die abgewiesene Freundin benötigten meine Unterstützung. Am Montag endlich sorgte der

Imam für Deeskalation. Er überzeugte den Bruder davon, die Morddrohung zurückzunehmen und um Entschuldigung zu bitten – kein einfaches Unterfangen, eine Demutsgeste von einem türkischstämmigen Mann gegenüber einer deutschen Frau unter Zeugen zu verlangen.

Diese Erfahrung hatte uns gelehrt, dass es besonderer Vorbereitungen bedarf, Menschen anderen Glaubens und anderer kultureller Herkunft auf der Palliativstation zu versorgen. Darum suchten wir, nachdem der Rauch des Ereignisses verzogen war, das Gespräch mit der türkischen Gemeinde und machten in den darauffolgenden Jahren die erfreuliche Erfahrung, dass beide Kulturkreise und Religionen viel voneinander lernen können, wenn die Bereitschaft besteht, sich aufeinander einzulassen.

Ein typischer Fall von Verdrängung: Andrea Herrlich

Die adrett zurechtgemachte 57-jährige Andrea Herrlich war uns schon von ihrem letzten Aufenthalt auf der Palliativstation vertraut. Die Patientin hatte schon über 20 Jahre lang mit Ärzten, dem Krankenhausbetrieb und Pflegekräften Erfahrungen sammeln müssen, seit bei ihr Brustkrebs festgestellt worden war. Damals, in der ersten Zeit von Frau Herrlichs Erkrankung, machten Ärzte mit ihren Tumorpatienten mehr, als sie eigentlich sollten. Die Behandlungen waren geprägt vom Bemühen, das Leben der Patientinnen unter allen Umständen zu retten oder unter Inkaufnahme vieler unerwünschter Nebenwirkungen möglichst lange zu erhalten. Nach den kompletten Brustamputationen blieben mitunter monströse Lymphödeme am Arm der betroffenen Seite zurück, sodass die Patientinnen ihn überhaupt nicht mehr bewegen konnten. Die Frauen verloren in vielen Fällen den Job und nicht selten ihren Mann. Auch die Bestrahlung hinterließ vor gut zwei Jahrzehnten, als Frau Herrlich behandelt wurde, noch ihr typisches Nebenwirkungsspektrum, und gegen die Übelkeit und die anderen Nachteile einer Chemotherapie konnte man damals noch nicht so viel unternehmen wie heute.

Bei Andrea Herrlich wurde die rechte Brust komplett entfernt, und trotz deutlich ausgeprägter Hormonrezeptoren an der Oberfläche der Krebszellen lehnte sie die obligatorische antihormonelle Behandlung ab. Sie wollte ihre Weiblichkeit nicht einbüßen, sagte sie mir. Dann, acht Jahre später, entwickelte sich eine Hautmetastase im Bereich der vorderen rechten Brustwand, die sie zunächst eine ganze Weile argwöhnisch beobachtete und von der sie hoffte, sie würde von alleine wieder verschwinden. Man hatte ja von spontanen Rückbildungen gehört.

Es kommt auch heute immer wieder vor, dass Menschen ihre sichtbare und tastbare Krankheit monatelang mit sich herumtragen, bevor sie einen Arzt aufsuchen. In einer Beobachtungsstudie hat man sogar herausgefunden, dass es eine bestimmte Gruppe von Patientinnen gibt, die eine Veränderung mit Schrecken wahrnehmen und dann verzweifelt darauf hoffen, dass sie wieder verschwindet. Es mag der menschlichen Natur geschuldet sein, zu hoffen und zu warten, mal nicht zu gucken und dann doch wieder nachzusehen. In dieser Zeit hadern die Patientinnen mit dem Konflikt zwischen der Hoffnung, die Stelle würde wieder verschwinden, und dem Wissen, dass sie zum Arzt gehen müssen. Ab einer Größe von etwa fünf Zentimeter Durchmesser wurde der Studie zufolge der Arzt gar nicht mehr aufgesucht, denn jetzt schämten sich die Frauen für ihr langes Zuwarten. In vielen Fällen war die Stelle inzwischen aufgebrochen, schmierig belegt und stank. Sie hatten so lange gehofft, und jetzt überwältigte sie die

Erkenntnis, dass es nichts Gutes bedeuten konnte. Gleichzeitig befürchteten sie, wie kleine Kinder vom Arzt ausgeschimpft zu werden, und schämten sich für ihre Feigheit.

Wir hatten auch einmal eine alte Frau bei uns, die es viele Monate über verstanden hatte, ihre übel riechende, etwa 20 mal 20 Zentimeter große, offene und von Eiter und Blut belegte Tumorläsion nicht nur vor ihrem Hausarzt zu verbergen, sondern auch vor ihrem Ehemann. Irgendwann wies sich diese Patientin selber auf die Station ein. Da sahen wir, wie sie sich versorgt hatte: Auf der offenen Wunde klebte lagenweise loses Toilettenpapier, das grobe graue, und darüber eine Art Stofftuch, über das sie dann ihren Pullover gezogen hatte. Niemand außer ihr selbst hatte zuvor einen Blick darauf geworfen.

Bei Andrea Herrlich war es anders. Sie entschied sich nach sechs Monaten, doch zu einem Arzt zu gehen, als ihre Stelle noch nicht ganz die Größe von fünf Zentimetern erreicht hatte. Man exzidierte die Karzinommetastase und hoffte, es sei noch einmal gut gegangen. Erst neun Jahre später kam es zu einem Fortschreiten der Erkrankung. Was es ausgelöst haben mochte, ließ sich nur vermuten. Wieder einmal hatte sie sich auf ihr normales Leben eingestellt und die Krankheit vergessen, bis sie dann in ihrer ganzen Gefährlichkeit vollkommen unerwartet an der gleichen Stelle wieder erschien. Das Ungetüm hämmerte aber nicht mit aller Macht an die Brustwand, sondern präsentierte sich als kleiner Blutstropfen, ganz unscheinbar und dafür umso trügerischer. Auch jetzt verfiel Frau Herrlich nicht in Panik, sondern wartete zunächst einmal ab. Andere Frauen wären jetzt aufgeregt zu ihrem Arzt gerannt – nicht so unsere Patientin. Sie hoffte wieder einmal, das würde vorübergehen, und ließ erst vier Monate später die empfohlene Stanzbiopsie durchführen. Erneut stellte man fest, dass eine antihormonell wirkende Arznei eingesetzt werden konnte, doch auch jetzt sträubte sich die Patientin dagegen. Vier Monate später umfassten die Fangarme des Ungetüms bereits die ersten Lendenwirbelkörper, und man empfahl eine Bestrahlung. Gegen die Ausbreitung, die Schmerzen und um Knochenbrüchen vorzubeugen, bot man der Patientin Bisphosphonate an, Medikamente in Infusions- oder Tablettenform. 15 Monate später trat ein bösartiger Pleuraerguss (einer Ansammlung von Flüssigkeit zwischen Lungen- und Rippenfell) auf.

Die Wirkung von Placebos

Mit dieser besonderen Krankengeschichte kam Andrea Herrlich auf unsere Palliativstation. Jetzt lag bei ihr vordergründig eine erhebliche Übelkeit mit Brechneigung vor, die wir, ohne die genaue Ursache abzuklären, zunächst durch die üblichen Maßnahmen wie Corticoide, Metoclopramid, Ondansetron, Dimenhydrinat und Haloperidol in den Griff zu bekommen versuchten, leider erfolglos. Noch bevor ich das Thema Cannabis gegen die Übelkeit ins Spiel bringen konnte, klagte die Patientin über nachts heftige und anhaltende, dann tagsüber wechselnde Schmerzen im Bereich des rechten Nierenlagers, die vorrangig abgeklärt werden mussten. Nach Durchführung einer Computertomografie hatten wir eine Erklärung, die mit den Schmerzen und der Übelkeit vereinbar war und die gleichfalls erläuterte, warum die Patientin in letzter Zeit zu einem Schatten ihrer selbst geworden war: um die Nase herum ganz blass, weil ihr das Blut fehlte, um die Augen herum ganz dunkel, weil sich das Fettgewebe zurückentwickelt hatte, und mit ganz dünnen Armen und Beinen, weil so viel Muskelmasse verschwunden war. Das rechte Nierenlager war gestaut. Die

Urologen rieten zur Schienung des Harnleiters oder zur Ableitung des in der Niere gebildeten Urins aus dem Nierenbecken direkt in einen außen angebrachten Beutel. Frau Herrlich entschied sich gegen das eine wie gegen das andere. Sie bevorzugte die reine Schmerzbehandlung und andere leidenslindernde Maßnahmen. Auch die Computertomografie hätte man ihr also im Nachhinein ersparen können.

Zur Behandlung mit Cannabis kam es später doch noch. Es sprach einiges dafür, weil die klinischen Wirkungen für einige medizinische Indikationen durch kontrollierte Studien mittlerweile gut abgesichert sind, auch wenn man im Cannabis-Report noch 2018 feststellen musste, dass es insgesamt nur recht wenige Studien gibt, die eine Behandlung mit Cannabis wissenschaftlich begründen können. Für ein breites Indikationsspektrum gäbe es kaum oder gar keine Evidenz. Dennoch ist mit dem Inkrafttreten des Gesetzes zur „Änderung betäubungsmittelrechtlicher und anderer Vorschriften“ am 1. März 2017 medizinisches Cannabis (in Form von Cannabisblüten und Extrakten aus Cannabis) in Deutschland offiziell erstmals verschreibungsfähig. Die rigorose Ablehnung der Zulassung durch das Bundesinstitut für Arzneimittel und Medizinprodukte wegen möglichen Missbrauchs wurde demnach weiter gelockert, nachdem man bereits 2011 ein Medikament (Nabiximol) auf Cannabisbasis erstmalig zur Behandlung von Multipler Sklerose zugelassen hatte. Cannabispräparate können verordnet werden, wenn „eine allgemein anerkannte, dem medizinischen Stand entsprechende Leistung im Einzelfall nicht zur Verfügung steht“ oder wenn diese Leistung „im Einzelfall nach der begründeten Einschätzung des behandelnden Vertragsarztes unter Abwägung der zu erwartenden Nebenwirkungen und unter Berücksichtigung des Krankheitszustandes der oder des Versicherten nicht zur Anwendung kommen kann“. Ärzte müssen zu wissenschaftlichen Zwecken an einer Begleiterhebung teilnehmen. Die unerwünschten Wirkungen rangieren von Euphorie, Angst und Müdigkeit über reduzierte psychomotorische Leistungsfähigkeit bis hin zu Herz-Kreislaufproblemen. Kontraindikationen sind schwere Persönlichkeitsstörungen, Psychosen und schwere Herz-Kreislauferkrankungen. Die Verschreibungshöchstgrenze liegt bei 100 g in 30 Tagen unabhängig vom Gehalt einzelner Cannabinoide in der jeweiligen Cannabissorte. Bis 2018 waren weiterhin 13 Cannabissorten nur aus dem Ausland (Niederlande, Kanada) erhältlich, in Deutschland entstehen gerade einige Anbauzentren. Weitere Informationen hierzu finden Sie unter www.cannabismed.org. Die Deutsche Gesellschaft für Palliativmedizin lehnt die Gabe von Cannabisblüten in jeder Form ab, weil die Dosierung der eigentlich wirksamen Leitsubstanz Tetrahydrocannabinol unsicher ist und die Wirkungen daher kaum abzuschätzen sind.

So ließen wir uns das Präparat THC (Tetrahydrocannabinol) in Form von Tropfen von unserer Apotheke zubereiten. Mit der Dosierung und den Wirkungen haben wir Erfahrung. Die Kollegen aus der Apotheke sind es gewohnt, unkonventionelle Wünsche zu erfüllen, seien es Maden für die Wundreinigung, spezielle Mundspüllösungen oder das Fentanyl-Nasenspray gegen Schmerzen. Zur Symptomkontrolle bei Frau Herrlich gehörten warme oder kalte Umschläge, je nachdem, wie sie es gerne hatte, entspannende Arzneimittel und viele Gespräche. Eine mögliche Infektion infolge des Harnaufstaus konnte das baldige Ende bedeuten, was sie nach den vielen Jahren der Auseinandersetzung mit ihrer Krankheit auch annahm. Mit dem Psychologen führte sie meist Gespräche über grundsätzliche Dinge, kurz und bündig, wie es ihre Art war, und erst ein paar Tage nach Auftreten der Komplikation hatte jemand die

Vermutung ausgesprochen, dass die Patientin vielleicht schon längere Zeit mit ihrem Leben abgeschlossen hatte, freilich ohne es selber zu realisieren. Die Pflegekräfte taten, was sie in solchen Fällen immer tun, und sorgten für eine gelegentliche Stimulation der Luftwege, sie überwachten die kontinuierliche Gabe der Medikamente besonders gründlich, beugten Druckgeschwüren durch regelmäßige Lagerungswechsel vor und unterstützten die Patientin bei der Verrichtung der Dinge des täglichen Lebens. Dazu gehörte alles, was mit dem Essen und Trinken sowie den Körperausscheidungen zusammenhing, das Waschen und die Zuwendung gerade in den Abendstunden und ganz sicher bei besonders starker Übelkeit, Angst oder Unruhe.

Es mag sein, dass durch die Gabe von THC nicht viel mehr als ein Placeboeffekt bei Frau Herrlich zustande kam, doch auch der hat bekanntlich seinen Stellenwert in der Medizin. Man versteht darunter gemeinhin die Gabe eines Scheinpräparates oder eine Prozedur, aber auch den Einfluss des Behandlungsumfeldes, die Erwartungen des Patienten und des Arztes und sogar die Arzt-Patienten-Interaktion. Er kann als Ausdruck der heilenden Kraft menschlicher Zuversicht verstanden werden. Als echte oder reine Placebos bezeichnet man Stoffe, die eine pharmakologisch unwirksame Substanz und gegebenenfalls auch Hilfsstoffe enthalten. Bereits Hippokrates soll gesagt haben: „Der Arzt muss nicht nur bereit sein, selber seine Pflicht zu tun, er muss sich auch die Mitwirkung des Kranken, der Gehilfen und der Umstände sichern." Mittlerweile hat man überzeugend darlegen können, dass Placebos wie Medikamente wirken, sie den Schmerz lindern, Immunzellen hemmen oder den Puls drosseln können. Wie sehr durch Worte, Mimik und Gestik die Wirkung eines Medikamentes verstärkt oder abgeschwächt wird, weiß jeder, der im Gesundheitswesen tätig ist. Vielleicht stellt dieser Effekt sogar die Basis der Medizin dar, und ohne ihn wäre die Medizin wesentlich ärmer. Die Farbe der Pille, die Umstände, unter denen sie verabreicht wird, und die Beziehung des Arztes zu seinem Patienten hatten schon immer eine Menge mit den Wirkungen der Therapie zu tun. Die ablaufenden Prozesse mögen über Nervenzellen vermittelt sein, die auch das Wechselspiel zwischen den Menschen unausgesprochen mitbestimmen. Das schlichte Versprechen auf Besserung oder die Hoffnung auf die Wirkung fernöstlicher Medizin, der Erfolg von Heilpraktikern und auch die Suggestion, die von in ihrer Wirksamkeit nicht bewiesenen oder geprüften Substanzen und Verfahren ausgeht, all das gehört in den Bereich von Placebo-Effekten; und so sind die Erwartungen des Patienten und sein Wunsch nach Besserung oder Heilung für den Erfolg eines Placebos ebenso eine wichtige Bedingung. Andrea Herrlich profitierte von der Gabe von Tetrahydrocannabinol vermutlich deswegen nicht, weil der Harnaufstau in der rechten Niere ursächlich nicht beseitigt wurde. Da wirkten nur noch beruhigende Medikamente, die gleichzeitig die Übelkeit mindern, das bewährte Vomex (Dimenhydrinat), Neurocil (Levomepromazin) und das Atosil (Promethazin) abends.

Die Sphären der Musik

In den letzten Wochen ihres Lebens begab sich Andrea Herrlich, so oft sie konnte, an das Klavier im Wintergarten. Dort spielte sie Stücke, die sie als Kind gelernt und jahrzehntelang nicht mehr gehört hatte. Sie wurde dabei von einer überaus rüstigen alten Pianistin unterstützt, die aus dem Stegreif Melodien aus einem 500 Stücke umfassenden Repertoire spielen kann, deutsche und internationale Schlager aus den Zwanziger- bis zu den Achtzigerjahren und Operettenstücke. Trotz ihres hohen Alters (mittlerweile ist sie über 85 Jahre alt) und diverser Operationen an beiden Händen, Armen und Schultern lässt sie es sich nicht nehmen, alle zwei Wochen samstags im Wintergarten ihre Kunst zum Besten zu geben. Das hat sehr positive Auswirkungen auf die Patienten, die durch die Klänge aus der Vergangenheit angeregt werden.

Nachdem Frau Herrlich diese Darbietungen zum ersten Mal gehört hatte, sprach sie die Klavierspielerin an und fragte sie, ob sie ihr ein wenig auf die Sprünge helfen könne, um ihre Kenntnisse von früher aufzufrischen. „Immer, wenn ich diese Musik höre", sagte sie einmal zu mir, „wird mir bewusst, wie glücklich ich bin, trotz allen Unglücks. Es sind so schöne Dinge, die ich dann sehe. Ich schließe die Augen, während ich spiele, und werde zurückversetzt in meine Kindheit, ich kann fantasieren und mich in eine andere Zeit begeben."

„Wie schön", antwortete ich, „wenn Ihnen das gelingt."

Die Musik lässt manche Patienten in eine andere, schönere Welt eintauchen. Mal reicht es schon, durch ein einfaches Klanginstrument Assoziationen zu wecken, mal rührt sie ein bekanntes Musikstück, mal animieren sie Erinnerungen zum Mitsingen – das herauszufinden, war eine der Aufgaben unserer damaligen Musiktherapeutin. Sie hatte uns bestätigt, welche Bereicherung die Musik für kranke und sterbende Menschen sein kann. Manche vertreten ja die Ansicht, Musiktherapie sei so etwas, wie das persönliche Radio oder eine Art Einmannkapelle für individuelles Entertainment. Das sind meist die, die nie selbst Musik gemacht und deren Wirkung etwas abgewonnen haben. Und wegen des ökonomischen Drucks im Krankenhaus stellen natürlich auch hier wieder die Kostenverantwortlichen diese Therapieform infrage.

Dabei ist Musik neben der Sprache ein zweites, nur uns Menschen eigenes System der Kommunikation, das mächtige Emotionen erzeugen und soziale Bindungen vertiefen kann. Wenn man die Auffassung vertritt, Musik eröffne neue Horizonte, dann können alle Menschen, und zwar von Kindesbeinen an bis zu ihrem Tod, Zugang zu ihr finden. Der Dirigent Kent Nagano sagte einmal, durch Johann Sebastian Bach, mit dessen Musik er aufgewachsen ist, habe sich ihm ein weit gespannter Kosmos der Künste, der Kulturgeschichte und des Ästhetischen eröffnet. Aus den Meisterwerken der klassischen Musik könne man Identität und Selbsterfahrung schöpfen, weil sie eine überzeitliche Dimension hätten. Und in dem 1921 erschienenen Buch *Musikerziehung und Musikpflege* des preußischen Pädagogen Leo Kestenberg heißt es, Musik sei nicht allein ein Kunstgebilde, sondern eine „Lebensnotwendigkeit an sich“. Nach neueren Erkenntnissen treten Emotionen beim Musikhören häufiger auf, wenn musikalische Strukturparameter erkannt werden. Dies steht im Einklang mit der Vorstellung, dass Emotionen in engem Zusammenhang mit dem evolutionär alten System der Orientierungsfunktionen stehen, was nach meiner Ansicht im Kontext mit den nachlassenden Lebensfunktionen bei sterbenden Patienten eine entscheidende Rolle spielen kann. Zwischenzeitlich vertreten viele Musikexperten auch die Auffassung, Musik solle zum „selbstverständlichen Teil der Menschwerdung“ eingesetzt werden, und ich glaube, dass das auch auf die Phase der „Menschvergehung“ zutreffen kann. Ein paar Tage nach der letzten Klavierstunde im Wintergarten verschlechterte sich Andrea Herrlichs Zustand, und nach einer weiteren Pleurapunktion verstarb sie in Gegenwart der Tochter würdevoll und so, wie sie es sich gewünscht hatte.

Supervision: Warum auch Helfer Hilfe brauchen

Einen wichtigen Beitrag zur dauerhaften Funktion der Station leisten seit jeher die Supervisorinnen, die es verstehen, die unterschiedlichen Bedürfnisse der Mitarbeiter zu sortieren und Lösungsansätze zu unterbreiten. Die anderthalb bis zweistündige Supervision findet immer an einem Donnerstag nach einer verkürzten Mittagsbesprechung statt. Dazu bleiben die Mitarbeiter des Frühdienstes länger, und eine Schwester muss während der Sitzung auf der Station die Stellung halten. Gegenwärtig kommen zwei Supervisorinnen auf unsere Station. Diejenige, die noch nicht so lange bei uns ist, kümmert sich alle vier Wochen um die Pflegekräfte. Die seit bald 15 Jahren für uns tätige Supervisorin erscheint jedes Quartal für unsere Leitungsgruppe, bestehend aus den drei Ärzten, den leitenden Pflegekräften und dem Sprecher der Therapeuten. Sie ist eine geschmackvoll gekleidete, elegante Erscheinung im mittleren Alter und damit erfahren genug, um die Stimmung der Mitarbeiter rasch zu erfassen und zu wissen, wie man darauf zu reagieren hat. Über die Jahre ihrer Tätigkeit hätte durch die Nähe zu den einzelnen Teammitgliedern so etwas wie Befangenheit entstehen und eine Tätigkeit unmöglich machen können, zu der Distanz gehört. Doch die Intervalle ihrer Besuche sind gestreckt worden und groß genug, sodass eine zu enge Bindung nicht entstehen sollte. Beide externen Honorarkräfte verstehen es, ausreichend Vertrautheit aufkommen zu lassen, damit die einzelnen Mitarbeiter ihre Gefühle offen äußern und sie neutral und sachorientiert nach Lösungen suchen können. Entscheidend aber ist beider Talent zur Moderation, von dem sich viele Fernsehmoderatoren eine Scheibe abschneiden können. Die Prinzipien der Gesprächsleitung – den anderen aussprechen zu lassen, die Fäden der unterschiedlichen Beiträge zu verknüpfen und nachzuhaken, wenn nachgehakt werden muss – beherrschen beide ganz ausgezeichnet.

Sehr häufig geht es um die Belastung der Mitarbeiter, die immer wieder an ihre körperlichen und seelischen Grenzen geraten und denen schon viel geholfen ist, wenn sie sich manchmal einfach Luft verschaffen können. Besonders belastende Situationen, mit denen sich die Supervisorinnen beschäftigen, sind beispielsweise Patienten, die man nicht loslassen kann, aber auch, wenn auf einen Schlag mehrere Patienten aufgenommen wurden oder kurz nacheinander gestorben sind oder wenn die Station bis auf das letzte Bett gefüllt ist und Wartelisten kein Ende der Patientenströme erkennen lassen.

Was Außenstehenden vermutlich nicht bewusst ist: Auch Zeiten der geringeren Belegung sind für uns belastend, weil uns dann sehr bald die Budgetverantwortlichen im Nacken sitzen. Die versahen einmal die tagesaktuelle Belegung der Station mit Farben, und bei einer Belegung von unter 80 Prozent wurde einige Jahre lang die Farbe Rot vergeben. Nur eine Belegung von über 100 Prozent erhielt ein Grün, dazwischen lagen wir im gelben Bereich. In ihren Anfängen war die Durchschnittsbelegung der Palliativstation im roten, später im gelben Bereich. Diese Einteilung hat man in der Zwischenzeit wieder aufgegeben. Eine Vollbelegung kann und soll es eigentlich gar nicht geben, weil der Personalschlüssel nur für den gelben Bereich bemessen ist und wir auch Ausweichbetten für Notfälle und Angehörige benötigen. Außerdem würden die Zeiten für die Übergabe und die Visiten durch eine zu hohe Belegung unverhältnismäßig erhöht und das Pensum für die Mitarbeiter zu groß.

Eine im Rahmen der Supervision beschlossene Maßnahme zur Senkung der Arbeitsbelastung war die Entlastung des Nachtdienstes. Indem der Spätdienst durch eine zusätzliche Pflegekraft von 20 Uhr bis Mitternacht aufgestockt wurde, kann man einen Teil der Arbeit aus den frühen Morgenstunden vorziehen, denn die Nacht kann für eine einzelne Schwester sehr lang werden, auch wenn Laien vielleicht meinen, da lägen ja nur zehn Patienten, und die würden schlafen. Aber auf der Palliativstation ist, wie auf einer Intensivstation, gerade in der Nacht Zuwendung wichtig, denn der Organismus eines Schwerkranken kann zwischen Tag und Nacht oft nicht mehr unterscheiden. Viele Patienten werden geradezu nachtaktiv, oder die eigentlichen Beschwerden haben bis zur Nacht gewartet, um den Patienten erst dann richtig zuzusetzen. Immer wieder muss die Nachtschwester entscheiden, was sie zuerst macht. Hat sie in einem Zimmer gerade ein beruhigendes Gespräch geführt und sich in einem anderen dem Durchbruchschmerz eines Patienten gewidmet, steht vielleicht die überforderte Ehefrau eines dritten Patienten vor der Tür und bittet dringend um etwas heißen Tee und ein Gespräch. So kann es stundenlang gehen. Die Nachtschwester hat bis etwa zwei, drei Uhr morgens alle Hände voll zu tun, eine To-do-Liste abzuarbeiten. Wenn sie Glück hat, ist dann ein wenig Ruhe, bevor die Medikamente für den kommenden Tag vorbereitet und die umfangreichen Dokumentationspflichten erledigt werden müssen. Auch auf unvorhergesehene Notfälle muss sie vorbereitet sein. Auf der Palliativstation gehören dazu akute Blutungen, Krämpfe oder Schmerz- und Luftnotattacken bis hin zu Zuständen akuter Verwirrung, bei denen man den Patienten plötzlich vollständig angezogen und mit gepackten Koffern vor seiner Zimmertür stehen sieht. Demente Patienten legen sich schon mal ins Bett der schwerkranken Nachbarin im Nebenzimmer, was die – je nachdem – mit Verwunderung, Vergnügen, Unbehagen oder Schrecken zur Kenntnis nimmt – ich kann versichern, wir hätten eine Menge Stoff für einen Film.

Wenn ein Patient aus dem Bett gefallen ist und die Schwester ihn nicht alleine wieder hineinheben kann, muss sie in einer anderen Abteilung um Hilfe bitten, sodass für kurze Zeit die andere Station verwaist ist. Bei uns Ärzten halten sich die nächtlichen Anrufe in Grenzen. Wir haben es uns angewöhnt, gegen 22 Uhr noch einmal nach den Patienten zu fragen, letzte Regelungen und bestmögliche Vorsorge zu treffen. Diese Telefonate gehören so sehr zur Routine, dass ich mich im Urlaub erst wieder an den Normalzustand gewöhnen muss.

Was uns letztendlich am meisten zusetzt, sind die hohen Ansprüche, die wir selbst oder die Patienten an uns richten; die Unmöglichkeit, einem fremden Menschen nahezukommen oder seine Beschwerden zufriedenstellend zu beherrschen; die ständige Sorge, irgendetwas zu übersehen. Auch nach jahrelanger Konfrontation mit dem Sterben ist es vielleicht das Schicksal selbst, das uns zu schaffen macht.

Auch gibt es Menschen, die unsere Welt nicht verlassen wollen und bei denen sich der Sterbeprozess quälend lange hinzieht. Hier versagen alle sonst zuverlässigen Prognoseparameter, und der Zustand des Patienten hält sich trotz ungünstiger Bedingungen stabil. Das ist doch großartig, könnte man meinen, doch nicht nur die Pflegekräfte, auch die Angehörigen erleben dann eine emotionale Achterbahnfahrt. Die Familie, die vielleicht zuerst sehr unterstützend wirkte, zieht sich dann schrittweise vom Patienten zurück, weil ihr Trauerkontingent aufgebraucht ist. Man bezeichnet diese zu Lebzeiten vorweggenommene als antizipatorische Trauer. Beim folgenden Patienten kamen viele Dinge zusammen.

Diagnose Weltschmerz: Thomas Weinberg

Thomas Weinberg war 55, als bei ihm ein Lymphom der Haut (eine bösartige Blutzellerkrankung) diagnostiziert wurde. Er hatte daraufhin jede nur erdenkliche onkologische Therapie erhalten, wodurch sein Leben auch deutlich verlängert wurde. Allerdings war der Patient schon zuvor nicht gerade gesund. In seiner Krankheitsgeschichte fand sich ein Herzinfarkt auf dem Boden vorgeschädigter Herzkranzgefäße, die bereits durch eine Ballonerweiterung und ein Metallgeflecht behandelt worden waren. Herr Weinberg litt darüber hinaus an allergischem Asthma bronchiale, einer Unterfunktion der Schilddrüse und einer chronischen Entzündung der Augen- und Nasenschleimhäute.

Das Lymphom nahm von der linken Ohrmuschel seinen Ausgang, die man zunächst operierte. Im Dezember desselben Jahres breitete sich die seltene Erkrankung dann verhängnisvoll aus. Erst wurde Herr Weinberg mit ultraviolettem Licht in therapeutischer Dosierung bestrahlt, und als die Krankheit weiter fortschritt, erfolgte eine systemische PUVA-Therapie. Hierzu wird ein lichtempfindlicher Stoff namens Psoralen als Tablette verabreicht, bevor ultraviolette Strahlen den Wirkstoff an den befallenen Stellen aktivieren. Wie jede andere Krebstherapie ist auch diese Photochemotherapie nicht ohne unerwünschte Wirkungen zu haben. Herr Weinberg litt vor allem unter den schmerzhaften Verbrennungen an seiner Haut, aber er ertrug die Prozeduren drei Jahre lang klaglos. Schließlich erhielt er noch Interferon, einen körpereigenen Stoff, den die meisten Patienten in hoher Konzentration schlecht vertragen. Weil die Krankheit keine Ruhe geben wollte, folgten intensive Behandlungen unter Einbeziehung konventioneller Medikamente und dem Vitamin A-Abkömmling Bexaroten, bevor auch das eingestellt wurde. Die Kollegen der universitären Intensivstation waren nun der Ansicht, der im Kreis Paderborn beheimatete Patient solle doch, da nichts mehr für ihn getan werden konnte, zu Hause sterben. Seine geschiedene Ehefrau konnte sich nicht um ihn kümmern, da auch sie ernsthaft erkrankt war. So kam er zu uns, und zwar mit einer Vielzahl von Schläuchen und nicht ansprechbar. Aus seinem Zustand schlossen alle, er habe nur noch ein paar Stunden zu leben. Wir umsorgten den Unbekannten, mit dem kein Wort gewechselt werden konnte, und dessen Frau nicht erreichbar war, so gut wie möglich und versuchten sogar, die Medikamente noch einmal etwas anders einzusetzen. Der Patient überlebte nicht nur ein paar Stunden, sondern klarte nach ein, zwei Tagen sogar auf. Hätte man ihn sterben lassen sollen? Retteten wir ihn nur, weil *wir* ihn kennenlernen wollten? Nein, wir wollten ihn nur pflegen und sein Leid durch Medikamente lindern. Er hätte sterben dürfen, doch anscheinend ließ ihn die Schöpfung oder das Schicksal noch leben.

„Schön, dass Sie endlich bei Bewusstsein sind.“

„Wie lange bin ich schon bei Ihnen?“

„Gut drei Tage“.

„Ach, ja.“

„Wie geht es Ihnen? Wir konnten ja bisher nichts aus Ihnen herausbekommen.“

„Meine Haut juckt, ansonsten tut mir mein Rücken weh.“

Wir lernten uns schrittweise kennen und fanden eine Gesprächsebene, die eine gute Palliativmedizin zuließ. Herr Weinberg entpuppte sich als bescheidener und ruhiger Zeitgenosse, den der Aufenthalt in der Uniklinik psychisch sehr mitgenommen hatte. Auf die Mitteilung, dass er bald sterben würde, hatte er sich noch gar nicht einstellen können. Er berichtete, die Krankheit und die Folgen der

Therapie seien in letzter Zeit nur so über ihn hereingebrochen. Der halbwegs Genesene arrangierte sich rasch mit seiner neuen Umgebung, zumal seine Haut sich ständig verbesserte, was an ein Wunder grenzte, denn zum Zeitpunkt seiner Aufnahme war sie eine einzige große Wunde. Dementsprechend verpackt war der Patient auf die Station gekommen, wie eine Mumie, die nur durch einen verhältnismäßig kleinen Schlitz aus den Augen gucken konnte. Das Lymphom, an dem Herr Weinberg litt, ist dafür bekannt, dass es im Gegensatz zu anderen Lymphdrüsenerkrankungen zunächst nicht die inneren Organe oder das Gehirn befällt, sondern in erster Linie die Haut. Man sagt ja, dass die Haut den inneren Zustand eines Menschen repräsentiert, und bei Thomas Weinberg zeigte sich die Abscheulichkeit des Krebses für jedermann sichtbar auf seiner Haut. Innerhalb der vielen Wochen, die Herr Weinberg bei uns war, lief er zwar nur wenige Stunden auf der Station umher, aber wenn es ihm gut ging, dann zeigte er sich jedermann mit seinem Kopfverband, aus dem das kleine Gesicht mit seinem verschmitzten Lächeln herausschaute. Dieser Verband, den man täglich erneuern musste, war für die Pflegenden eine besondere Herausforderung.

Seine erste Bezugsschwester war eine damals 50 Jahre alte Kollegin mit einem ansteckenden Lachen und viel Lebenserfahrung, der man nichts vormachen kann. Sie pflegte Tag für Tag die wunden Stellen liebevoll mit diversen Ölen und entfernte behutsam die verkrusteten und mit Wundschorf bedeckten Stellen, und siehe da, die großflächigen Wunden an Kopf und Körper begannen allmählich abzuheilen, und es zeigte sich peu à peu die von unten gesundete Haut. Zeitgleich führten die geänderten Medikamente zu einer Besserung des allgemeinen Befindens und sukzessive zu einer Steigerung der Mobilität. Das hob nicht nur die Stimmung des Patienten, sondern auch die derjenigen Mitarbeiter, die sich zu Anfang darüber beschwert hatten, dass man ihnen wieder einmal einen Patienten unmittelbar vor dem Tod aufgehalst hatte, für den man nichts mehr tun konnte.

Herr Weinberg konnte wieder Mensch sein und seine Persönlichkeit, die sich hinter seinem Turban verbarg, zum Ausdruck bringen. Er war ein feinfühliger Mensch mit Weitblick. Als ich ihn einmal im Zimmer besuchte, saß er mit gefalteten Händen entspannt im Sessel und richtete seinen Blick nach draußen.

„Ich verstehe die Menschen nicht mehr“, sagte er ohne erkennbaren Anlass, „beim gestrigen Fußballspiel ... diese Ausschreitungen, diese geheuchelten Unschuldsgesten von Spielern, die ganz bewusst Körperverletzungen bei ihren Gegnern begangen haben und dann so tun, als ob nichts gewesen wäre. Wieso lässt man so etwas durchgehen? Vor dem Stadion dann die Ausschreitungen, die Müllberge und der Alkohol, immer der Alkohol. Das nenne ich einen Verfall der Sitten, und die offiziellen Instanzen kapitulieren. Ist das der Preis der Freiheit?“

„Wo Freiheit ist, ist immer auch Missbrauch“, antwortete ich etwas unvorbereitet, „deswegen gibt es bei uns einen Rechtsstaat, der die Freiheit des Fuchses im Hühnerstall begrenzt.“

„Aber wo ist dieser Rechtsstaat, wo sind die Kontrollen im Stadion, warum werden Straftäter so schnell wieder auf freien Fuß gesetzt? Wer schützt die Kinder, die Misshandlungen ausgesetzt sind? Wieso sperren sich die Datenschützer, wenn es um die Überwachung der U-Bahnhöfe geht?“

„Herr Weinberg, ich sehe, Ihnen muss es wieder recht gut gehen, wenn Sie mit Ihren Gedanken bei den Problemen unserer Gesellschaft gelandet sind.“ Eigentlich war mir gar nicht zum Diskutieren zumute, jetzt aber musste ich mir geduldig anhören, was er die ganze Zeit mit sich herumgeschleppt hatte.

Die ersten zwei Wochen seines Aufenthalts gingen schnell vorbei. Dann kam ein Rückfall, und der Patient entwickelte unklare Temperaturerhöhungen. Erst warteten wir einen Tag ab, und das Fieber ging spontan zurück, dann kam es wieder, und wir entschieden uns zu einer Antibiotikatherapie, ohne einen Infektionsherd gefunden zu haben. Thomas Weinberg, den wir schon fast nach Hause entlassen hätten, ging es wieder deutlich schlechter, und seine Nierenwerte verschlechterten sich rapide. Der lebendige Geist, mit dem ich noch vor ein paar Tagen politische Diskussionen hatte führen können, war nur noch ein geistloser Organismus, an dem man ein paar Stellschrauben betätigte, um die Körperfunktionen wieder in Gang zu bekommen. Seine Haut war trotz der zwischenzeitlichen Besserung nach gut vier Wochen wieder in dem Zustand, wo wir begonnen hatten. Unser Patient war kaum zu wecken, klagte über Schmerzen beim Liegen auf dem Rücken, erhielt Thrombosespritzen und musste künstlich ernährt werden. Ein mit der Universität geführtes Telefonat bestätigte uns darin, dass sämtliche Therapieoptionen ausgeschöpft waren, und in den Teambesprechungen wurde zunehmend häufiger diskutiert, ob sich Herr Weinberg nicht in einem natürlichen Sterbeprozess befand, bei dem es unsere Pflicht sei, alle unnötigen und nicht auf die reine Symptomlinderung hin ausgerichteten Maßnahmen einzustellen, wie zum Beispiel die künstliche Ernährung. Es ging auf und ab, aber nach etwa einer weiteren guten Woche besserte sich sein Zustand wieder. Die Doppelgabe von Antibiotika hatte Wirkung gezeigt. Aber war das jetzt das Beste für den Patienten? Die meisten Kranken zermürbt so ein Auf und Ab, und auch wir rieben uns bei Thomas Weinberg an dem Wechsel von Besserung und Rückschlag emotional auf. Es kam hinzu, dass er fast in unserem Alter war und uns durch die lange Aufenthaltsdauer immer vertrauter geworden war. Wir alle hatten ihn als einen überaus intelligenten und liebenswürdigen Menschen schätzen gelernt. Öfter ertappe ich mich dabei zu glauben, dass die Patienten immer jünger werden, bis mir bewusst wird, dass das Team der Station seit seiner Gründung ja auch über 21 Jahre älter geworden ist und der Altersunterschied zu den Patienten immer mehr verwischt. Herr Weinberg war jedenfalls fast einer von uns geworden, jedermanns guter Freund, und nun war er, nachdem man sich so viel Mühe gegeben hatte, wieder in einen aussichtslosen Kampf zurückgefallen.

Die Wochen strichen ins Land, und der Patient wurde längst auf Kosten der Klinik behandelt, weil Fallpauschale plus Palliativzuschlag (Zusatzentgeld 133, OPS-Kode 8-98h.0) aufgezehrt waren. Man hatte beinahe den Eindruck der Patient habe seinen eigenen Tod überlebt. Was den Mitarbeitern auch zusetzte, waren ihre eigenen Stimmungsschwankungen. Sie konnten nach den vielen Wochen dem Patienten einfach nicht mehr so zuvorkommend und freundlich begegnen wie zu Beginn. Wir waren ratlos, und so war es höchste Zeit für eine Supervision, bei der der Fall von allen Seiten beleuchtet wurde.

Es zeigte sich, dass es für eine Verlegung ins Hospiz zu früh war, denn dann hätten wir uns eingestanden, dass der Patient nur noch eine sehr begrenzte Lebenszeit vor sich und keine Chance mehr hatte, in seine häusliche Umgebung zurückzukehren. Das war aber so nicht absehbar. Ein Platz in einer Kurzzeitpflegeeinrichtung war ein weiterer Gedanke, doch dort konnte man nicht jeden Tag eine Stunde lang eine oder zwei Pflegekräfte abstellen, um seine Haut zu versorgen. Die Lösung war eine jener seltenen Spezialeinrichtungen, ein besonderes Pflegeheim am

Stadtrand von Paderborn, das es sich leisten konnte, durch Spendengelder und einen überaus engagierten Hausarzt besonders pflegebedürftige Patienten aufzunehmen.

Thomas Weinbergs Fall offenbart eine Lücke im System der Pflegeeinrichtungen, denn für besonders pflegeintensive Patienten gibt es bei Weitem nicht genug Plätze. Dabei haben wir auf unserer Station immer wieder Patienten, bei denen ein erheblicher Pflegeaufwand besteht und die zu Hause nicht untergebracht werden können.

Schwierige familiäre Verhältnisse: Ilse Lafrenz

Auch das Schicksal einer anderen Patientin beschäftigte das Team mehr als üblich. Wenn ich mich an Ilse Lafrenz erinnere, sehe ich sie von morgens bis abends bei 9 Grad Celsius auf unserer Dachterrasse liegen. Dort hatte sie sich in ihrem Bett hinfahren lassen, und nirgendwo sonst wollte sie sein, in ihrem Zimmer nicht, zu Hause nicht und an keinem anderen Ort der Welt. Wir besuchten sie dort alle halbe Stunde, mal wechselte man ein paar Worte, mal wollte man nur sehen, ob sie etwas benötigte. Manchmal schob man unauffällig die Hände unter die Decke, um zu sehen, ob sie nicht doch vor Kälte zitterte, obwohl sie sagte, sie würde niemals frieren. Aber so war sie, kategorisch und eindeutig in ihren Äußerungen. Sie gab anfangs wenig von sich preis, aber doch so viel, dass alle ahnten, dass Kindheit und Jugend schwer zu ertragen gewesen sein mussten. Details ihrer Familiengeschichte offenbarte sie im Rahmen einer Chefarztvisite. Der alkoholabhängige Vater habe die beiden Töchter jahrelang geschlagen, und ihr etwas scheuer Blick bestätigte mich darin, dass sie die Wahrheit sagte. Die Mutter hatte in der Familie offenbar nichts zu melden, und die Töchter sahen zu, dass sie das

Haus verließen, sobald sie alt genug waren. Das brachte die beiden auf die schiefe Bahn. Sie banden sich ohne Schulabschluss an den Nächstbesten, der ihnen über den Weg lief und die ewige Liebe versprach, und setzten viel zu früh eigene Kinder in die Welt. Im Grunde führten sie das Elend fort, in das sie hineingeboren worden waren. Wo Schulabschlüsse und feste Jobs fehlen, hofft man oft auf die Partnerschaft als Rettung, doch auch die Fähigkeit zu stabilen Beziehungen wird in solchen Verhältnissen oft nicht erworben. Frau Lafrenz spürte sicher früh, wie schwer es war, am Rande der Gesellschaft Wertschätzung zu erfahren, und sehnte sich nach einer Liebe, die ihr Halt und Kraft geben würde.

Als sie zu uns auf die Station kam, hatte sie zum ersten Sohn keinerlei Kontakt mehr. Den zweiten Sohn von einem anderen Mann hatte sie bis zu seinem zwölften Lebensjahr mehr oder weniger allein großgezogen, denn der neue Partner taugte nicht als Vater. Die drei Jahre seit der Diagnose mussten für sie und den jetzt Fünfzehnjährigen ein Martyrium gewesen sein. In dieser Zeit war die 16 Jahre ältere Schwester der Patientin aus Hamburg nach Paderborn gezogen, angeblich weil sie in der Hansestadt keine passende Arbeit mehr fand und sich um ihre Schwester und ihren Neffen kümmern wollte. Ihre tatsächliche Rolle konnten wir zunächst nicht einordnen. Niemand wusste wirklich, wie sehr sie hinter ihrer jüngeren Schwester stand und was ihr der Neffe wirklich bedeutete. Zu ihrem Lebenspartner hatte Ilse Lafrenz nur noch losen Kontakt, doch wenigstens telefonierten sie miteinander. Aber den Sohn zu versorgen, traute sich der Mann grundsätzlich nicht zu. Auf der Station sahen wir ihn kein einziges Mal. Die Schwester hingegen hielt sich ab und zu halbtageweise bei uns auf und stimmte sogleich mit ein, wenn das Gespräch auf die gemeinsame Vergangenheit und das ehemalige Zuhause kam. So sehr sich die beiden Schwestern auseinandergelebt hatten, wozu auch der große Altersunterschied beitrug, so sehr verband sie die Tortur im Elternhaus zweifellos noch immer. Andererseits war die Distanz gleich wieder spürbar, als mich Inge Lafrenz einmal auf der Terrasse indigniert fragte, welcher Arzt denn ihrer Schwester gesagt habe, ihr Sohn könne später, wenn sie nicht mehr sei, bei seiner Tante wohnen. Wir fühlten uns nicht angesprochen, aber uns allen wurde dadurch klar, wie es in Wirklichkeit um das Verhältnis zur Schwester bestellt war.

Frau Lafrenz' Sohn entpuppte sich dann als rotzfrecher Lümmel, der tat, als sei es nicht mehr als eine lästige Pflicht, sich über den Tod seiner Mutter und die Zeit danach Gedanken zu machen. „Dann eben nicht, dann bist du eben tot", hörte ich ihn ihr einmal abfällig entgegenrufen.

Kurz bevor die Patientin starb, sahen wir uns gezwungen einzuschreiten, denn plötzlich kreuzte der 15-Jährige mit seiner 13-jährigen Freundin auf. Der Mutter zu Ehren habe er sich gerade verlobt, teilte er der verblüfften Frau mit, und dass sie sich schon mal darauf einstellen könne, bald Großmutter zu werden. Wir alle sollten das wohl hören. Die Mutter war zu kraftlos, um etwas zu sagen. Die Vertreterin des Jugendamtes, die von dem Ansinnen des 15-Jährigen durch unsere katholische Ordensschwester in Kenntnis gesetzt wurde, zeigte sich überfordert und wies die Verantwortung hinsichtlich der drohenden Schwangerschaft weit von sich. Für den Jungen musste aber auf jeden Fall eine Unterbringung gefunden werden. Sie sicherte uns zu, „am Ball zu bleiben" und sich „eine Notiz zu machen", was immer das bedeutete.

Vom medizinischen Standpunkt aus war Ilse Lafrenz eine besonders schwierige Schmerzpatientin, wie uns der Schmerztherapeut bereits angekündigt hatte, denn sie hatte sich schon in einer Spezialsprechstunde nicht befriedigend einstellen lassen. Eine das Leben verlängernde Chemotherapie war nicht mehr möglich, die Blutwerte verschlechterten sich und ihr Kräfte schwanden. Sie wurde, wie viele schwierige Patienten, an einem Freitag stationär aufgenommen und verhagelte damit dem Oberarzt das freie Wochenende. Auch die Schwestern hatten ihre liebe Mühe, die neu auf Methadon eingestellte Patientin unter dieser Medikation zu betreuen. Dass der Versuch aufgrund eines Suchtproblems zum Scheitern verurteilt war, erfuhren wir erst später, und so waren wir gezwungen, am darauffolgenden Dienstag reumütig wieder auf Morphin, den Goldstandard in der chronischen Schmerztherapie bei Tumorpatienten, umzustellen.

Gerade was Methadon betrifft, hatte sich 2017 und 2018 eine wahre Hysterie ergeben. Fake News haben der Medizin schon immer zugesetzt. 2017 hatte es eine nicht habilitierte Chemikerin der Universität Ulm geschafft, mit einfachsten Zellversuchen ins Fernsehen zu kommen. Angeblich hatten Zellen von Hirntumorpatienten auf Methadon ein geringeres Wachstum, erst recht wenn Zytostatika (Substanzen, die man bei einer Chemotherapie verwendet) zugesetzt worden waren. In die falschen Hände gelangt und auf fragwürdige Weise lanciert, schafften es diese Informationen ins öffentliche Fernsehen. Das Ergebnis: Im Netz verbreitete sich rasend schnell, Methadon helfe gegen Krebs und unterstütze die Wirkung einer Chemotherapie. Die Folge: Unzählige Patienten verlangten nach Methadon, einem selten eingesetzten aber bekannten Opioid aus der Schmerz- und Suchttherapie. Es ist schlecht steuerbar, Patienten vertragen es unterschiedlich gut, Todesfälle sind aufgrund von Überdosierungen beschrieben worden. Eine Fachgesellschaft nach der anderen recherchierte und trug zum Thema Methadon und Krebs zusammen, was aus der Weltliteratur zusammenzutragen war. Wissenschaftler wurden konsultiert. Das Ergebnis: alle Fachgesellschaften stimmten überein, es lägen keine Daten vor, die den Einsatz von Methadon in der Krebstherapie rechtfertigen würden. Die Deutsche Krebsgesellschaft und die Deutsche Gesellschaft für Hämatologie und Onkologie rieten davon ab Methadon einzusetzen. Die Universität Ulm distanzierte sich von ihrer eigenen Mitarbeiterin. Doch die fand ihre Unterstützer, Menschen, die aus Prinzip gegen die Wissenschaft wetterten, verzweifelte Patienten, frustrierte Ärzte. Die Bundesärztekammer hatte mittlerweile auch dazu aufgerufen, kein Methadon bei Krebspatienten mit dem Ziel einzusetzen, eine Wirkungsverstärkung einer Chemotherapie zu erreichen. Aber das Kind war längst in den Brunnen gefallen. Plötzlich meldeten sich Menschen und behaupteten, sie seien durch Methadon geheilt worden. Die Wissenschaft hat es schwer gegen den Populismus. Der Druck auf Ärzte Gefälligkeitsverordnungen auszufüllen steigt. Wer Methadon nicht verabreichen will, spürt Vertrauensverlust und wird unter Umständen von den Patienten mit dem Vorwurf von Industrienähe oder Bestechlichkeit konfrontiert. Besonders perfide wurde es nämlich, als von Methadon-Befürwortern behauptet wurde, die Wirkung von Methadon gegen Krebs werde nur deswegen nicht erforscht, weil es so billig sei und damit kein Geld verdient werden könne. Als ob Ärzte mehr verdienten, wenn das Medikament mehr kostete. Man fühlte sich an Donald Trump erinnert, der auch sehr schnell Verschwörungstheorien zur Hand hat.

Wir hatten uns daher sehr schnell dazu entschlossen, Frau Lafrenz Morphin in etwas anderer Dosierung als zuvor und in kontinuierlicher Verabreichung über eine Pumpe zukommen zu lassen. Es wurde gerade Frühling, die Vögel zwitscherten, und auf den leicht geschwungenen Hügeln explodierte das Grün, und so entdeckte die Patientin den

Wintergarten und die Dachterrasse für sich. Frau Lafrenz wusste die Toleranz des Personals zu schätzen, das sie auch bis in die späten Abendstunden auf der Dachterrasse ließ und sie mit den unverzichtbaren Zigaretten versorgte. Unsere Zuwendung und auch der enge Kontakt zu einem anderen Patienten, mit dem sie immer häufiger auf der Dachterrasse anzutreffen war, trugen nach ein paar Tagen zu einer sehr akzeptablen Leidenslinderung bei.

Frau Lafrenz litt an einer gelegentlich vorkommenden opioid-induzierten Hyperalgesie, das heißt, einer durch die Schmerzmittel selbst hervorgerufenen Überempfindlichkeit gegen selbst leichteste Berührungen. Dies zeigte mir wieder einmal, dass eine gute Schmerztherapie weit mehr beinhaltet, als bei stärker werdenden Schmerzen lediglich die Dosis der Schmerzmittel zu erhöhen. Es geht auch um die Beherrschung der durch die Medikamente hervorgerufenen unerwünschten Wirkungen. Damit die Mittel ihre Wirkung entfalten können, muss man die Patienten in seine Überlegungen mit einbeziehen. Über Opioide kursieren zahllose Halbwahrheiten, weshalb viele chronische Schmerzpatienten befürchten, von den Medikamenten psychisch abhängig zu werden, und sie deswegen nicht richtig einnehmen. Das Gegenteil ist für langwirksame Präparate längst bewiesen. Außerdem gibt es kaum eine Gruppe von Arzneimitteln mit besserer Organverträglichkeit. Die unerwünschten Wirkungen sind bekannt und beherrschbar. Was die Therapie mit Opioiden tatsächlich erschweren kann, ist eine wie bei Frau Lafrenz vorkommende Überempfindlichkeit. So bewirken diese Schmerzmittel bei manchen Patienten ab einem bestimmten Zeitpunkt das Gegenteil von einer Linderung. Dann können bereits Kleidungsstücke oder das Gewicht der Bettdecke zur Qual werden. Vielleicht kennen Sie die griechische Sage von Herkules, der schreckliche Schmerzen ertragen musste, weil seine Frau Deianira ihm ein Gewand übergestreift hatte, das mit dem Gift der Hydra getränkt war. So etwa muss man sich wohl die Nervenschmerzen von Frau Lafrenz vorstellen: hell und stechend, im Gegensatz zu den dumpfen Knochenschmerzen, die vor allem von der Wirbelsäule ausgingen und mit denen sie sich besser arrangieren konnte. Den neuropathischen Schmerzen kann man auf unterschiedliche Weise begegnen. Wir entschieden uns für eine Opioidrotation, also einen Wechsel auf ein anderes hochwirksames Schmerzmittel. Die Gabe zusätzlicher oder anderer Wirkstoffe wäre ebenfalls denkbar gewesen. Schmerzbehandlung ist eine Sache der Erfahrung, wozu man Ruhe und Kontinuität benötigt, nichts, was ständig wechselnde Ärzte zwischendurch in einer großen Ambulanz erledigen können. Gegen die Schmerzen von Frau Lafrenz infundierten wir eine Elektrolytlösung, der Morphin zugesetzt war, gegen die bei Lagewechsel immer wieder auftretenden Durchbruchschmerzen zusätzliches Morphin durch kurzzeitige Beschleunigung der Einlaufgeschwindigkeit der Infusionslösung. Hatte sie eine Angstattacke mit Luftnot, bekam sie eine Tablette Lorazepam (ein Beruhigungsmittel), die sie unter die Zunge legte. So kam die Patientin ganz gut durch den Tag.

Für die Mitarbeiter bedeutete die gelungene Schmerzeinstellung, dass sie sich mit ihr gemeinsam besser auf andere Dinge konzentrieren konnten, die das Leben lebenswert machten. Weil Frau Lafrenz nun ihre Gedanken besser sortieren und sich verständlicher artikulieren konnte, war auch ein Blick in die Zukunft möglich. Als wir aber auf das Sterben zu sprechen kamen, stießen wir gegen eine Wand und notierten eine erneute Zunahme der Schmerzen. Das war vermutlich ihre Art mitzuteilen, wie sehr sie am Leben hing und wie unerträglich ihr der Gedanke an den Tod war. Fragte man sie, wie viel Zeit ihr nach ihrer

Einschätzung noch blieb, waren es bestimmt noch zwei bis drei Jahre. Fragten wir uns, waren es nicht mehr als zwei bis drei Wochen.

Das Schicksal der Patientin ließ uns alle selbst nach Dienstschluss nicht mehr los: Die problematischen familiären Verhältnisse, die Schwierigkeiten bei der Schmerzeinstellung und ihre Weigerung anzuerkennen, dass ihr Lebensende kurz bevorstand, brachten auch unser schier unverwüstliches Durchhaltevermögen an seine Grenzen.

Ein Gespräch auf der Dachterrasse war der Versuch, doch noch einen Fortschritt zu erzielen. Unsere Patientin schien halbwegs in sich zu ruhen. Sie war dick in ihr Bettzeug eingewickelt, das keine Schmerzen mehr hervorrief, die Zigarettenschachtel lag griffbereit zur Rechten, der Nachttisch mit Getränk, Telefon und zwei Waschschlappen stand zur Linken. Es ging um den Jungen und sein Verhältnis zur Tante und um den Lebenspartner im Hintergrund, den schlechten Vater. Ja, sagten wir, wir wünschten uns auch noch eine lange Zeit für sie, aber wir seien uns leider nicht sicher, wie die nächsten Wochen verlaufen würden, weil wir feststellen mussten, dass sie immer weniger esse und das Bett gar nicht mehr verlasse. Und dann fragten wir sie, ob sie sich denn vorstellen könne, in diesem Zustand zu Hause zu sein. Nein, meinte sie, mit ihrer Schwester ginge das gar nicht. Ihr Sohn komme in einem Jugendheim vielleicht zurecht. Jedenfalls würde sie keineswegs zulassen, dass ihre Schwester sich um ihn kümmere, sie sei schließlich die Mutter. Im Übrigen sei der Sohn alt genug, ein Wörtchen mitzureden. Damit hatte sie natürlich recht.

Alleine zu Hause konnte Ilse Lafrenz nicht sein, das sah sie ein, selbst wenn man alle Register der ambulanten Versorgung zöge. Auch ein normales Pflegeheim, erklärte ich ihr, könne eine so intensive Pflege nicht leisten. Abgesehen davon war sie finanziell nicht auf Rosen gebettet. Die Pflegebedürftigkeit von Frau Lafrenz ergab sich nicht nur wegen des immer größer werdenden Druckgeschwürs am Steißbein. Dieses ließ sich aufgrund der von der Patientin geforderten stundenlangen Aufenthalte auf der Dachterrasse trotz aller Lagerungsmanöver nicht verhindern. Sie brauchte darüber hinaus auch Unterstützung bei der Grundversorgung wie dem Waschen und Essen. Also brachte ich das Hospiz ins Spiel.

Mit den Mitarbeitern dort verbindet uns eine langjährige und gute Zusammenarbeit. Es befindet sich mittlerweile in einem modernen, hellen, sonnendurchfluteten Bungalow auf einer Wiese mitten in Paderborn und untersteht dem Orden der Barmherzigen Schwestern vom hl. Vincenz von Paul. Bis zu acht Patienten finden dort unabhängig von ihrem Glauben eine Bleibe, wenn ihr Leben zu Ende geht und eine andere Unterbringungsmöglichkeit nicht mehr zur Verfügung steht. Es gibt zwei engagierte Hausärzte, die regelmäßig nach Dienstschluss nach dem Rechten sehen, ausgewiesene Palliativmediziner, auf die man sich verlassen kann. Das Haus leitet eine erfahrene Palliativschwester, die unsere Patienten zumeist vorab kennenlernen möchte, bevor wir sie zu ihr verlegen. Das dient dem Beziehungsaufbau und reduziert Ängste vor dem neuen Unbekannten. Die Pflegekräfte kümmern sich rührend um ihre Gäste und haben im Laufe der Jahre ihre palliativmedizinischen Kompetenzen deutlich erweitert. Und so konnten wir Ilse Lafrenz schließlich guten Gewissens dorthin verlegen, wo sie sich sehr wohl fühlte, bevor sie zwei Wochen später starb.

Die überforderte Familie Risse

Der folgende Fall Risse zeigt, dass eine unheilbare Erkrankung auch eine stabile Familie vor eine Zerreißprobe stellt, und wie wichtig es für uns Ärzte und Pfleger ist, solche psychosozialen Aspekte in unsere Entscheidungen und Behandlungen mit einzubeziehen.

Martin Risse war verheiratet und hatte zwei sieben und neun Jahre alte Kinder. Er war gerade einmal 40 Jahre alt, als man bei ihm einen Dickdarmtumor diagnostizierte. Man machte ihm von Anfang an wenig Hoffnung. Zwei seiner Ärzte bescheinigten ihm unabhängig voneinander, er würde nicht viel mehr als noch ein halbes Jahr zu leben haben. Also unterzog er sich nur widerwillig dem chirurgischen Eingriff. Wozu operieren, wenn man ohnehin sterben muss? Die Operation überstand er, aber eine Chemotherapie lehnte er ab. Was sollte die noch bewirken, wenn ihm nur noch ein paar Monate blieben? Darauf stellte sich die Familie nun ein, doch nichts passierte. Als das halbe Jahr nach der Operation vergangen war und der Patient keineswegs verfiel, entwickelte er einerseits ein ausgeprägtes Misstrauen gegenüber Ärzten und plante andererseits sein Leben erst einmal weiter. Nach der Operation hatte sich der Architekt berenten lassen und konnte sich nun ganz auf sich und seine Interessen konzentrieren. Weil sich Martin Risse immer für Sport interessiert hatte und zu denjenigen gehörte, die etwas wenn, dann richtig angingen, begann er Sportwissenschaften zu studieren, und mit jedem Semester ging es ihm besser. In seiner Familie jedoch herrschte nicht etwa helle Freude, sondern eine große Verstörtheit. Auch wenn es Nichtbetroffenen merkwürdig oder gar herzlos erscheinen mag: Die menschliche Psyche verarbeitet den Wechsel negativer und positiver Extreme viel schwerer als ein einmaliges schlimmes

Erlebnis. Gerade für jüngere Kinder sind die Eltern eine Autorität, und es erschüttert sie, wenn sich deren Botschaften als falsch erweisen. Gerade noch hatten sie sich damit abgefunden, dass ihr Papa sterben würde, nun saß der den ganzen Tag zu Hause und teilte ihnen dann mit, er wolle noch einmal studieren. Die Ehefrau erhielt die Normalität aufrecht, so gut sie konnte, und ging weiter ihrer Arbeit nach.

Lange Zeit suchte Martin Risse weder seinen Hausarzt noch irgendeinen anderen Vertreter des deutschen Gesundheitswesens auf – bis nach fünf Jahren die Krankheit aus dem Nichts heraus wieder auftauchte, mit Bauchschmerzen, Verdauungsstörungen, Appetitmangel und Gewichtsverlust. Noch immer konsultierte Herr Risse keine Ärzte, aber die Kraftlosigkeit und Lebensunlust führten dazu, dass er immer häufiger und länger zu Hause blieb und, wie man so sagt, sich gehen ließ. Er bewegte sich nicht mehr von seinem Sofa und vernachlässigte seine Körperhygiene, wurde mürrisch und muss wohl geahnt haben, dass ihn die Krankheit eingeholt hatte, die er abgeschüttelt zu haben glaubte. Innerhalb weniger Wochen wurde er zu einer enormen Belastung für seine Familie. Das Wohnzimmer, in dem der Kranke residierte, mieden Frau und Kinder aufgrund des immer übleren Geruchs tunlichst. Irgendwann platzte der Frau der Kragen und sie schleppte ihren Mann eigenhändig zum Arzt. Genau genommen wollte sie ihn nur noch loswerden.

Der Hausarzt überwies Martin Risse in die Klinik. Dort fand man einen Nierenaufstau, hervorgerufen durch fortschreitendes Tumorwachstum und legte für den Urinfluss einen Platzhalter aus Kunststoff in den Harnleiter, weil man die Tumormasse nicht mehr beseitigen konnte. Man versuchte sogar noch, im Dickdarm Drahtgeflechte zu platzieren, damit der Stuhl solange wie möglich seinen natürlichen Weg nahm. Jetzt ließ sich Herr Risse sogar auf eine Chemotherapie ein, aber ob er wusste, welche Ziele man mit ihr verfolgte, war unklar. Natürlich war die Chemotherapie indiziert, denn er hatte ja noch keine erhalten, doch zur Behandlung gehört neben der Indikationsstellung auch die Einwilligung des Patienten, der eine Aufklärung vorangehen muss; aber wie so viele Patienten machte auch Herr Risse davon keinen Gebrauch. Obwohl gute systematische Entscheidungshilfen für Patienten entwickelt wurden, werden sie in unserem Gesundheitssystem anscheinend noch immer nicht sinnvoll und im richtigen Augenblick eingesetzt.

Nun auf der Palliativstation ging es um andere Dinge. Trotz der Chemotherapie bildete sich ein Verbindungsgang zwischen Blase und Enddarm, sodass Stuhl aus der Blase und Urin aus dem Enddarm lief. Das und die damit verbundene Geruchsbelästigung waren, wenn man so will, die eine Besonderheit des Falles Risse.

Die andere betraf die familiäre Konstellation, die wir über die Zeit besser kennengelernt hatten. Nach diversen medizinischen Komplikationen, zu denen ein Nierenversagen, eine transfusionsbedürftige Anämie und eine pilzbedingte Entzündung der Mundschleimhaut gehörten, wurde der Patient irgendwann doch noch einmal in seine häusliche Umgebung entlassen. Seine Familie hätte sich ja theoretisch über seine Rückkehr freuen müssen. Seine Frau ging normalerweise gegen elf Uhr morgens für etwa vier Stunden zur Arbeit, während die Kinder bis zum frühen Nachmittag in der Schule waren. Herr Risse war maximal für ein bis drei Stunden am Tag allein, und in dieser Zeit planten wir den Pflegedienst ein. Der Oberarzt besprach das alles eingehend und hielt den Patienten gesundheitlich für stabil genug. Nach keiner halben Woche sahen wir Herrn Risse wieder. Er hatte daheim nichts mehr gegessen, angeblich, weil seine Ehefrau nicht für sein Essen gesorgt hatte. Hinzu kam, dass der Patient es nicht geschafft hatte, seinen Hausarzt anzurufen und um Nachschub an Medikamenten zu bitten, obwohl er eigentlich dazu in der Lage war. Ohne Schmerzmittel gab es aber keine Schmerzbehandlung und ohne ein Mittel gegen den Pilz blühte der wieder auf. Die Ehefrau schien sein Zustand nicht sonderlich zu kümmern. Wir erklärten uns das damit, dass der Patient wieder in den alten Trott zurückgefallen war und die Ressourcen zu Hause offenbar für eine tragfähige Lösung nicht ausreichten. Auf der Station isolierten wir zwei aggressive Keime aus seinem Urin und sahen uns gezwungen, Herrn Risse Antibiotika zu verabreichen, denn im Sterbeprozess befand er sich noch nicht. Die engsten Angehörigen in das palliativmedizinische Vorgehen mit einzubeziehen, gestaltete sich als sehr schwierig, denn die Ereignisse der letzten Jahre hatten die Familie eher zerrüttet als zusammengeschweißt. Der Patient selbst hatte sich wiederholt mit seiner Erkrankung und ihrem möglichen Verlauf auseinandergesetzt, erst recht in den vergangenen Monaten. Auf der Station angekommen, äußerte er dann auch mehrfach den Wunsch, „nur noch auf den Tod zu warten“, und man nahm ihm ab, dass er diese Gedanken bereits zu Hause mit sich herumgetragen hatte. Dort hatte ihn niemand aufgefangen und bei der Bewältigung seiner schwierigen Lebenssituation unterstützt, doch andererseits ließ der Patient auch kaum jemanden an sich heran. Manchmal dagegen brachte er im Gespräch ganz unverblümt seine Hoffnung zum Ausdruck, ein Wunder würde geschehen und er wieder gesund werden.

Für den Fall einer Verschlechterung seines Allgemeinzustandes hatte er sich das Hospiz als letztes Zuhause ausgesucht, wohin er schließlich auch verlegt wurde. Zuvor jedoch wurde gemeinsam mit der Ehefrau und den beiden Kindern, die er kaum hatte sehen wollen, auf der Station eine Andacht gefeiert.

Silvia Gustavs überfürsorglicher Ehemann

In einer Montagsbesprechung stellte uns eine erfahrene Krankenschwester die Patientin Silvia Gustav vor. Sie war keine Unbekannte, denn die 68-Jährige, bei der vor zwei Jahren Blasenkrebs diagnostiziert und behandelt worden war, hatte sich schon öfter bei uns aufgehalten. Zum Zeitpunkt der Aufnahme hatte sich die Krankheit bereits weit in die Umgebung ausgebreitet. Leber und Knochen waren von bösartigen Zellen durchsetzt, vor allem aber plagten Frau Gustav Schwellungen des linken Beines, die wir uns durch den gestörten Lymphabfluss im Becken erklärten, und von Krämpfen begleitete episodenhafte Blutungen aus der Blase. Über die vergangenen Monate hinweg hatte sich die Situation immer weiter zugespitzt, und die Abstände, in denen die Patientin die Palliativstation aufsuchen musste, waren immer kürzer geworden. Sie war eine freundliche, einfache Frau mit einem etwas mürrischen Blick und lebte mit ihrem um ein paar Jahre älteren Mann in einem Mehrfamilienhaus in Paderborn. Die zwei Kinder wohnten weiter weg und besuchten ihre Eltern nur ein, zwei Mal im Jahr. Seitdem die Krankheit festgestellt worden war, hatte Silvia Gustav die Stadt nicht mehr verlassen, und jetzt war sie praktisch nur noch zu Hause. Dort hatte ich sie vor Kurzem aufgesucht, nachdem ihr besorgter Gatte bei mir zu Hause angerufen hatte. Seine Frau habe solche Schmerzen im Unterbauch, ihr sei ständig übel, und er wisse nicht, was er tun solle.

Die Patientin lag in einem Krankenbett, das im Schlafzimmer quer vor das gemeinsame Ehebett gestellt worden war. Die Luft war gut, und es schien ein wenig Licht ins Zimmer, trotzdem wirkte alles etwas trist, wie altmodische Schlafzimmer eben sind, funktionell, aber nicht so einladend, dass man sich dort im wachen Zustand längere Zeit aufhalten möchte. In diesem Fall war es durch das zugestellte Krankenbett so eng, dass man sich kaum um die eigene Achse drehen konnte. Auf dem Nachttisch hinter dem Fußende des Krankenbettes befanden sich alle Utensilien und Medikamente, die ihr die Ärzte verordnet hatten.

Dem diensthabenden Palliativmediziner werden zu Dienstbeginn alle wichtigen Informationen zu allen für Hausbesuche infrage kommenden Patienten elektronisch übermittelt (in meinem Fall über hundert für die Kreise Paderborn und Höxter), sodass ich damals die wichtigsten Eckdaten zu Frau Gustav von meinem Mobilfunktelefon abrufen konnte. Die Patientin setzte immer wieder Blutgerinnsel durch die Blase ab und ihr tat das gesamte Becken weh. Die Schmerzen würden dann immer wieder blitzartig in das geschwollene linke Bein ausstrahlen, teilte sie mir mit. Als ich sie so ansah, fiel mir auf, dass sie wenig getrunken haben musste. Ihre Haut und Schleimhäute waren trocken und der Urin in dem Beutel dunkel verfärbt. Als ich sie darauf ansprach, bestätigte sie es mir, denn sie wolle vermeiden, häufig auf die Toilette zu gehen. Das war natürlich Unsinn, denn sie hatte längst einen Blasenkatheter, den man ihr durch die Bauchhaut über das Schambein angelegt hatte. Auf diese Weise kann man den Schlauch länger behalten, und das Infektionsrisiko ist etwas geringer, als wenn der Katheter durch die Harnröhre in die Blase gelegt wird. Ich vermutete, wegen der geringen Flüssigkeitszufuhr würden ihre Nieren die Medikamente schlechter abbauen, und deren Stoffwechselprodukte seien für die Übelkeit verantwortlich. Zwar hatte sie der kluge Hausarzt bereits auf das für solche Situationen angemessene Hydromorphon eingestellt, doch trotzdem können die typischen Zeichen von Übelkeit und Müdigkeit nicht immer verhindert werden. Das Morphin führt bei drohender oder vorhandener Nierenschwäche aber erst recht zu unerwünschten Wirkungen, wozu auch eine verlangsamte Atmung und eine veränderte Schmerzwahrnehmung gehören. Mir blieb nichts anderes übrig, als die Flüssigkeitszufuhr zu erhöhen, die Mittel gegen die Übelkeit anzupassen und zu empfehlen, mit einer Wärmflasche auf dem Unterbauch die Beschwerden zu lindern. Dosis und Häufigkeit der Einnahme von Metamizol-Schmerztropfen erhöhte ich. Sie ergänzten das Opioid und zeigen gerade bei krampfartigen Schmerzen im Bauch gute Wirkung. Schließlich sicherte ich meiner Patientin mit innerer Überzeugung zu, bald würde es ihr besser gehen. Ihr Mann, der das Geschehen aufmerksam beobachtete und gelegentlich einen Kommentar abgab, der flugs in die Küche verschwunden war, als er ein wenig Wasser für die Tropfen holen sollte, und flugs wieder auftauchte, um zu demonstrieren, wie sehr ihm das Schicksal seiner Frau am Herzen lag, war dennoch das eigentliche Problem der Patientin.

Als Silvia Gustav ein paar Wochen später noch einmal auf der Palliativstation landete, stellte ihre erfahrene Bezugsschwester, die schon so ziemlich alles erlebt hatte, im Rahmen der Übergabe abgeklärt fest, eigentlich handele es sich bei der Patientin um ein Versorgungsproblem. Schmerzen seien gar nicht der tatsächliche Aufnahmegrund, vielmehr mache der überfürsorgliche Ehemann seiner Frau zu schaffen. Der tanzte ständig um sie herum und fragte, ob er etwas für sie tun könne. Er hatte alle seine außerhäuslichen Aktivitäten aufgegeben, nur für die allernötigsten Einkäufe verließ er kurz das Haus. So konnte sie nicht zur Ruhe kommen. Sie wäre so froh, wenn er doch wenigstens mal wieder mit seinen Freunden zum Stammtisch gehen würde, damit sie endlich auch mal alleine sei, vertraute Frau Gustav der Schwester an. So jedenfalls konnte es für sie nicht weitergehen, und daher hatte sie darum gebeten, auf der Station aufgenommen zu werden. In guten Zeiten, als er noch gearbeitet hatte, war sie immer für ihn da gewesen, hatte ihn umsorgt, wenn er mal krank war, und jetzt meinte er wohl, sich revanchieren zu müssen. Ihr war das alles zu viel, sein verdoppeltes Gehtempo, wenn sie einen Wunsch äußerte, sein ständiges Gefasel, sie würde es schaffen, obwohl sie beide doch wussten, dass das nicht stimmte.

Bei der Aufnahme in der vergangenen Woche hatten wir festgestellt, dass bei ihr infolge einer Blutung aus der Blase der rote Blutfarbstoff langsam abgesunken war, und sie beklagte eine dazu passende Schwäche und Tagesmüdigkeit, sodass wir ihr Blutkonserven verabreichten. Bis die ihre Wirkung zeigten, lag sie die längste Zeit des Tages im Bett und blickte sehr mürrisch aus ihrem zerknitterten Gesicht. „Sie wissen ja, warum ich hier bin“.

„Sie können es zu Hause nicht mehr aushalten“.

„Ja, ich kann nicht mehr.“ Sie betonte das „kann“, als ob sie sagen wolle, kein Mensch auf dieser Welt könne so etwas in ihrer Situation aushalten.

„Was wollen wir machen?“, fragte ich.

„Am besten wäre es, wenn es zu Ende wäre.“

Ich ignorierte diese Bemerkung. Man muss nicht immer auf alles eine Antwort geben, schon gar nicht, wenn man den Eindruck hat, es sei nur so dahingesagt.

„Wäre Ihnen vielleicht damit geholfen, wenn Ihr Mann Sie wenigstens ab und zu alleine lassen würde?“, fragte ich stattdessen.

„Ja, aber das will er ja nicht".

„Haben Sie das mit ihm besprochen?"

„Er hört ja nicht zu."

„Sollen wir mal mit ihm sprechen?"

„Das können Sie gerne versuchen, auf mich hört er ja nicht."

Der Auftrag war also klar. Bei nächster Gelegenheit nahm ich den Mann beiseite, erkundigte mich nach seinem Wohlbefinden und kam dann zur Sache: „Wie schätzen Sie den Zustand Ihrer Frau ein?"

„Nie kann ich es ihr recht machen, immer hat sie etwas an mir auszusetzen, dabei bemühe ich mich so."

„Kann es sein, dass Ihnen beiden ein bisschen Abstand gut täte?"

„Was meinen Sie damit?"

„Wie haben Sie denn Ihre Abende verbracht, als es Ihrer Frau noch besser ging?"

Es erfolgte eine Pause, und ein Ausdruck von Wehmut trat in sein Gesicht. „Ach, am Montag war ich zum Skat, am Mittwoch hatten wir Kegelabend, da wollte meine Frau zuletzt dann auch nicht mehr hin, und ab und zu bin ich alleine ins Kino gegangen oder am Donnerstag morgens durch die Fußgängerzone bis zum Dom."

„Und warum tun Sie das jetzt nicht mehr?"

„Weil ich meine Frau doch nicht alleine lassen kann."

Jetzt setzte ich die nachdenklichste Miene auf, zu der ich fähig bin, und machte eine spürbare Pause, bevor ich ihm dann mit hochgezogenen Augenbrauen und Nachdruck in der Stimme antwortete: „Doch, das können Sie. Vielleicht rate ich Ihnen sogar dazu, an einem oder zwei Abenden in der Woche doch wieder Ihren eigenen Interessen nachzugehen. Vielleicht tut Ihnen und Ihrer Frau das gut. Sie können sie solange ruhig alleine lasse, für ein paar Stunden kann sie sich alleine helfen."

„Meinen Sie?“

Ich hatte den Eindruck, dass meine Worte wirkten, und hoffte sehr, dass sich Silvia Gustav durch die Auszeiten ihres Mannes wieder eigene bescheidene Freiräume verschaffen konnte – trotz aller Unfreiheit, die die Krankheit verursachte. Die Schmerzmittel halfen ihr zwar über den Tag, aber großartig bewegen konnte sie sich nicht. Aus der Bauchdecke hing der Schlauch, und ständig warf sie einen Blick auf die Farbe des Urins im Beutel, in der Sorge, dass er blutig sein könnte.

Wenn ihr Mann weg war, konnte sie vielleicht auch wieder eine ihrer Freundinnen einladen. Ungestörte Gespräche, wie sie gute Freundinnen miteinander führen, waren in seiner Gegenwart nicht möglich, und ihr Mann hatte es schon beinahe geschafft, ihre beste Freundin zu vergraulen. Dabei waren deren verständnisvolles Zuhören und tröstende Worte viel hilfreicher als die ritualisierte Besorgnis ihres Mannes, die sich um die Erfüllung der täglichen Pflichten und die Gabe ihrer zehn Medikamente drehte.

Doch bei all ihren Klagen über ihren Mann machte sie sich zugleich auch Selbstvorwürfe: War sie undankbar? Sie hatte ein Dach über dem Kopf und eine warme Wohnung. Und immerhin im Gegensatz zu vielen anderen einen Mann, der sich um sie kümmerte und auf den sie sich verlassen konnte. Und überhaupt, hatte er nicht auch ein Recht auf seine Frau? Sie hatte ihn schließlich in den vergangenen Monaten sehr vernachlässigt. Auch auf den Pflegedienst konnte sie sich verlassen. Es gab keine Probleme bei der Kostenübernahme der Hilfsmittel, ihr Hausarzt besuchte sie regelmäßig, und kam der nicht weiter, dann schaute der Palliativmediziner vorbei. In welchem Land gab es schon solch eine Rundumversorgung? Aber war ihr Mann eigentlich einfühlsam, fragte sie sich? Hatte er einmal mit ihr über seine Verzweiflung gesprochen, dass sie ihn nun bald verlassen würde? Nein. Machte es ihm denn gar nichts aus? Er musste wohl immer nur funktionieren. Aber warum sollte sie über das Verhalten ihres Mannes überrascht sein, sie kannte ihn nach so vielen Ehejahren doch eigentlich gut genug. Konnte sie von ihm wirklich Trost erwarten? So drehte sich Frau Gustavs Gedankenkarussell tagein, tagaus, und ihre Unzufriedenheit und die nicht lösbaren Konflikte standen ihr ins Gesicht geschrieben. Vielleicht besserte sich nach dem Gespräch mit ihrem Mann etwas, war meine Hoffnung. Auf der Station jedenfalls wurde sie verwöhnt, so gut wir konnten.

Humor auf der Palliativstation

Es mag vielleicht überraschen, aber unsere Station ist kein Hort der Traurigkeit. An manchem Tag kommt viel Positives zusammen, entsprechend gut gelaunt begegnet man sich, ein Wort gibt das andere, und es wird gelacht. Ich würde niemals dulden, dass wir uns über das Leid der Patienten lustig machen, wohl aber amüsieren wir uns alle sehr über ungewöhnliche Forderungen, aus der Luft gegriffene Behauptungen, nicht nachvollziehbare Entscheidungen oder eigenwillige Handlungen unserer Gäste. Und wenn ein Patient allen Ernstes äußert, er wolle mit wehenden Haaren in die schwarze Kiste, dann legt er es offenbar auch darauf an, uns mit seinem Humor zu beglücken.

Mit dem Humor ist das ja so eine Sache: Jeder versteht etwas anderes darunter. Da gibt es schon mal die, die sich partout nicht mit dem Gedanken anfreunden können, dass es auf einer Palliativstation überhaupt einmal heiter zugeht. In ihren Augen wird im Krankenhaus grundsätzlich nicht gelacht, schon gar nicht dort, wo auch Patienten sterben. Leute, die so denken, sind aber vermutlich sowieso keine Freunde der Heiterkeit. Hin und wieder kommen auch Menschen auf die Station, die versuchen, auf Kommando lustig zu sein, doch auch das ist selten von Erfolg gekrönt, denn guter Humor entsteht meistens unberechenbar aus der Situation heraus. Vor allem gehört dazu der Abstand zu sich selbst, und deshalb sind die ewigen Jammerer, denen alles schwer, mühsam und traurig erscheint, keine gern gesehenen Gäste und schon gar keine geschätzten Mitarbeiter.

Im Gegensatz zum Humor hat die Tragik auf einer Palliativstation die Fakten immer auf ihrer Seite. Die Gefühle der Beteiligten, ihr Entsetzen, ihre Trauer, lassen sich nicht infrage stellen. Jedoch das eine gegen das andere auszuspielen und den Ernst und die Trauer als wertvoll und als der Heiterkeit überlegen hinzustellen – das kann ich nicht akzeptieren. Auch meine Erfahrung sagt mir, dass das Bedürfnis nach Heiterkeit ein zutiefst menschliches Phänomen ist, das selbst in dramatischen Situationen gar nicht abzustellen ist. Verfügen nicht gerade diejenigen, die das Schicksal gezeichnet hat, die den Krieg oder andere Katastrophen überlebt haben, über einen ganz besonderen Humor? Humor ist auch eine ganz eigene Haltung dem Leben gegenüber und in diesem Sinne eine Gabe, aber auch eine Fähigkeit, die im Laufe des Lebens durch Reifung erworben oder verfeinert werden kann. Weil Humor die Fähigkeit besitzt, alles auf den Kopf zu stellen, zu verändern und zu hinterfragen, sei „nichts mehr geeignet, Distanz zu schaffen, als Humor", schrieb Viktor Frankl in der *Ärztlichen Seelsorge*. Mit Humor können schwierige Situationen entkrampft, Sprachlosigkeit durchbrochen und Abstand zur Belastung geschaffen werden – das beweisen mir jeden Tag aufs Neue unsere sterbenskranken Patienten und ihre Angehörigen.

Wer angemessenes Mitgefühl und wahrhaftige Trauer ebenso empfinden kann wie Heiterkeit, wird meiner

Meinung nach in der Palliativmedizin besser zurechtkommen. Meine Mitarbeiter jedenfalls kenne ich mit einem Lächeln auf den Lippen genauso wie mit Tränen im Gesicht. Wir halten es mit George Bernhard Shaw: „Das Leben hört nicht auf, komisch zu sein, wenn Menschen sterben. Ebenso bleibt es ernst, auch wenn Menschen lachen."

Was geschieht mit uns nach dem Tod?

Neben medizinischen, psychologischen und sozialen sind manchmal sogar philosophische Kompetenzen von mir gefordert. Als Herr Immenhoff bereits im Sterben lag, fragte mich seine Tochter einmal nach der Bedeutung des Todes und was danach kommt. Auf einer Palliativstation tauchen solche Fragen nicht völlig überraschend auf, und wenn die Zeit es erlaubt, lasse ich mich gerne auf solche Gespräche ein und lege meinen Standpunkt dar.

Viele große Denker haben sich bereits zum Sterben und zum Tod geäußert. Zunächst kann ich den folgenden Worten Epikurs einiges abgewinnen: „Gewöhne dich daran zu glauben, dass der Tod keine Bedeutung hat. Denn alles, was gut, und alles, was schlecht ist, ist Sache der Wahrnehmung. Der Verlust der Wahrnehmung aber ist der Tod. Daher macht die richtige Erkenntnis, dass der Tod keine Bedeutung für uns hat, die Vergänglichkeit des Lebens zu einer Quelle der Lust, indem sie uns keine unbegrenzte Zeit in Aussicht stellt, sondern das Verlangen nach Unsterblichkeit aufhebt. Das schauerlichste aller Übel, der Tod, hat also keine Bedeutung für uns; denn solange wir da sind, ist der Tod nicht da, wenn aber der Tod da ist, dann sind wir nicht da."

Ob ich vor diesem Hintergrund an ein Leben nach dem Tod glaube, hakte Herrn Immenhoffs Tochter nach.

Ich antwortete ihr, dass ich glaube, dass wir Menschen in unserem Verstand und unseren Denkmustern sehr unvollkommen sind und uns sicherlich eine Menge ausmalen und wünschen können. Doch ich bezweifle, dass wir jemals in der Lage sein werden, die Existenz des Jenseits und unser Dasein dort zu beweisen. Wir denken über etwas nach, denken uns etwas aus, mehr nicht. Tatsächlich bleibt unser Leben nach dem Tode etwas Fremdes und Unvorstellbares, und weil das so ist, lässt es sich gut glauben und wünschen, dass wir in ein Paradies gelangen oder nach unserem Tod als ein höheres Wesen auf die Erde zurückkehren oder als ein niederes, je nachdem.

Mir gefällt die Vorstellung, dass ein Mensch nach dem Tod weiterexistiert, doch dass man diese Existenz dem Leben, wie wir es kennen, gleichsetzen kann, glaube ich wiederum nicht. Das Leben ist aus meiner Sicht eher etwas Fließendes, es entsteht im einzelnen Menschen und vergeht wieder; doch von Generation zu Generation geben wir diesen Lebensfunken weiter, der einen Menschen im Mutterleib entstehen lässt, unsere Erbanlagen, die Gene und die dazugehörende „Lebensenergie“, durch die sich alles entfaltet und wieder vergeht.

Albert Einstein hat mit seiner Relativitätstheorie bewiesen, dass Masse und Energie dasselbe und ineinander umwandelbar sind. Nach unserem gegenwärtigen physikalischen Verständnis ist Energie unaufhebbar, unauslöschlich und ewig verfügbar. Löst sich Materie auf, bleibt sie als Energie an anderer Stelle vorhanden. Auch der zerfallene Körper eines verstorbenen Menschen löst sich nicht in Nichts auf, sondern er nimmt eine andere Daseinsform in Form von Energie an. Das scheint gesichert zu sein. Unser Körper besteht aus Atomen, die bereits vor Urzeiten existiert haben. Sie entstammen dem Weltall und haben sich durch wundersame Fügung in uns und zu uns zusammengesetzt. Diese Atome verschwinden aber nicht mit unserem Tod. Dass sich ein Körper vor unseren Augen auflöst, dass wir ihn irgendwann mit unseren bescheidenen Sinnen und Messinstrumenten nicht mehr wahrnehmen, bedeutet noch lange nicht, dass es ihn nicht mehr gibt. Es gibt ihn nur nicht mehr in der uns vertrauten Form. Vielleicht wird die Masse dieses Körpers in Form von Energie oder kleinsten Teilchen an einem anderen Ort gefunden oder nachgewiesen werden können. Vielleicht konstituiert sich aus seinen Teilen sogar ein neuer Körper. In der Natur gibt es so gesehen keinen Tod, denn alles befindet sich in einem unendlichen Prozess des Werdens und Vergehens. Diese Vorstellung gibt mir Hoffnung, Zuversicht und Trost.

Unser Geist und das, was wir als Individuen geschaffen haben, ist für diejenigen von Bedeutung, denen wir nahe standen, und bleibt, solange die Erinnerung daran bewahrt wird. Doch machen wir uns nichts vor, in zwei, drei Generationen wird sich kein Mensch mehr an uns erinnern, es sei denn, wir haben etwas Dauerhaftes hinterlassen, das mit unserem Namen verbunden ist.

Fragt man mich also, ob ich an eine Existenz nach dem Tode glaube, dann kann ich das bejahen. Ist alles Gottes Werk? Ich kann es nicht widerlegen, also darf ich daran glauben. Was sich bis heute unserer Vorstellungskraft entzieht, ist die Beschaffenheit unserer geistigen Substanz. Dazu gehören unsere Bewusstseinsinhalte, die sogenannten Meme, die als Informationen von Mensch zu Mensch weitergegeben werden können. Dazu gehört auch alles Sinnliche und Spirituelle, das, was wir gerne als Seele bezeichnen. Auch wenn wir sie nicht mit Händen greifen können, bestimmt die geistige Materie unsere Welt genauso wie alles Stoffliche. Ich versuche, die geistige Welt ebenso als Energiefluss zu verstehen wie die stoffliche. Sie grenzt sich nach Descartes als *res cogitans*, als „denkende Substanz“, von der *res extensa*, der „physikalischen Substanz“, ab. Schon Platon hat die Auffassung vertreten, dass die Seele vom sterblichen Körper unabhängig und damit unsterblich ist. Ich kann mich gut mit dem Gedanken anfreunden, dass das, was an Lebensenergie und Geisteskraft in uns steckte und uns ausmachte, in einer Form von geistiger Energie weiter existiert.

Ich denke auch, dass meine Hypothese, was nach dem Tod mit uns passiert, die Wiederauferstehung nicht ausschließt, die Christen und andere Gläubige nach dem Tode erhoffen. Wer aus dieser Vorstellung Kraft schöpft, darf an sie glauben, genauso wie er andere Auffassungen meiner Ansicht nach respektieren sollte.

Evidenz und Palliativmedizin, ein Widerspruch?

Es war wieder Reinhold Immenhoffs Tochter, die mich auf meine Haltung zur evidenzbasierten Medizin ansprach. Dieser Begriff bezeichnet den aktuellen Trend, Medizin als die Fähigkeit zu begreifen, beim Patienten leitliniengerecht die neuesten Studienergebnisse zur Anwendung zu bringen. Nun misstraue ich generell der gedankenlosen Übertragung von Wissen aus Studien auf den einzelnen Menschen mit seinen individuellen Besonderheiten. Umso weniger angebracht ist dieses Vorgehen in der Palliativmedizin, wo, wie ich gezeigt habe, so viel von den speziellen Bedürfnissen der Patienten und der Erfahrung und der Empathie der Ärzte und des Pflegepersonals abhängt. Weil die evidenzbasierte Medizin aber gerne und häufig als die in der heutigen Zeit einzig angemessene Herangehensweise dargestellt wird, lohnt es sich, darüber ein paar Worte zu verlieren.

In einem Vorwort des Standardlehrbuchs für Innere Medizin, *Harrison´s Principles of Internal Medicine* steht seit 1950 wie in Stein gemeißelt:

> „Keine größere Chance, Verantwortung oder Verpflichtung kann einem Menschen auferlegt sein, als jene, Arzt zu werden. In der Fürsorge für die Leidenden bedarf er technischer Fähigkeiten, wissenschaftlichen Denkens und menschlichen Verständnisses. ... Von einem Arzt werden Feingefühl, Empathie und Verständnis erwartet, denn ein Patient ist keine bloße Ansammlung von Symptomen und Zeichen, abweichenden Funktionen, geschädigten Organen und gestörten Emotionen. Er ist ein Mensch voller Furcht und voller Hoffnung, auf der Suche nach Trost, Hilfe und Gewissheit."

Besser kann man die Rolle eines Arztes und das Wesen der Medizin nicht beschreiben, deren Wissen ganz gewiss in den vergangenen Jahrzehnten durch die wissenschaftlichen Fortschritte explosionsartig gewachsen ist. Die zitierte Definition vergisst aber nicht, dass es in der Medizin um Menschen geht. Das hebt sie aus dem Status der reinen Naturwissenschaft heraus und nähert sie den Geisteswissenschaften an. Wissenschaftliche Studien sollten uns meiner Ansicht nach bestenfalls einen guten Grund liefern, auch im Einzelfall so zu verfahren, wie es sich für die Masse als richtig erwiesen hat. Sicherlich sind Studien zur Erweiterung des medizinischen Wissens unverzichtbar, doch deren Fragestellungen sind meist einfacher Natur, etwa wenn es um die Vorzüge eines neuen Medikaments gegenüber einer anderen Substanz geht. Der Komplexität jedes einzelnen Menschen mit seiner gesamten Widersprüchlichkeit aber können weder Studien noch Leitlinien gerecht werden. Die diagnostische Intuition zum Beispiel muss man sich im Laufe einer ärztlichen Karriere erst mühsam erarbeiten. Denn Tausende Begegnungen mit Patienten, Tausende Blicke in die Augen von kranken Menschen und tausend Mal der Abgleich neuer Eindrücke mit bisherigen Erfahrungen, das Zusammenfügen der Sinneswahrnehmung mit gemessenen Werten, die Überprüfung der Behandlung durch die erzielten Ergebnisse – das alles macht gute Medizin aus.

Natürlich ist auch Erfahrung anfällig für Irrtümer. Doch sie macht uns Menschen zu dem, was wir sind. Unsere Sinne lassen sich täuschen, und doch können wir uns grundsätzlich auf sie verlassen. Auch Emotionen können uns in die falsche Richtung leiten. Deswegen ist der Grundstock des Wissens entscheidend, ohne den Erfahrungen kaum zu machen sind.

Wenn ich sehe, dass eine Patientin mit einem fortgeschrittenen Tumorleiden plötzlich gelbe Augen hat und nichts mehr isst, dann weiß ich aus Erfahrung, dass das kein gutes Zeichen ist. Dazu brauche ich kein Röntgenbild und keine Blutuntersuchung. Nun kann es aber durchaus sein, dass die Kassen gerade das von mir verlangen. Sie zwingen mich, mein Gefühl zu objektivieren, um die Kosten für den Aufenthalt im Krankenhaus zu rechtfertigen. Gleichzeitig ist diese Untersuchung eine Belastung für die Patientin und verursacht selbst unnötige Kosten. Und dagegen, meine ich, sollten wir Ärzte uns wehren. Die evidenzbasierte Medizin kann nach meiner Auffassung nur dort Berücksichtigung finden, wo klar definierte Fragestellungen vorliegen und die Begleiterkrankungen oder der Patientenwunsch den Erkenntnissen aus Studien nicht entgegenstehen. Schon Aristoteles hat erkannt, dass das Ganze mehr ist als die Summe seiner Teile.

Gerade in der Medizin kommt es auf die erst durch Erfahrung erworbene Fähigkeit an, rasch zu handeln und kreativ auf unerwartete Situationen zu reagieren, also auf Probleme, für die das externe und eigene Wissen keine unmittelbare Lösung bietet. Wenn wir sämtliche medizinischen Behandlungen nach ökonomisch-verwaltungstechnischen Vorgaben auf messbare Handlungen reduzieren wollen, verkommt der sinnstiftende Dienst am Menschen zu einer marktförmigen Dienstleistung.

Vor ein paar Jahren veröffentlichte die Deutsche Gesellschaft für Palliativmedizin, wie angesprochen, die sogenannten S3-Leitlinien. Das sind systematisch entwickelte, wissenschaftlich begründbare und praxisorientierte Entscheidungshilfen bei speziellen gesundheitlichen Problemen. Sie stellen den nach einem definierten und transparenten Vorgehen erzielten Konsens mehrerer Experten aus unterschiedlichen Fachbereichen und Arbeitsgruppen zu bestimmten ärztlichen Vorgehensweisen dar. Sie sind dabei nichts anderes als Orientierungshilfen, von denen in begründeten Fällen abgewichen werden kann.

Entgegen manchen Skeptikern existieren für ärztliches Handeln in der Palliativmedizin eine Reihe klarer Empfehlungen aus Studien mit einfachen Fragestellungen, die Hilfestellung bei der Linderung von Beschwerden oder der Art und Weise der Kommunikation geben können. Für die meisten gebräuchlichen Maßnahmen und Verfahren jedoch gibt es nur wenige durch aussagekräftige wissenschaftliche Studien belegte Daten. Leitlinien können den komplexen persönlichen Bedürfnissen eines einzelnen Menschen nicht gerecht werden. Demnach gehört zur Kunst in der praktizierten Palliativmedizin auch, die für die Versorgung an der Oberfläche relevanten Leitlinien zu kennen, um sie dann begründet zu erweitern oder von ihnen abzuweichen.

Beschwerden lindern am Lebensende: Die Möglichkeiten der Palliativmedizin

Dass bei der Betreuung unheilbar Kranker psychologische und soziale Aspekte eine entscheidende Rolle spielen, dürfte aus meinen bisherigen Fallschilderungen deutlich geworden sein. Die nun im letzten Abschnitt geschilderten Fälle zeigen, welche körperlichen Beschwerden typischerweise mit unheilbaren Erkrankungen einhergehen. Mit diesen Krankengeschichten möchte ich nochmals belegen, welche Möglichkeiten uns zur Verfügung stehen, um übermäßiges Leiden am Lebensende zu vermeiden und ein Sterben in Würde zu ermöglichen. Mehr noch als bisher kommen hier Details zur Sprache, die manchen Leser vielleicht schockieren. Bei aller palliativmedizinischen Zuversicht bin ich doch auch der Realität verpflichtet, und mir liegt sehr daran, nichts zu beschönigen.

Jan Schindler wird sprachlos

Als ich ihn das letzte Mal gesehen hatte, zwei Jahre zuvor vielleicht, war er noch von kräftiger Statur. Jan Schindler wog bei einer Körpergröße von 1,80 Meter bestimmt seine 120 Kilogramm, seine Figur dominierte ein dicker Bauch, und sein volles Gesicht strahlte Gesundheit aus. Das Tracheostoma, ein Loch im Hals, durch das er nach seiner Kehlkopfentfernung atmete, wusste er gut zu verbergen.

Jan Schindler war 67 Jahre alt und bereits seit gut zehn Jahren Rentner. Wegen seiner Krebserkrankung hatten Gutachter die Ansicht vertreten, er könne „Arbeiten von wirtschaftlichem Wert" auf dem allgemeinen Arbeitsmarkt nicht mehr verrichten. Danach verrichtete er Arbeiten von ganz erheblichem Wert, und zwar ehrenamtlich im Rahmen seiner Tätigkeit im Verband der Kehlkopfoperierten, wo er am Ende sogar die Position des zweiten Vorsitzenden im Bundesverband bekleidete. Dadurch war er viel auf Reisen und am Nabel der Gesundheitspolitik; er organisierte Tagungen in ganz Deutschland und beteiligte sich an der Ausrichtung der Jahreshauptversammlungen des Landes- und des Bundesverbandes. Im Rahmen einer solchen Veranstaltung lernten wir uns eines Tages näher kennen. Seit dieser Zeit fühle ich mich dieser Selbsthilfeorganisation verpflichtet.

Herr Schindler war auch auf der Station gut bekannt, denn als Vertreter des Bezirksverbands stand er Patienten mit gleichem Schicksal zur Seite. Er bereitete sie in unserer HNO-Klinik auf die Stimmlosigkeit vor, begleitete sie nach der Operation und half ihnen im Rahmen seiner Selbsthilfegruppe dabei, wieder in den Alltag zurückzufinden. Als Betroffener konnte er selber am überzeugendsten vermitteln, was alles zu bedenken ist.

Ohne Kehlkopf muss man das Sprechen und Atmen neu lernen. Eine Logopädin brachte Herrn Schindler bei, mit der später eingesetzten Stimmprothese zurechtzukommen, die aus einem kleinen Ventil zwischen Speiseröhre und Luftröhre besteht. Durch die Halsöffnung wird Luft eingesogen. Indem bei der Ausatmung die Öffnung kurzzeitig verschlossen wird, entsteht ein Druck, der die Luft durch das Ventil zwischen Luftröhre und Speiseröhre treibt. Auf diese Weise übernehmen die Halsweichteile die Funktion eines Resonanzkörpers.

Die Patienten verfügen über ein Absauggerät, um Schleim oder Borken, die sich durch Entzündungen in der Luftröhre festsetzen und die Atmung behindern, absaugen zu können. Mit seiner Stimmprothese konnte Herr Schindler fast in normalem Tempo und gut verständlich sprechen, und das machte anderen Patienten viel Mut. Eine besondere Herausforderung für Patienten nach der Kehlkopfentfernung ist das Tracheostoma, jene Öffnung im Hals, durch die Patienten jetzt atmen müssen, weil die Verbindung zu Nase und Mund dafür nicht mehr zur Verfügung steht. Diese Öffnung darf niemals verstopfen, und somit muss jeder Patient zu allererst lernen, sich selber abzusaugen. Man kann sogar lernen, mittels eines kleinen Schlauches zu riechen, und mit einem schnorchelähnlichen Aufsatzgerät ist sogar Schwimmen möglich.

Etwa ein Jahr zuvor hatte Jan Schindler bemerkt, dass er Gewicht verlor. Die Untersuchungen zeigten zahlreiche Lungenmetastasen. Sie waren so ungünstig verteilt und so zahlreich, dass an eine Operation nicht zu denken war. Wegen Absiedlungen in der Leber kam nur noch eine lebensverlängernde Chemotherapie infrage.

Ein paar Monate später kam Herr Schindler gänzlich geschwächt zum ersten Mal selbst als Patient zu uns, und der Oberarzt nahm sich seiner an. Man sah ganz deutlich, dass ihm 30 Kilogramm fehlten. Das Gesicht war blass und eingefallen, seine Augen waren trübe und leicht wässrig, und auch seine dunklen Augenränder zeigten die Krankheit. Dass früher vor allem Lachfalten sein Gesicht geprägt hatten, ließ sich kaum noch erahnen. Ich hätte ihn auf der Straße vermutlich nicht erkannt.

„Wie haben Sie denn die letzte Behandlung vertragen?“

Diese Frage beantwortete Herr Schindler mit einer abfälligen Handbewegung.

„Sie haben viel an Gewicht verloren.“

Er nickte.

„Bedeutet Ihre Handbewegung, dass Sie einstweilen genug haben von der Chemotherapie?“

Herr Schindler, der auf der Bettkante gekauert hatte, richtete mühselig seinen Körper auf, der in einem inzwischen viel zu großen Pyjama steckte, blickte dem Oberarzt in die Augen und bejahte die Frage, indem er seine Augen schloss.

„Hat man mit Ihnen besprochen, wie lange die Therapie fortgeführt werden sollte?“

Schulterzucken.

„Was wollte man durch die Therapie erreichen?“

Schulterzucken. Vielleicht war Herr Schindler zu diesem Zeitpunkt einfach nur zu müde, zu ausgelaugt, zu genervt für eine Auskunft. Vielleicht aber gehörte er auch zu den vielen Patienten, die keine präzise Vorstellung davon besitzen, was man mit den bei ihnen durchgeführten Maßnahmen beabsichtigt. Er hatte jahrelang andere Krebskranke betreut, auch solche, deren Erkrankung weit fortgeschritten war. Er konnte also wissen, was Lungenmetastasen bedeuten, aber er verdrängte es und gab sich wortkarg und unwissend.

Im Laufe seiner eigenen Patientenkarriere und der seiner Schützlinge hatte er sein eigenes Verhältnis zu den Ärzten entwickelt. Er befolgte ihre Ratschläge, wobei menschliches Grundvertrauen und der Respekt vor dem Beruf und der Autorität des Arztes sicherlich eine wichtige Rolle spielten. Dennoch konnte man Herrn Schindler so schnell nichts vormachen. Er hatte auch Ärzte erlebt, die ihre Stellung und das ihnen entgegengebrachte Vertrauen missbrauchen und mit ihrem Tun ganz eigene Interessen verfolgen. Er riet seinen Schützlingen deswegen, bei wichtigen Entscheidungen eine Zweitmeinung einzuholen, denn nicht immer kann der Laie die Spreu vom Weizen trennen. Auch empfahl er ihnen, bei den Aufklärungsgesprächen genau nachzuhaken, und gab ihnen sogar Hilfestellung bei der Formulierung der Fragen. Er wusste, dass die überwiegende Mehrheit aller Krebspatienten in Deutschland gerne wissen will, wo sie stehen, und dass vier von fünf

Betroffenen sich nicht richtig informiert fühlen, wie ihre Prognose ist und worauf sie achten müssen.

Auch der Oberarzt kannte Herrn Schindler von seiner Tätigkeit in der Selbsthilfegruppe, und so stellte ich nach einem längeren Moment des Schweigens mit hochgezogener Stirn, aber doch etwas ratloser Miene, lediglich lapidar fest: „Es ist gut, dass Sie jetzt bei uns sind."

Die Ermittlung seines Wissensstandes und die Aufklärung wurden vertagt, weil Herr Schindler dazu offensichtlich noch nicht bereit war. Häufig ist es erst der zweite oder dritte Besuch beim Patienten, der tiefer gehende Gespräche zulässt, weil man dann einen Bezug zum letzten herstellen kann.

Ein paar Tage nach dem Aufnahmegespräch verschlechterte sich sein Zustand. Er wurde noch blasser, immer stiller, und er saß nicht wie andere Patienten aufrecht im Bett oder lag auf seiner Matratze, sondern hielt sich mit scheinbar letzter Kraft auf der Bettkante und ließ die Beine baumeln. Er nestelte dabei ohne ersichtlichen Grund an seinem Tracheostoma herum und blickte vor sich hin, als ich mit dem Oberarzt das Zimmer betrat.

„Guten Tag, Herr Schindler."

Müde hob er nur kurz den Kopf, um unseren Blick zu erwidern, bevor er weiter vor sich hin stierte.

„Ihnen geht es heute nicht gut, nicht wahr?", sagte ich, woraufhin er eine Geste machte, die wohl „Kehle durchschneiden" bedeutete.

„Was meinen Sie, Herr Schindler?"

Da griff er, der früher anderen perfekt demonstrieren konnte, wie man sich auch ohne Kehlkopf verständlich artikuliert, zu Papier und Stift – ein schlechtes Zeichen. „Keine Kraft mehr" stand da in schwer zu entziffernder Schrift, weswegen der Oberarzt vorsichtshalber verbalisierte, was er zu lesen meinte: „Sie haben keine Lebenskraft mehr, Herr Schindler? Keine Kraft mehr zu leben?"

Jan Schindler nickte zur Bestätigung.

„Was bedeutet das?“, wollte ich wissen.

Er wiederholte nachdrücklich seine vorige Geste, was wir als den Wunsch interpretierten, es möge bald zu Ende gehen.

„Haben Sie mit Ihrer Frau darüber gesprochen?“

Jetzt kam eine abfällige Handbewegung. Was sollte die bedeuten? Eigentlich hatten wir auf der Station bislang den Eindruck gehabt, die beiden führten eine harmonische Ehe. Sie kam ihn regelmäßig besuchen und wirkte redlich bemüht und gleichzeitig besorgt. Nichts hatte darauf hingedeutet, dass etwas nicht stimmte. Sicherlich, er war vermutlich schon immer etwas eigenbrötlerisch, ein warmherziger Mensch war er nie gewesen.

Als ich Frau Schindler auf die Äußerungen ihres Mannes ansprach, klagte sie darüber, dass er sich so verändert habe. Seit Monaten schon war er ganz verschlossen und schien alles mit sich allein auszumachen. Sie wollte ihm so gerne zur Seite stehen und ihn trösten, er aber ließ sie im Gegensatz zu früher gar nicht mehr an sich heran.

Immer wieder zeigt sich die Tragfähigkeit einer Beziehung in einer Krisensituation, und zugleich wird offenbar, wie sehr sich Menschen unter diesen Umständen verändern können. Ich habe zwar auch schon gesagt, die Menschen gehen aus dem Leben, wie sie gelebt haben, doch auf der Station erleben wir manchmal auch das Gegenteil. So kann am Lebensende der unwirsche Starrkopf noch zu einem einigermaßen einfühlsamen und zugewandten Zeitgenossen werden, während sich ein kommunikativer, offener Mensch seinem Umfeld plötzlich ganz verschließt. Keiner von uns kann wissen, wie er selbst reagieren würde, und aus diesem Grund nehmen wir die Patienten so an, wie sie sich geben. Wir versuchen ihre guten Seiten zu würdigen und über die schlechten hinwegzusehen. Ändern kann man in der letzten Lebensphase und unter dem Einfluss starker körperlicher und geistiger Veränderungen ohnehin nichts mehr. Die Psychoonkologie erhebt deshalb auch nicht den Anspruch, zugrunde liegende Konflikte mühsam aufzudecken oder gar Verhaltensänderungen zu bewirken, sondern unterstützt die Patienten vielmehr dabei, die Gegenwart besser zu bewältigen, aktuelle Probleme mit den Angehörigen zu besprechen und zu lösen und dem Hier und Jetzt einen Sinn zu geben.

Herrn Schindlers Frau jedenfalls war verzweifelt darüber, wie sehr sich mit seinen nachlassenden Kräften auch sein Wesen veränderte, und brauchte Beistand, weil er sich immer mehr von ihr abwandte. Dass er sich schon bald nicht mehr an der Bettkante halten konnte, war der Anfang vom Ende. Er stellte kurze Zeit später das Essen ein und beklagte Schmerzen im Hals und im Rücken. Ständig nestelte er an seinem Tracheostoma, doch keiner fand heraus, was ihn da störte. Ich hatte den Eindruck, er wolle damit seine gesamte Aufmerksamkeit binden, um sich von seinem sonstigen Elend abzulenken und sich zu beruhigen, also das, was man als Übersprunghandlung bezeichnet.

Als seine Frau mir dann erzählte, was Herr Schindler bisher durchgemacht hatte, verstand ich, warum er einfach nicht mehr konnte. Nach der ersten Diagnose hieß es, er komme ganz gewiss um eine Kehlkopfentfernung herum, eine laserchirurgische Operation reiche aus, um die Krebserkrankung zu beseitigen. Ein halbes Jahr später war sie zurück, und jetzt versicherte man Herrn Schindler, wenn der Kehlkopf erst mal weg sei, dann wäre auch die Krankheit ein für alle Mal besiegt. Eine kombinierte Radio-Chemotherapie wäre damals die Alternative gewesen, aber nach dem Motto „Was weg ist, ist weg“ entschieden die Schindlers sich für den folgenreichen operativen Eingriff, die Laryngektomie.

Herr Schindler vermisste das Riechen nicht so sehr wie seine natürliche Stimme, doch irgendwann gewöhnten sich er, seine Frau und seine Tochter an das veränderte Sprechtempo und den ungewohnten Klang. Erst nach seinem Tod gestand mir Frau Schindler, welch große Belastung diese Zeit für sie gewesen sei und wie sehr sie sich darum bemüht habe, es sich nicht anmerken zu lassen. Seine Stimme hatte sich nach der Operation nicht nur verändert, er stellte das Sprechen auch immer wieder für eine gewisse Zeit ein, wenn er erkältet war und sich nicht gut fühlte oder die später eingesetzte Stimmprothese verstopft war und ausgewechselt werden musste.

Weil Klangqualität, Tonhöhe und Sprechtempo wie andere typische Merkmale einem Menschen seine Individualität verleihen, haben die Patienten und auch ihr Umfeld meist den Eindruck, dass mit dem Kehlkopf auch ein Teil der Persönlichkeit eingebüßt wird, auch wenn sich später die Stimmprothese für Herrn Schindler als hilfreich erwies.

Herr Schindler verfiel nach unserem letzten Gespräch in kurzer Zeit, und zwar ohne zu erkennen zu geben, dass er an Beschwerden litt, die wir beseitigen sollten. Also wurde getan, was wir immer tun: Wir hielten die Schleimhäute feucht und den Mund sauber. Man hat herausgefunden, dass sterbende Menschen für kaum etwas mehr Dankbarkeit zeigen. Der feuchte, saubere Mund und ein angenehmer Geschmack ist wohl das, was uns schon als Säugling Sicherheit und Geborgenheit vermittelte, als wir uns ohne gerichteten Blick nur am Geruch unserer Mutter orientierten und über den Mund nicht nur Nahrung, sondern auch Liebe aufnahmen. Sterbende, egal woher sie kommen und wer sie einmal waren, entwickeln wieder ganz kindliche Bedürfnisse: Sie wollen warm und wohlig liegen und umgeben sein von vertrauten Geräuschen und Gerüchen, von ihren Lieben, die ihre Hand halten, ihnen die Füße massieren, die Haut eincremen und ab und an ein Stückchen Wassereis in den Mund schieben. Es ist die Erfüllung solch einfacher, praktischer Bedürfnisse, die aus Sicht der Palliativmedizin zu einem würdevollen Sterben beitragen.

Frau Schindler gelang es, zum richtigen Zeitpunkt die Tochter herbeizuholen. Mochten sich die Wege der Familienmitglieder auch vor vielen Jahren getrennt haben, so fanden sie am Ende doch wieder zusammen. Jan Schindler gab nur durch kleine und kaum wahrnehmbare Regungen zu erkennen, wie sehr er sich freute. Die Mutter, die all ihre Kraft ihrem Mann widmete, war ebenfalls froh über die Anwesenheit der Tochter, der sie den Sterbenden auch einmal alleine überlassen konnte. Die beiden übernachteten abwechselnd im zugestellten Bett im Zimmer von Herrn Schindler. Die Tochter war dankbar, trotz der Meinungsverschiedenheiten der letzten Jahre gerade noch rechtzeitig zum Vater gerufen worden zu sein, um in dieser schweren Zeit bei ihm sein zu können. Natürlich bedurften die beiden der besonderen Fürsorge des Personals, während der Vater ohne medikamentöse Unterstützung mehr und mehr vor sich hinschlummerte. Das unterschied ihn von anderen, die in den letzten Tagen sanfte Beruhigungsmittel erhalten, sodass sie unangestrengt atmen und leicht in den Schlaf kommen können.

Bestrahlung oder Entfernung des Kehlkopfes?

Die Entscheidung zwischen der operativen Entfernung des Kehlkopfs und einer Strahlenbehandlung, vor der Herr Schindler nach seiner Diagnose stand, ist für alle Betroffenen schwierig. Denn die Folgen der Bestrahlung können mitunter ebenso belastend sein wie die Laryngektomie. Einige Patienten nehmen in der Zeit der Bestrahlung stark ab, weil sie keinen Appetit mehr haben und das Essen vernachlässigen. Demzufolge schwinden ihre Kräfte. Mit großer Mühe und eiserner Disziplin stellen sich die meisten Patienten den regelmäßigen Sitzungen bis zum Ende, doch der körperliche Verfall hält noch über Wochen an. Sehr unangenehm ist auch die Mundtrockenheit. Tagsüber kann man mit Wasser oder künstlichem Speichel, mit speziellen Mundspüllösungen, einem Spezialgel oder der Substanz Pilocarpin ein wenig abhelfen, doch die Nachtruhe ist häufig beeinträchtigt, weil die Schleimhäute im Schlaf zusammenkleben. Folge der Bestrahlung sind häufig Wunden, die durch den fehlenden Speichel schlecht abheilen, der Geschmacksinn leidet, und regelmäßig werden Zunge und Rachen von Pilzen befallen. Auch schwellen bei etlichen Patienten die Halsweichteile an. Die Schluckstraße kann so eng werden, dass der eigene Speichel eher aus dem Mund läuft als die Kehle hinunter. Gegen Schluckbeschwerden helfen logopädische Behandlung, Lymphtherapie, Medikamente und diverse Tricks.

Vorsorglich erhalten viele Patienten vor der Bestrahlung eine sogenannte PEG (perkutane endoskopische Gastrostomie), eine künstliche Magenöffnung in der Bauchdecke, durch die von außen über eine Sonde konzentrierte Nahrungsflüssigkeit zugeführt werden kann. Je nach Kalorienbedarf kann das mehrmals täglich Stunden dauern. Die Nahrung besitzt einen eigentümlichen Geruch, der sich bald in den Kleidungsstücken und im Krankenzimmer festsetzt. Außerdem vermissen die Kranken den Geschmack und Geruch von normalem Essen, das Kauen und Schlucken – Vorgänge, über die man sich keine Gedanken macht, solange sie funktionieren. Bei einer solchen Magenöffnung sind penible Sauberkeit an der Einstichstelle und die richtige Einlaufmenge und Einlaufgeschwindigkeit wichtig. Zeit, die der Patient früher mit dem Einkauf von

Lebensmitteln und der Zubereitung von Mahlzeiten investiert hat, geht jetzt bei der Pflege und Bedienung der PEG drauf. Diese möglichen Folgen der Bestrahlung waren für Herrn Schindler überzeugende Gründe, sich für die Entfernung des Kehlkopfs zu entscheiden. Der Fall liegt allerdings über zehn Jahre zurück, und auch im Bereich der Strahlenbehandlung ist mittlerweile die technische Entwicklung weitergegangen: Durch intensitätsmodulierende und spezielle Verfahren sind Spektrum und Ausmaß unerwünschter Wirkungen geringer geworden.

Probleme im Kopf-Hals-Bereich

Aus der im selben Haus gelegenen großen Hals-, Nasen- und Ohrenklinik kommen immer wieder Patienten mit Tumoren im Kopf- und Halsbereich auf unsere Station. Die Betroffenen leiden besonders, weil die Geschwüre fast immer das Essen und Trinken, das Atmen und Sprechen und natürlich auch das Aussehen beeinträchtigen. Manchen läuft ständig Speichel aus dem Mund, weil sie nicht schlucken können, oder ihr Mund ist extrem trocken, wie oben beschrieben. Ist die Krankheit bereits weit fortgeschritten, können die Luftwege durch die Ansammlung von Flüssigkeit im Gewebe verengt sein. Zu solchen Ödemen kommt es immer dann, wenn durch bösartige Zellen oder Entzündungen und Vernarbungen der Rücktransport von Lymphe oder Blut in die obere Hohlvene gestört ist und die Flüssigkeit sich dann ihren eigenen Weg ins Gewebe sucht.

Tumore im Kopf-Hals-Bereich sind besonders tückisch, denn Symptome und Funktionseinschränkungen werden oft erst spät wahrgenommen. Rechtzeitig für eine Heilung kann die Erkrankung nur diagnostiziert werden, wenn der Betroffene sensibel auf bestimmte Anzeichen reagiert und dann bereit ist, schnell einen Arzt aufzusuchen, der die Symptome hoffentlich richtig deutet. Viele Betroffene nehmen aber diese frühen Zeichen bei sich nicht richtig wahr oder nicht ernst genug. Sie tragen die Wucherung dann längere Zeit unbehandelt und im bereits fortgeschrittenen Stadium in sich.

Starker Alkohol- und Zigarettenkonsum ist häufig für die Erkrankung mit verantwortlich, und damit geht einher, dass viele der Patienten aus einem eher schwierigen Milieu und problematischen Familienverhältnissen stammen; sie wuchsen vielleicht auf der Straße auf oder haben Missbrauchserfahrungen gemacht. Die Krebserkrankung verbuchen sie dann als eine weitere Etappe auf ihrem langen Weg der Verzweiflung und des Scheiterns. Auf unserer Station landen selbst Menschen aus dem kriminellen Milieu. Verständlich, wenn in den Teambesprechungen das eine oder andere Delikt zum Thema wird, doch einen Unterschied in der Versorgung der Patienten darf es nicht ausmachen. Ich bin immer dann richtig geknickt, wenn ich den Eindruck habe, einen intelligenten und begabten Menschen vor mir zu haben, aus dem etwas hätte werden können, wenn nicht die Umstände ihn daran gehindert hätten.

Selbstverständlich gestatte ich meinen Patienten das Rauchen und Trinken auf der Dachterrasse, wann immer sie wollen und können. Sie haben nichts mehr zu verlieren, und unsere Aufgabe ist es nicht, sie zu erziehen, sondern es ihnen möglichst angenehm zu machen.

Der Oberarzt war ein Spezialist bei der Behandlung solcher Patienten. Es sind häufig Menschen, die auch, als sie noch sprechen konnten, nicht gewohnt waren, ihre Fragen und Wünsche in Worte zu fassen. Das hatte man vielen von ihnen schon von Kindesbeinen an ausgetrieben. Gefühle zuzulassen und zu äußern ist nicht ihre Sache. So stecken sie auch die schlechtesten Nachrichten weg, ohne es sich anmerken zu lassen, nur wenige geraten außer sich. Doch wenn ein Arzt ihr Zimmer betritt oder es ihnen nicht gelingt, ihre Fragen loszuwerden, spricht aus ihren Gesichtern die Angst. Unserem Oberarzt gelang es jedoch, ihnen diese Angst zu nehmen und einfühlsam über Blicke und Gesten mit ihnen zu kommunizieren. Um ihre körperlichen Missempfindungen zu eruieren, muss man ihnen sehr genau in die Augen blicken. Liegt man mit der Interpretation richtig und sprechen sie auf die ergriffenen Maßnahmen an, zeigen sie tiefe Dankbarkeit. Sie kommunizieren mit heftigen oder schnellen Kopfbewegungen oder signalisieren mit erhobenem Zeigefinger, dass sie etwas aufschreiben möchten – wenn sie denn schreiben können, denn aus dem oben Gesagten wird sicher nachvollziehbar, dass bei diesen Patienten der Anteil funktionaler Analphabeten höher liegt als beim Durchschnitt der Bevölkerung.

Bei Patienten mit Tumoren im Kopf-Hals-Bereich zeigen sich die Herausforderungen und Grenzen der Palliativmedizin in besonderer Weise. Erfolg und Misserfolg, Fortschritt und Rückschritt, Glücksmoment und Frustration liegen nahe beieinander. Ja, manchmal ist es eine Frage von Millimetern, ob ein Patient noch einen Ton herausbekommt oder nach langer Zeit endlich wieder einen Bissen herunterschlucken kann, weil wir beispielsweise eine Schwellung ein klein wenig reduzieren konnten. Beschwerden und Einschränkungen betreffen elementare Lebensfunktionen, und so ist ihre Linderung in besonderem Maße von Bedeutung und abhängig von kleinsten morphologischen Veränderungen. Wenn wir eine verstopfte Stimmprothese erfolgreich wechseln oder eine problematische Wunde perfekt versorgen konnten, erleben wir auf der Station Glücksmomente. Und wie sehr es uns gefreut hat, Olga Kasslowski noch eine Hochzeit zu ermöglichen, habe ich ja bereits beschrieben.

Wundmanagement und Blutungen

Nicht nur bei Tumoren im Kopf-Hals-Bereich erfordert ein exzellentes Wundmanagement vonseiten des Personals eine besondere Kompetenz. Offene oder halb offene Wunden werden häufig von einem Tumor verursacht, der in das gesunde Gewebe eingewachsen ist und es zerstört. Seltener entstehen sie durch eine offen gebliebene Operationsnarbe, durch Verletzungen oder dort, wo das Gewebe angegriffen ist, etwa im Bestrahlungsfeld oder durch hohen Druck von außen wie etwa bei Druckgeschwüren. Solche Wunden sind alles andere als ein schöner Anblick und riechen oft äußerst unangenehm, außerdem kann es durch ihre Versorgung auch zu Blutungen und Beschwerden kommen. Sie stellen also nicht nur für die Kranken eine enorme Belastung dar, sondern sind auch eine Herausforderung für die Pflegekräfte – in einigen Fällen übersteigt das selbst die Grenzen der versiertesten Schwestern.

Die Wundoberfläche kann von dünner Haut, Blutkrusten, Eiter oder schmierigen Fibrinfäden bedeckt sein. Es ist gesundes oder abgestorbenes Gewebe zu sehen, und wenn die Wunde sehr tief reicht, auch Nerven, Knochen, Blutgefäße und Muskeln. Praktisch alle Wunden sind durch Keime infiziert und bergen eine nicht unerhebliche Infektionsgefahr: Einerseits berühren die Patienten ihre Wunden, wenn sie jucken oder schmerzen, und verteilen so die Keime von dort an andere Stellen; umgekehrt infizieren Patienten ihre frisch versorgte und gesäuberte Wunde mit ihren eigenen Fingern immer wieder neu, weswegen sie ein kleines handliches Desinfektionsfläschchen ans Bett bekommen.

Es gehört zum Pflegestandard, diese Wunden regelmäßig ordentlich zu säubern, zu versorgen und steril abzudecken. Gute Erfahrungen haben wir mit Maden gemacht, die wir zu therapeutischen Zwecken in kleinen sterilen Beutelchen auf das Wundareal setzen, damit sie das Sekret entfernen und den Wundrand reinigen. Nach ein paar Stunden werden sie durch die Pflegekräfte wieder entfernt.

Die unterschiedlichen, aber immer höchst unangenehmen Gerüche der Wunden rühren von zerfallenem Gewebe, Blut, Eiter und den Keimen her, die die Wunde besiedeln. Doch glücklicherweise haben wir auch dagegen eine Menge in der Hand. Das Spektrum reicht von einem innovativen Durchlüftungskonzept für die Krankenzimmer bis hin zur professionellen Aromatherapie. Die Desinfektion oder antibiotische Behandlung der Wunden durch Tinkturen oder Salben kann ebenso helfen wie bestimmte Arzneistoffe, die man dem Patienten verabreicht. Eine gute Wirkung zeigt zum Beispiel Chlorophyll, der grüne Pflanzenfarbstoff, der für die Fotosynthese in den Pflanzen verantwortlich ist, in Form von Tabletten zum Einnehmen oder als Pulver auf den Wunden. Stärkere Parfums hingegen meiden wir, denn die ergeben zusammen mit dem Geruch der Wunde eine schwer erträgliche Mischung.

Wichtig ist dabei immer der respektvolle Umgang mit den Patienten. Sie leiden selbst ja am meisten unter dem Geruch, und auch wenn sie ihn nicht mehr wahrnehmen, so entgeht ihnen doch nicht, dass Freunde und Familie sie seltener besuchen oder das Klinikpersonal eine größere Distanz wahrt.

Es kann vorkommen, dass ein Tumor nach außen durchbricht, dann besteht die Gefahr einer Blutung oder Infizierung. Für solche und andere medizinische Notfälle treffen wir Vorbereitungen, die nicht auf eine Wiederbelebung ausgelegt sind, sondern auf die Begleitung des Patienten. So gibt es ein Notfallset für Patienten, die bereits einen

Krampfanfall erlebt haben, und es gibt Standards zur Vorgehensweise bei einer lebensbedrohlichen Blutung. Theoretisch weiß auf einer Krankenhausstation natürlich jeder, was in einem solchen Fall zu tun ist, aber Theorie hilft gar nichts, wenn vielleicht eine einsame Schwester mitten in der Nacht einem Menschen, der verblutet, beistehen muss. Ihn im Arm zu halten, erfordert eben nicht nur medizinische Kenntnisse, sondern jene Menschlichkeit und innere Festigkeit, die, wie schon dargelegt, nicht in jedem angelegt ist. Pflegekräfte, die mit einer solchen Situation konfrontiert wurden, brauchen an den folgenden Tagen besondere moralische und psychologische Unterstützung.

Wir bereiten schon im Vorfeld die Patienten auf eine solche Komplikation vor. Viele von ihnen haben bei sich bereits Blutungen erlebt und sich darauf eingestellt. Auch wenn manche diese Aufklärung überrascht, sind doch die meisten erleichtert darüber, zu wissen, worauf sie gefasst sein müssen. In ihrer Reichweite platzieren wir eine Nierenschale mit sedierenden und schmerzlindernden Medikamenten sowie dunkelgrüne Handtücher, denn auf ihnen wirkt Blut weniger bedrohlich als auf weißen.

Wie wichtig ist die Physiotherapie?

Zur Verbesserung der Lebensqualität bei einer schweren Erkrankung kann Bewegung viel beitragen. Unseren Patienten empfehlen wir, wann immer möglich, das Bett zu verlassen. Lässt es der Tag mit seinen Launen zu, wird im vollverglasten Wintergarten das *Motomed*, eine Art Fahrrad, genutzt, in dessen Pedale man sogar vom Rollstuhl aus treten kann. Dabei kann man dann auf die Ausläufer des Teutoburger Waldes blicken und die Gedanken schweifen lassen. Nahezu jeder erhält ein *Theraband*, ein etwa zwei

Meter langes und zehn Zentimeter breites, dehnbares Gummiband, mit dem man alleine und mit Unterstützung der Physiotherapeutin oder seiner Angehörigen Übungen durchführen kann.

Frau Werning empfahl ich gleich zu Beginn ihres ersten Aufenthalts das *Motomed*. Sie genoss den Blick in die Ferne und das Gezwitscher der Vögel, und die Sonne wärmte sie. Ihre Atmung und die Kraft ihrer Muskulatur besserten sich, und sogar ihr Appetit nahm zu.

Unsere Physiotherapeutin hat von Anfang an begriffen, dass sie sich ganz individuell auf die einzelnen Patienten einstellen muss, und die besonders Bedürftigen hat sie immer im Blick. Das sind diejenigen, die ganz kurz vor dem Tod stehen, die jeder Atemzug Anstrengungen kostet, die das Bett nicht mehr verlassen können, die unter Lymphödemen leiden. Aber auch die anderen auf der Station kommen nicht zu kurz. Sie hat gelernt einzuschätzen, wie man behutsam auf die Patienten eingeht und was man ihnen wann zumuten kann. Durch ihr aufgeschlossenes und grundpositives Naturell gewinnt sie schnell das Vertrauen der Kranken, was es ihr leichter macht, deren Bedürfnisse zu eruieren.

Im Gegensatz zur normalen muss die Physiotherapie auf der Palliativstation spontan den wechselnden Befindlichkeiten der Patienten Rechnung tragen, und unsere Therapeutin muss das gesamte Arsenal an Möglichkeiten jederzeit im Geiste präsent haben und flexibel sein. Es geht schließlich zumeist nicht darum, in ein paar Wochen ein bestimmtes Therapieziel zu erreichen.

Patienten, die noch eine relativ lange Lebenszeit vor sich haben und deren Perspektive die Entlassung aus dem Krankenhaus ist, können mit aerobem Ausdauertraining ihre Körperkräfte stärken. Andere, deren Aktionsradius schon deutlich eingeschränkter ist, werden angeleitet, im

Bett oder, wenn möglich, auch im Zimmer oder auf der Station, bestimmte Übungen zu absolvieren. Bei denen, die das Bett nicht mehr verlassen können, tragen passive Übungen, zum Beispiel mit dem *Theraband,* Atemübungen, warme und kalte Packungen, eine heiße Rolle oder andere Tricks und Kniffe enorm zur Lebensqualität bei. Unsere Therapeutin begleitet all das mit einfühlsamen Gesprächen. Was sie sicher nicht in ihrer Ausbildung gelernt hat, ist ihre Kreativität, mit der sie auch den Sterbenden, die vor allem Ruhe brauchen, Gutes tut, wie eine Massage des Dickdarms, das Einreiben der Füße oder feucht-warme Umschläge an schmerzenden oder verspannten Stellen. Ein Zuviel an physiotherapeutischen Maßnahmen, so viel dürfte klar geworden sein, kann es auf unserer Station jedenfalls gar nicht geben.

Bernharda Willnows stiller Tod

Es war unser Pfleger, der sich im Besonderen um Bernharda Willnow kümmerte, eine Patientin, die nach der Wende mit ihrem Mann und ihren Kindern aus dem Dresdner Raum ins schöne Paderborner Land kam. Sie lebte dort ein angenehmes Leben, zog ihre Kinder groß, und alles war gut, bis nach 27 Jahren Ehe auch sie von der Volksseuche Krebs heimgesucht wurde. Das dumpfe Gefühl im Bauch hatten alle erst bagatellisiert, ihr Mann, der Hausarzt, sie selbst eingeschlossen, denn es verschwand immer genauso plötzlich, wie es gekommen war. Aber dann kam es immer häufiger zurück, und irgendwann verschwand es gar nicht mehr. Da hatte sie aber schon an Gewicht verloren, und zu dem dumpfen Bauchgefühl gesellte sich vor allem abends ein Ziehen, das sich gürtelförmig vom Rücken nach vorne ausbreitete. Ihre Blässe verbarg Frau Willnow eine gewisse Zeit lang unter Make-up, doch dann verhärteten sich ihre Gesichtszüge, wogegen man weniger unternehmen kann, und es bildeten sich dunkle Augenringe. Die sind bei auszehrenden Erkrankungen auf das zurückgehende Fettgewebe in der Augenhöhle zurückzuführen, wodurch das Licht sich anders bricht. Acht Wochen nach den ersten Anzeichen riet eine Nachbarin ihr, zum Arzt zu gehen, weil sie so schlecht aussah. Die Untersuchungen bestätigten die schlimmste Vermutung: Es war ein bösartiger Tumor der Bauchspeicheldrüse.

Nach vielen Jahren Erfahrung neige ich zu der wohl nicht sehr wissenschaftlichen These, bösartige Erkrankungen suchten sich ganz bestimmte Persönlichkeiten aus, so auch das Pankreaskarzinom. Gegenwärtig untersucht man mögliche wissenschaftliche Zusammenhänge zwischen Auftreten und Verlauf der Krankheit und psychischen Belastungsfaktoren. Vielleicht verändern Tumore den Menschen in bestimmter Weise, so wie man inzwischen auch das Mikrobiom, das bei jedem Menschen ganz individuelle Gemisch an Mikroorganismen, für gewisse Persönlichkeitsmerkmale verantwortlich macht.

Bei Frau Willnow hatte sich postoperativ eine Pankreaspseudozyste gebildet, ein gutartiges Gewächs, das man nicht entfernen konnte und in dessen Höhle hinein sich verdautes Tumorgewebe zusammen mit den normalen Verdauungssäften der Bauchspeicheldrüse entleerte. Offenbar gelangten die Verdauungsenzyme, deren Aufgabe die Zerlegung von Nährstoffen ist, jetzt nicht mehr gemeinsam mit der Galle durch den von der Natur vorgesehenen Ausführungsgang in den Dünndarm. Stattdessen griffen sie das Gewebe der Bauchspeicheldrüse selbst an. Somit entleerte sich eine stark riechende Flüssigkeit durch eine spontan gebildete Öffnung in der Bauchdecke nach außen. Die Pflegekräfte klebten die Öffnung mit einem Stomabeutel ab und ergriffen die oben beschriebenen Maßnahmen gegen den stechenden und scharfen Geruch. Das zweite Problem waren wiederkehrende Fieberschübe bis zu 40 Grad Celsius, die auf Antibiotika nur ungenügend ansprachen.

Vor meiner ersten Visite bei Frau Willnow war mir mitgeteilt worden, dass den beiden Eheleuten die Ernsthaftigkeit der Bedrohung noch gar nicht bewusst war. Zu schnell hatte sie alles überrumpelt. Vor mir hatte ich eine kleine, zierliche Person, deren große braune Augen mir signalisierten, dass sie von meinem Besuch etwas Besonderes erwartete. Nach der obligatorischen Vorstellung fragte ich sie, wie es ihr gehe.

„Ganz gut."

Zu jenen redseligen Patienten, die bei der ersten Frage gleich ihre halbe Lebensgeschichte erzählen, schien sie nicht zu gehören.

„Wie haben Sie geschlafen?", fuhr ich fort.

„Ich habe schlecht geschlafen."

„Waren die Nächte davor auch so schlecht, oder war an dieser Nacht etwas Besonderes?"

„Ich musste mich zweimal übergeben."

Ein Blick zum Pfleger: „Können Sie mir sagen, wie häufig sich Frau Willnow in den letzten 48 Stunden übergeben musste?"

„Moment, drei, vier, insgesamt fünf Mal."

„Frau Willnow, geht es Ihnen besser, nachdem Sie sich übergeben haben?"

„Ja."

„Geht dem Brechen eine Übelkeit voraus, die durch das Brechen dann auch besser wird?"

„Ja." Frau Willnow hatte in den vergangenen 48 Stunden kein einziges Mal abgeführt, und es war zu vermuten, dass sich der Darminhalt rückwärts über den Magen als Erbrochenes entleerte.

„Frau Willnow, haben Sie irgendwo Schmerzen?“

„Nur wenn ich mich bücke oder mich falsch bewege und beim Brechen tut es weh.“

„Wo tut es denn dann weh?“

Um Präzision bemüht, setzte sie sich langsam auf und zeigte mit der Hand auf Bauch und Rücken.

„Kann ich mal bitte die Krankenakte sehen?“ Ich ging die Medikamente durch und stellte fest, dass die Mittel gegen Übelkeit verbessert werden konnten. Ich entschloss mich zur Gabe eines Corticoids, um mögliche entzündliche Schwellungen zu reduzieren und die Nahrungspassage zu verbessern.

Nach einer gewissen Pause sah ich erst ernst in die Augen der Patientin, dann zu ihrem Mann: „Wir machen uns große Sorgen.“

„Aber ich lebe doch noch ein paar Jahre?“

Bevor ich antworten konnte, ergänzte ihr Mann, man habe ihnen beiden versichert, sobald man die Flüssigkeitsabsonderung aus dem Bauch wieder im Griff habe und sich die Blutwerte besserten, würde man mit einer Chemotherapie fortfahren.

„Es wäre schön, wenn es gelänge, und ich würde Ihnen wünschen, dass die Chemotherapie bald fortgesetzt werden kann, aber ich bin mir nicht sicher, wie bald das sein wird“, sagte ich, „im Moment machen wir uns große Sorgen, weil Sie durch die Flüssigkeit aus dem Bauch viel an Salzen und anderen Stoffen verlieren und immer wieder diese Fieberschübe haben, die vermutlich auf diesen Herd im Bauch zurückzuführen sind.“

Viel weiter konnte das Gespräch an diesem Tag nicht geführt werden. Andere Botschaften waren beim ersten Kennenlernen vermutlich schwer vermittelbar. Wir unterhielten uns noch über ein paar biografische Details, die wir benötigten, um die Patientin und ihr Umfeld besser zu verstehen.

Ich ging davon aus, dass meine Sorgen und meine Einschätzung den beiden zu denken geben würden, doch tatsächlich hatte dieses Gespräch nicht besonders viel bewirkt, die unrealistische Hoffnung auf eine längere Lebenszeit hegte das Paar noch sehr lange. Mit der Zeit nahm die Kraft der Patientin immer weiter ab, und sie konnte schon bald das Bett nicht mehr verlassen. Dafür ließ sich die Übelkeit recht gut beherrschen, und auf das Abführen wurde bald kein Wert mehr gelegt, weil sie kein Unwohlsein im Bauch mehr spürte. Ich finde es sehr tröstlich, dass sich bei den meisten Patienten zum Tode hin die Beschwerden immer besser beherrschen lassen, als ob die Natur es so will, dass Frieden im Körper dem Frieden in der Ewigkeit vorausgeht.

So war es auch bei Frau Willnow. Sie war bald kaum mehr ansprechbar und lag still und langsam atmend in ihrem Bett. Ihr Ehemann war bei ihr, und auch die Kinder erschienen gelegentlich auf der Station. Wir stellten für sie ein zweites Bett ins Zimmer, doch vor allem ihr Mann wachte mehr über seine Frau, als dass er neben ihr in den Schlaf fand. Kein Todesrasseln, lediglich ein paar Seufzer waren von Bernharda Willnow am Ende noch zu vernehmen. So schlief sie in die Ewigkeit hinein, vollkommen gelöst, es war ein stiller Tod, der ohne Mühe kam.

Hoffnung auf ein Wunder: Janina Glimko

Janina Glimko hatte polnische Wurzeln. Sie und ihr Mann waren kinderlos, aber nachdem bereits absehbar war, dass sie sterben würde, hatten sie sich einen kleinen Hund zugelegt. Die beiden reizenden Personen hatten eigentlich noch ihr ganzes gemeinsames Leben vor sich, als der Bauchspeicheldrüsenkrebs kam. Mittlerweile ist diese Krankheit zur dritthäufigsten bösartigen in Deutschland aufgestiegen. Die Theorien, warum das so ist, haben bislang noch zu keiner befriedigenden Erklärung geführt. Sind es die vielen gesüßten Getränke und Lebensmittel, die das Organ überfordern, oder sind es andere Umweltfaktoren? Es gibt Spekulationen, keine Beweise.

Die Symptome waren zu Anfang vergleichbar mit denen von Bernharda Willnow, aber man hatte vor, bei Janina Glimko durch einen operativen Eingriff zu retten, was zu retten war. In dem behandelnden Kreiskrankenhaus in der Nähe hieß es dann jedoch, die Krankheit sei zu weit fortgeschritten und bereits die kleineren Blutgefäße seien von Tumorzellen besiedelt – da sei nichts mehr zu machen. Ich ärgere mich immer, wenn Ärzte in kleineren Krankenhäusern, die keine ausreichende Erfahrung besitzen, solche Fälle selbst behandeln, statt sie an Kollegen in Spezialkliniken zu überweisen. So hatte die Patientin Zeit verloren, denn auch von dieser Orientierungsoperation musste sie sich erst einmal erholen. Warum sie bereits zu diesem Zeitpunkt bei uns gelandet war, kann ich im Nachhinein gar nicht mehr sagen, vermutlich ging es ihr schlecht oder die beiden Eheleute suchten nach einer zweiten Meinung. Da hatten wir nun also eine Patientin auf der Station, die mit ihren gerade einmal 30 Jahren viel zu jung zum Sterben war. Durch den Eingriff und die Erkrankung hatte die zierliche Frau sicherlich zehn Kilogramm an Gewicht verloren. Wir taten, was wir konnten: versuchten, die Kalorienzahl durch Maltodextrin und „Astronautennahrung“ als Nahrungszusatz zu erhöhen und durch Cyproheptadin den Appetit zu steigern. Das altbekannte und die Magenentleerung fördernde Metoclopramid ergänzten wir und hofften, dass Körpergewicht und Kraft bei Frau Glimko bald zurückkehren würden. In dieser Zeit bestanden noch recht gute Kontakte zur Universitätsklinik in Frankfurt. Ich rief den Kollegen an, den ich noch aus alten Berliner Zeiten kannte, und stellte ihm die Patientin vor, die mit einer Chemotherapie vielleicht noch ein Jahr zu leben gehabt hätte. Er nahm sich der Kassenpatientin persönlich an, vielleicht weil es ihm eine Ehre war, den Operateuren auf dem Lande zu zeigen, wozu die Universitätsmedizin imstande ist. Tatsächlich wurde die Patientin vier Stunden lang im Sinne eines Arztes namens Allen Oldfather Whipple operiert, was bedeutete, dass nach der Operation im Bauchraum nichts mehr so war, wie von der Natur vorgesehen. Mühsam erholte sich die Patientin und kam zurück auf unsere Station, sobald sie transportfähig war. Wir begrüßten sie mit großem Hallo, denn alle waren glücklich, dass sie die Operation überstanden hatte, und wir hofften mit ihr, dass sie geheilt worden war.

Jahrelang hatten wir nichts mehr von Janina Glimko gehört und glaubten schon fast an ein Wunder, als auf einmal der bestürzende Telefonanruf kam und uns der Ehemann mit stockender Stimme mitteilte, dass sich die Krankheit bei seiner Frau wieder gemeldet hatte. Für die kleine Familie brach genauso eine Welt zusammen wie für die Mitarbeiter der Station, die an dem Schicksal der Patientin seinerzeit so großen Anteil genommen hatten.

Jetzt ging es darum, sie umfassend palliativmedizinisch zu unterstützen. Es begann mit einem aufklärenden Gespräch. Sie trotz Hoffnung auf ein möglichst langes Leben auch auf ein schnelles Ende vorzubereiten, stand dabei neben den Fragen zur aktuellen Befindlichkeit im Mittelpunkt.

Janina Glimko starb trotz der nun angesetzten Chemotherapie viel zu früh. Das Ehepaar hatte gerade erst das eigene Haus fertiggestellt. Wir waren sehr gerührt, als Herr Glimko uns ein paar Wochen nach Janinas Beerdigung frisch geschossenes Wildfleisch auf die Station brachte. Er hatte sein Hobby, die Jagd, wieder aufgenommen.

Probleme im Magen-Darm-Trakt

Die Verdauung ist viel seltener Thema in unseren Besprechungen, als man vielleicht vermuten könnte. Möglicherweise liegt das daran, dass eine entspannte Herangehensweise einen hier weiter bringt, denn wenn man das gesamte Wohlbefinden vom regelmäßigen Stuhlgang abhängig macht, dann klappt es wahrscheinlich schlechter als mit Beiläufigkeit und unserem konsequenten Stufenschema (wenn die erste übliche Maßnahme zum Abführen nicht greift, werden schrittweise weitere ergriffen). Natürlich sprechen wir darüber offen mit dem Patienten, wie über alles andere auch, aber ohne es überzubewerten.

Manche unterliegen dem Trugschluss, dass ein Mensch, der nicht isst, auch keine Verdauung haben muss, und umgekehrt, dass, wenn man Nahrung zu sich nimmt, man jeden Tag Stuhlgang haben sollte. Beides ist falsch. So produziert der Darm Tag für Tag aus abgestorbenen Darmzellen zusammen mit den Bakterien Kot, auch wenn man nichts gegessen hat. Und die Häufigkeit des Stuhlgangs hängt stark von persönlichen Gewohnheiten ab – es gibt keine Vorschrift, dass er täglich stattzufinden hat.

Im Gegensatz zum Stuhlgang ist das kotartige Erbrechen häufiger ein Problem, mit dem wir uns beschäftigen müssen. Es tritt immer dann auf, wenn die Passage der Nahrung im Verdauungstrakt behindert wird. Zuerst bemerken die Patienten eine zunehmende Übelkeit, dann folgt immer häufigeres Erbrechen, das die Kranken natürlich bald leid sind, auch wenn sie nicht unbedingt wissen, was sich da entleert.

Unsere erste Wahl bei der Beseitigung kotartigen Erbrechens ist die Gabe des Hormons Dexamethason, wodurch entzündetes Gewebe abschwillt und manchmal bereits die Nahrungspassage wieder ermöglicht wird. Bei entsprechender Lebenszeitprognose und gutem Allgemeinzustand des Patienten kann ein chirurgischer Eingriff zur Umgehung des Hindernisses gerechtfertigt sein. Wenn die enge Stelle durch ein Endoskop gut erreicht werden kann, ist auch die Setzung eines Stents (ein Röhrchen aus Metall) eine gute Alternative.

Bevor wir konkrete Maßnahmen ergreifen, ist es wichtig, in Erfahrung zu bringen, ob die Beschwerden nicht aus lauter Mitgefühl eher die Angehörigen als den Patienten belasten. Dieses Phänomen kennen wir besonders bei Appetitlosigkeit: Verspürt ein Patient mit kurzer Lebenszeitprognose keinen Appetit mehr und leidet er nicht darunter, macht es erfahrungsgemäß keinen Sinn, ihm Nahrung zuzuführen, weil sein Organismus die Nahrungsbestandteile ohnehin nicht mehr verwerten kann. Für viele Angehörige jedoch ist dieser Gedanke unerträglich. Sie haben den Eindruck, man lasse den Patienten verhungern, und setzen alles daran, ihm irgendetwas zu verabreichen. Sie meinen es gut, haben sich zu Hause an den Herd gestellt und mit Hingabe sein Lieblingsessen gekocht – gerade über das Essen zeigen doch viele Menschen ihre Liebe. Insofern erfordert es das nötige Maß an Fingerspitzengefühl, den Köchen und Kellnern die Zusammenhänge zu verdeutlichen.

Quälen sich die Patienten beim Brechen und kostet es sie viel Mühe und Anstrengung, bietet man ihnen eine Magensonde an. Dazu wird durch die Nase ein weicher, dünner Schlauch aus Silikon eingeführt, über den sich Flüssigkeit oder Essensreste aus dem Magen, die der Körper nicht bei sich behalten will, in einen Beutel entleeren. Die Kranken können dann so viel trinken, wie sie möchten, oder sich den Bauch mit Vanilleeis vollschlagen, wenn ihnen danach ist. Was vom Körper nicht aufgenommen wird, entleert sich über den Schlauch wieder nach außen. Für alle, die Vorbehalte gegen die Sonde hegen, haben wir eine Alternative: Wir spritzen morgens und abends das Medikament Octreotid unter die Haut, das die Bewegungen und Flüssigkeitsausschüttungen im Magen-Darm-Bereich reduziert, sodass man weniger erbrechen muss.

Die Angst vor dem Ersticken

Luftnot gehört zu den häufigsten Beschwerden, denen wir uns auf der Station widmen, und sehr viele Patienten haben vor allem Angst vor dem Ersticken – so auch Stefanie Werning, die ich am Anfang des Buches ausführlich vorgestellt habe.

„Wie ist es, wenn man sterben muss", fragte sie mich, nachdem ich das Zimmer für die tägliche Visite betreten hatte.

Indem ich mich zu ihr ans Bett setzte, signalisierte ich, dass ich Zeit für sie hatte. „Was am Sterben interessiert Sie denn am meisten?", gab ich zurück.

„Werde ich leiden müssen?"

„Ist es das, wovor Sie am meisten Angst haben? Die Angst in Ihren Augen ist mir die ganze Zeit über aufgefallen."

„Ja, ich habe solche Angst davor, ersticken zu müssen."

„Das kann ich verstehen", sagte ich. „Davor hätte ich auch Angst, wenn ich nicht wüsste, wie viel man dagegen tun kann. Ich versichere Ihnen, dass wir alles tun werden, wenn es soweit ist, damit Sie nicht leiden und nicht das Gefühl haben müssen, zu ersticken."

„Aber wie soll das gehen, wie stirbt man denn?" Sie saß im Bett und sprach mit klarer ruhiger Stimme. Luftnot nahm ich nicht wahr, nur ein paar Schweißperlen auf ihrer Stirn. Sie war eine kluge Frau und ihr waren viele Gedanken durch den Kopf gegangen. Bei solchen Gesprächen spreche ich langsam und setze die Pausen zwischen meine Ausführungen sehr bewusst.

„Normalerweise werden die Patienten immer schwächer und immer müder. Wenn sie unter Luftnot leiden, so wie Sie, dann dosieren wir die Medikamente, von denen wir wissen, dass sie gut wirken, schrittweise immer höher, sodass sie die Luftnot kaum mehr wahrnehmen und auf diese Weise nach und nach in einen schlafähnlichen Zustand hineingleiten. Wenn es besonders schwierig erscheint, einem Patienten die Luftnot zu nehmen, erzeugen wir den schlafähnlichen Zustand, indem wir über einen Schlauch kontinuierlich Medikamente geben. Man kann dann mit dem Patienten vereinbaren, das Schlafmedikament zu bestimmten Tageszeiten abzustellen und ihn zu wecken. Dann können wir fragen, ob der Patient mit jemandem sprechen möchte, ob er auf die Toilette muss oder ob er Durst verspürt. Man kann den Patienten nach ein paar Tagen auch wieder ganz aufwachen lassen. Nicht selten haben sich dann zum Beispiel die Atemmuskeln wieder etwas erholt, der Patient empfindet die Luftnot nicht mehr als so schlimm wie vor der Sedierung und ist froh, wieder bei Sinnen zu sein."

Sie hörte mir genau zu, unterbrach mich nicht, nickte nur hier und da und lehnte sich dann beruhigt zurück auf das Kissen, das sie sich von zu Hause mitgebracht hatte. Sie bedankte sich aufrichtig und versicherte mir auch am kommenden Tag noch einmal, wie wichtig das Gespräch für sie gewesen sei. Noch drei weitere Male wollte sie das Gesagte von mir hören. Dass auch alle Ärzte und Schwestern ihr mehrfach bestätigten, dass man sie zu diesem Zweck und zu jeder Zeit wieder auf der Station aufnehmen würde, tröstete sie sehr.

Luftnot und Demenz bei Brigitte Förster

Eine kürzlich zu uns gekommene Krankenschwester stellte uns im Rahmen der Übergabe Brigitte Förster vor, die bei fortgeschrittener chronischer Lungenerkrankung unter Schmerzen und Luftnot litt und kaum ansprechbar war. In den vergangenen Monaten war sie in kürzer werdenden Abständen immer wieder in einem Krankenhaus gewesen, doch jetzt hatte der kluge Hausarzt den weisen Entschluss gefasst, auf der Palliativstation sei sie besser aufgehoben. Dazu gehörten Weitsicht und die genaue Kenntnis der Patientin, denn im Gegensatz zu den meisten Krebsleiden ist es bei Nichttumorerkrankungen besonders schwierig einzuschätzen, wann das Leben zu Ende gehen wird, wann man welche Gespräche führt und wann eine spezielle palliativmedizinische Behandlung eingeleitet werden sollte. Die Symptombelastungen bei Patienten mit Herz-, Lungen-, Nieren- oder Lebererkrankungen sind hingegen genauso hoch wie bei Patienten mit Tumorleiden. Es bilden sich zwar jeweils typische Profile heraus, so dass manche Beschwerden bei bestimmten Erkrankungen häufiger vorkommen, doch was der jeweilige Patient spürt, was er vorbringt, das steht ja ohnehin im Zentrum seiner Behandlung. Was man vielleicht sagen kann, ist, dass Patienten mit nicht-onkologischen Erkrankungen deutlich früher im Krankheitsverlauf an einer hohen Symptomlast leiden, als Krebspatienten, und dass sich ihr Funktionsstatus schrittweise reduziert und durch intermittierende akute Verschlechterungen gekennzeichnet ist.

Solche Krisen sind nicht selten mit Krankenhausaufenthalten verbunden. Welche der Komplikationen dann zum Tode führen wird ist schwer voraussehbar. Das macht die Lebenszeitprognose bei Nicht-Tumorpatienten noch einmal schwieriger. Nicht selten sind das Begleiterkrankung(en) die zum Tode führen und nicht die Grunderkrankung.

Frau Försters Arzt hatte vermutlich bereits einige der Werkzeuge unseres Fachgebietes eingesetzt. Was wir zum Zeitpunkt der Aufnahme nicht wussten, war, inwieweit er die Patientin auch schon über die Natur der Erkrankung und das bevorstehende Ende aufgeklärt hatte. Oberflächlich machte sie trotz ihrer Eintrübung den Eindruck, auf die Verschlechterung ihres Zustandes angemessen zu reagieren. Wie bewusst sie sich ihrer Situation und Prognose war, konnte man nicht aus ihr herausbekommen, höchstens ihre Gesten oder der traurige Gesichtsausdruck verrieten, dass sie spürte, wie es um sie stand. Wir hatten das Gefühl, dass sie nach der Entlassung aus dem Krankenhaus bereits vergessen hatte, dass sie eben erst dort gewesen war.

Bei der chronisch obstruktiven Lungenkrankheit, an der Brigitte Förster litt, kommt es durch entzündliche Veränderungen der Bronchialschleimhaut zu Verengungen, die die Ausatmung erschweren und immer anstrengender machen. Das in den Zellen gebildete und nicht ausreichend abgeatmete Kohlendioxid reichert sich mit der Zeit im Blut an. Die daraus resultierende Luftnot hat Auswirkungen auf die Leistungsfähigkeit im Alltag und damit auf die Lebensqualität. Weil irgendwann auch nicht mehr genügend Sauerstoff aus der Luft aufgenommen werden kann und die Atemarbeit sehr erschöpfend ist, treten Lungenentzündungen schneller auf und die Balance zwischen Luftnot und Linderung, Anstrengung und Erholung gerät schnell aus den Fugen, das Regenerationsvermögen lässt immer mehr nach. So ist es meist nur eine Frage der Zeit, bis die Patienten ins Krankenhaus eingewiesen werden, und schließlich werden die Intervalle zwischen den Einweisungen immer kürzer. Dann wird es Zeit für eine palliativmedizinische Versorgung.

Als Brigitte Förster aufklarte, zeigte sich allen ihr unbeschwertes und freundliches Naturell. Die schlanke Dame wahrte, soweit es ihre Luftnot zuließ, immer die Form, wie wir das von vielen älteren Herrschaften kennen, die schon in ihrer Kindheit beigebracht bekamen, immer höflich und zuvorkommend zu sein und insbesondere Fremden und Respektspersonen gegenüber verbindlich und ordentlich zurechtgemacht aufzutreten.

Bei Frau Förster sprang uns zuallererst ein eklatanter Flüssigkeitsmangel ins Auge – das erkennt man unter anderem daran, dass Hautfalten, nachdem man sie angehoben hat, sekundenlang in dieser Position bleiben. Auch die Schleimhäute unserer Patientin waren ausgetrocknet, ihre Gesichtsmuskulatur erschlafft. Sogar die Durchblutung in den peripheren Körperteilen war gedrosselt, sodass man wirklich annehmen konnte, das Leben dieser Frau gehe zu Ende. Aber wir wollten sie nicht einfach sterben lassen, bevor wir sie näher kennenlernen und erfahren konnten, ob sie bereit dazu war. Vielleicht konnten wir ihr doch noch etwas Lebenszeit mit Lebensqualität verschaffen. Wenn es nur der Flüssigkeitsmangel war, der ihre Wachheit dermaßen beeinträchtigte, lohnte sich der Versuch. Also erhielt Frau Förster über Infusionen behutsam mehr Flüssigkeit und auch etwas zu essen. Bald konnten wir sie in einen Stuhl an einen großen Tisch setzen und bemerkten, wie sich ihr Bewusstseinszustand innerhalb weniger Tage besserte.

Erst jetzt konnten wir entdecken, dass sich hinter der Etikette dieser alten Dame eine Demenz verbarg. Wie so viele Menschen im ersten Stadium dieses Leidens gelang es ihr, den Schein der Normalität zu wahren. Die vor langer Zeit erlernten Umgangsformen sind nicht weniger als der letzte Versuch, die Orientierung zu behalten, wenn die Welt immer unübersichtlicher wird und einem aus den

Händen gleitet. Demenzerkrankte kommen in der vertrauten Umgebung ihrer Wohnung, mit der dort üblichen Routine, noch für längere Zeit zurecht, und Außenstehenden fällt kaum auf, dass etwas nicht stimmt. Außerhalb der eigenen vier Wände, in ungewohnten Situationen, sind sie jedoch bald hilflos. Da machen sich Orientierungsstörungen und Vergesslichkeit immer deutlicher bemerkbar. Über die Jahre nimmt der Gedächtnisverlust zu, die Dimensionen des Raumes und der Zeit entgleiten den Patienten, und es fällt ihnen irgendwann schwer, die Tage auseinanderzuhalten. Die Zeit scheint ihre Bedeutung zu verlieren, und in dieser Zeitlosigkeit beginnen die Ereignisse zu verschwimmen, ja in gewisser Weise relativiert sich ihre Bedeutung und die des Lebens insgesamt, was vielleicht gar nicht so unangenehm sein muss, wenn man bedenkt, wie häufig wir uns an Nebensächlichkeiten aufreiben. Dass gerade die gute alte Zeit noch relativ lange in Erinnerung bleibt, bewahrt den Patienten wenigstens einen Teil ihrer Identität.

Wenn schließlich die kognitiven Defizite zunehmen, Wortfindungsstörungen einsetzen und das Problem selbst den Angehörigen auffällt, weil sie zum Beispiel Socken im Gefrierfach finden, dann ist die Diagnose meist schon gestellt. Auch das Neugedächtnis ist nunmehr schwer beeinträchtigt. Überlappend schwindet die praktische Intelligenz, das logische Planen, Denken und Handeln, und selbst einfachere Tätigkeiten wie das Aufbrühen von Kaffee werden zur Qual. Die Patienten verlieren dabei häufig ihre Einsichtsfähigkeit und emotionale Kontrolle, selbst das nähere Umfeld wird nicht mehr erkannt. In diesem Stadium ist ein Demenzkranker schon längst pflegebedürftig und braucht Unterstützung bei den alltäglichen Dingen, er leidet unter Angst, Agitiertheit und (gelegentlich) Aggressivität. Irgendwann stellt er das Essen und Trinken ein. Dann sind oft bereits mehr als sechs Jahre nach der Diagnose vergangen.

Viele demente alte Menschen sind sehr einsam. Um Frau Förster kümmerte sich glücklicherweise ihre besorgte Tochter. Es ist gar nicht so schwer, dementen Patienten Glücksmomente zu verschaffen. Selbst an schlechteren Tagen, an denen mit ihnen nicht allzu viel anzufangen ist, sind sie auf jeden Fall dankbar für menschliche Zuwendung. Auch mit der Beschäftigung mit Tieren hat man gute Erfahrungen gemacht, und in Japan hat es in Pflegeheimen sogar eine Computerrobbe namens Paro geschafft, bei alten und dementen Patienten Zuneigung und Verantwortungsgefühl auszulösen.

An den ganz schlimmen Tagen sind Demente ängstlich und unsicher, glauben eingesperrt zu sein oder machen sich verzweifelt auf die Suche nach einem vertrauten Menschen, zum Beispiel ihrer Mutter. Dann kann es passieren, dass sie im Nachthemd auf der Straße umherirren und selbst ein Angehöriger, der sie umarmt und küsst, nur noch Angst auslöst, weil sie ihn nicht erkennen.

Doch immer wieder gibt es auch bessere Tage, an denen die Kranken die Bindung an Familie, Freunde, ehrenamtliche Betreuer und Tiere wieder deutlicher wahrnehmen. Dann spüren sie, dass sie nicht alleine gelassen werden und noch gebraucht werden, und man kann die Zeit mit erfüllenderen Tätigkeiten füllen. In diesen Phasen empfinden auch demente Menschen ihr Dasein als Glück und Geschenk. Das sind die Momente, in denen der natürliche Wille (zu leben) vom früher geäußerten und vermeintlich mutmaßlichen Willen (so nicht mehr länger leben zu wollen) abweichen kann. Die guten Tage zu erkennen und möglichst freudvoll zu gestalten, ist die Herausforderung, der man sich zu Hause, in den Heimen und in den Krankenhäusern in Zukunft immer häufiger stellen muss.

Demente Menschen können sich noch im fortgeschritteneren Stadium auf ihre Art mitteilen und zum Ausdruck bringen, was ihnen wichtig ist. Daher macht es Sinn, sich der Defizite wie Wortfindungsstörungen und Sprachverlust, Gedächtnisprobleme und körperlicher Verfall anzunehmen und die verbliebenen Ressourcen möglichst lange zu erhalten. Vor allem haben neuere Studien zutage gebracht, dass selbst schwer Demenzkranke noch immer Subjektives und Emotionales erleben und einen Rest von sich selbst wahrnehmen. Nicht über sie zu reden, sondern mit ihnen, ist aber eine Kunst, die gelernt werden muss. Anstatt den Blick auf die Krankheit zu richten, sollte man die Person würdigen. Das ist ein wichtiges Prinzip in der Fürsorge.

Im Gegensatz zu jedem dritten deutschen Pflegeheim machen wir keinen Gebrauch von freiheitsentziehenden Maßnahmen wie Bettgittern oder verschlossenen Zimmertüren. Wir stellen die Patienten auch nicht durch Psychopharmaka ruhig, bloß weil sie nur noch eingeschränkt kommunizieren und sich nicht mehr wehren können. Einige Philosophen sprechen Menschen mit schwerer Demenz bereits den Personenstatus ab. Doch dieser Blick scheint sehr eingeengt zu sein, denn Demenzkranke wie Brigitte Förster besitzen durchaus die Fähigkeit, Gefühle der Angst, der Freude, der Betroffenheit, aber auch der Entfremdung und der Einsamkeit zum Ausdruck zu bringen. Die emotionale Berührbarkeit ist viel länger nachweisbar, als der kognitive und körperliche Verfall es vermuten lassen. Wir hatten einmal eine apathisch dreinschauende ältere Dame bei uns zu Gast, von der wir erst viel später erfuhren, dass sie früher einmal begeistert Klavier gespielt hatte. Als diese Dame irgendwann Klaviermusik aus dem Wintergarten vernahm und ganz unruhig wurde, ohne sagen zu können, warum, setzten die Schwestern sie einfach vor das

Instrument. Dann begann sie zu spielen, ein bisschen schief, aber doch so, dass gelegentlich Melodien erkennbar waren. Nach Stunden der Übung mit unserer Musiktherapeutin saß sie dann zufrieden vor dem Klavier und verbeugte sich, wie nach einem Konzert. Man bezeichnet das als „Selbstaktualisierung" und versteht darunter jenes menschliche Streben nach Entfaltung, das unter beinahe allen Umständen erhalten bleibt. Wenn man sich bemüht, kann man dem Patienten diese Selbstaktualisierung entlocken, ebenso wie seine Empfindungen und Bedürfnisse.

Bei Frau Förster kamen zum Flüssigkeitsmangel und der Demenz auch noch die Folgen ihrer Lungenerkrankung. So klagte sie, nachdem sie Vertrauen zu uns gefasst hatte, wiederholt über „schlechte Luft", und auch die mit der Luftnot einhergehende Angst war ihr immer wieder deutlich anzumerken. Hinzu kamen nächtliche Verwirrtheitszustände, die ihre Tochter zu Hause wiederholt um den Schlaf und an den Rand der Erschöpfung gebracht hatten. Am Tage verhielt sich Brigitte Förster über weite Strecken ganz normal. Zum Essen musste man sich zu ihr setzen und die Mahlzeit mit ihr gemeinsam einnehmen, aber wenn man davon und von der Körperpflege einmal absah, schien sie nicht erheblich betreuungsbedürftig, und es war vorstellbar, sie in Obhut der Tochter wieder nach Hause zu entlassen. Aber als die Luftnot zunahm, reichte der Sauerstoff nicht mehr aus, den die Patientin durch einen Konzentrator zugeführt bekam. Ein Konzentrator ist ein brummender Apparat von der Größe eines alten Fernsehapparats, der die Atemluft mit zusätzlichem Sauerstoff anreichert, den er sich aus der Luft zieht – konzentriert. Aus klinischer Sicht war klar, dass Frau Förster eine Lungenentzündung hatte. Wir verordneten ein Antibiotikum. Hinzu kamen die üblichen atemgymnastischen Übungen, mehrmaliges Einreiben mit einer wohlriechenden Salbe, um das Atmen und Abhusten zu erleichtern, sowie eine leichte und schmackhafte Kost, um den Körper nicht unnötig zu belasten. Sobald es ging, sollte sich die Patientin an die Bettkante setzen, um den Kreislauf anzuregen, und letztlich fehlte nur noch die notwendige Portion Geduld und Glück, damit die Maßnahmen auch wirkten. Sollte die Luftnot unerträglich werden, würde man Frau Förster Morphinsulfat spritzen, wodurch man den Sauerstoffbedarf senkt und das bedrohliche Gefühl des Erstickens dämpft. Bei der Gabe von Sauerstoff ist hingegen Zurückhaltung geboten. Sind nämlich die Kohlendioxidwerte wie bei Frau Förster im Blut chronisch erhöht, dienen sie nicht mehr als Atemanreiz. In diesem Fall hat der mit jedem Atemzyklus schwankende niedrige Sauerstoffdruck die Aufgabe übernommen, im Gehirn die Einatmung zu bewirken. Gibt man jetzt zu viel Sauerstoff, kann der Atemantrieb aussetzen.

Nach unseren Maßnahmen bekam ich Frau Förster eines Dienstags nach der Übergabe zu Gesicht. Bis dahin wusste ich noch nicht von ihrer Demenz. Sie saß an einem großen Esstisch mitten im Stationsgeschehen und kaute an ihrer Mahlzeit. Man hatte ihr, wie es in diesem Stadium der Krankheit zu empfehlen ist, kleine Häppchen zurechtgemacht, die sie mit der Gabel, eventuell mit den Fingern, nur noch aufzupicken und zum Mund zu führen brauchte.

Erst bemerkte sie mich nicht, doch als sie schließlich den Blick zu mir hob, überzog ein Lächeln ihr Gesicht, und sie legte jene Umgangsformen an den Tag, die sie vermutlich aus früheren Tagen gewohnt war. Sie konnte sich zwar nicht erheben, doch sie wies dem Chefarzt höflich und zuvorkommend einen Stuhl zu und bat ihn, sich zu setzen. Der Oberarzt, die Stationsärztin, zwei, drei andere

Schwestern und der Sozialarbeiter standen in der zweiten Reihe und beobachteten unsere erste Begegnung. Die Hauptperson war ganz mit sich beschäftigt, ließ sich durch die Anwesenden nicht im Mindesten stören und versuchte die Form zu wahren, indem sie einen Happen nach dem anderen mit Bedacht zu sich nahm. Sie war so schön zurechtgemacht, dass man mit ihr in jedes bessere Restaurant hätte gehen können, ohne unangenehm aufzufallen. Die Atmung funktionierte heute ganz gut, und sie schien guter Laune zu sein, denn sie freute sich sichtlich über den Besuch. Meine folgenden Standardbemerkungen ließ sie wortlos über sich ergehen und die ersten Fragen beantwortete sie so einsilbig, wie es auch viele Menschen tun, die keine Demenz aufweisen. Nein, sie habe keine Schmerzen, ja, die Luft sei etwas knapp, aber es gehe schon, auf jeden Fall, und das Essen schmecke gut. Auffallend war, dass keine Gegenfrage gestellt wurde, keine Eigeninitiative erkennbar war. Wie ein Roboter antwortete Frau Förster brav auf das, was sie gefragt wurde. Dabei hätte man es durchaus belassen und annehmen können, die Symptome seien gut eingestellt. Ich war schon fast zufrieden, als mir der Oberarzt mitteilte, bei der Dame sei eine Demenz diagnostiziert worden. Jetzt hakte ich überrascht nach und stieß in der Befragung sehr schnell an die Grenzen meines Gegenübers. Sie konnte sich nicht an den gestrigen Tag erinnern, das Datum bekam sie beim besten Willen nicht zusammen, ihr Geburtsdatum hingegen kam wie aus der Pistole geschossen, aber recht mechanisch. Nun sah ich, was mir zunächst nicht aufgefallen war, und fragte, ob wir schon einen Uhrentest durchgeführt hätten.

Hierbei handelt es sich um eine denkbar einfache Untersuchung, bei der ein Patient eine analoge Uhr auf ein Blatt Papier zeichnen soll, deren Zeiger zehn Minuten nach zehn anzeigen. Über die vielen Jahre meiner ärztlichen

Tätigkeit habe ich diesen Test bei unzähligen Patienten durchführen lassen und immer wieder Überraschungen erlebt und mich verschätzt. Was simpel anmutet, entpuppt sich für viele Zeitgenossen, die normal wirken, als unlösbare Aufgabe. Manchmal sind nur ein paar Ziffern falsch, manchmal jedoch endet die Übung in undefinierbarem Gekrakel. So war es auch bei Frau Förster.

Verwirrtheit und Lebensqualität

Im Rahmen einer Demenz kommt es häufiger zu einem Delir, einem Zustand der Verwirrtheit, der die Mitarbeiter der Station immer wieder an den Rand der Erschöpfung bringt und der nicht immer in den Griff zu bekommen ist. Frau Förster war so eine Patientin: Am Tag lammfromm, irrte sie in der Nacht hilflos umher, landete bei anderen Patienten im Zimmer und rief um Hilfe, weil sie nicht mehr wusste, wo sie war. Es sind vor allem diese Zustände, die dazu führen, dass man Patienten festbindet oder ihr Bett mit einem Gitter ausstattet. Dann kann es aber passieren, dass sie erst recht schreien oder über das Gitter steigen, fallen und sich Knochenbrüche zuziehen.

Im Grunde ist der Begriff der Verwirrung unscharf. Man kennt ihn schon seit der Antike, und eine Reihe von Synonymen tragen zur schlechten Einordnung und wissenschaftlichen Unschärfe bei, unter anderem der merkwürdige Begriff *Durchgangssyndrom*. Aus diesem Grund versucht man, wie immer, wenn es um Befunde oder Beschwerden geht, sie zu objektivieren, im Falle psychiatrischer Symptome durch psychometrische Testverfahren. Für die Diagnose des Delirs ist die *Confusion Assessment Method* (*CAM*) geeignet. Man betrachtet vier Aspekte: akute oder häufig wechselnde Veränderungen des geistigen Zustands, Aufmerksamkeitsstörungen, inkohärentes Denken sowie Bewusstseinsstörungen, die von hochgradig aggressiv bis schläfrig reichen. Treffen mindestens die Punkte 1 und 2 und zusätzlich auch 3 oder 4 zu, dann handelt es sich mit hoher Wahrscheinlichkeit um ein Delir.

Auf meiner Station schaffen wir für Patienten mit einem Delir eine ruhige und sichere Umgebung, holen möglichst Angehörige herbei und tun alles, damit sich die Patienten beruhigen. Dazu kann auch eine Aromatherapie beitragen oder strukturierte Musik, die Orientierung vermittelt. Bei Brigitte Förster stellten wir das Bett tief, damit sie sich beim Fallen nicht verletzte, und ließen die Türen geöffnet, damit sie durch das Licht im Raum Orientierung fand. Tagsüber bezogen wir die Patientin ins Geschehen ein, indem wir sie an den großen Tisch mitten in der Station setzten. So konnte man ihr ein paar Worte zuwerfen, oder sie konnte einem entgegenwinken. Sofern es die Zeit und ihre Luftknappheit zuließen, ging das Pflegepersonal mit ihr spazieren oder beschäftigte sich mit ihr auf andere Weise. Auf diese Weise wurde sie zur Nacht hin müde und konnte besser schlafen. Etwas Melperonsaft im Zustand der akuten Verwirrung oder etwas Clomethiazol können gute Dienste leisten, wenn nichtmedikamentöse Maßnahmen nicht ausreichen. Für die Dauereinstellung hat sich bei uns Risperidon bewährt. Bei allen drei Medikamenten handelt es sich um Psychopharmaka.

Manchmal wusste Frau Förster nicht einmal, wo sie war, und in solchen Momenten konnten wir uns auch nicht auf die Aussagen verlassen, die sie selbst über ihre Symptome machte. Dann blieb uns nichts anderes übrig, als nach indirekten Zeichen der Not zu fahnden: erweiterten Pupillen, einem ängstlichen Gesichtsausdruck, dem schnellen Pulsschlag, einer allgemeinen Unruhe mit Erhöhung der Atemfrequenz oder nach aufgestellten Haaren bei kühler Haut und Schweiß auf der Stirn. Diese vegetativen Zeichen lassen indirekt auf subjektive Missempfindungen schließen, die Folge von Angst, Luftnot oder Schmerz sind. Eine weitere Möglichkeit, Symptomen bei verwirrten oder dementen Patienten auf die Spur zu kommen, besteht darin, auf Verdacht eine Maßnahme durchzuführen. Wenn sich dann etwas bessert, lag man richtig. Wenn der demente Patient verkrampft im Bett liegt und Schmerzen nicht ausgeschlossen werden können, verabreicht man zum Beispiel ein Schmerzmittel, um zu sehen, ob die Verkrampfung nachlässt. Sind die Schleimhäute trocken und verhält sich der Patient unruhig und anders als gewohnt, dann kann sich durch etwas zu trinken oder die Gabe von Flüssigkeit in die Bauchhaut sein Zustand vielleicht bessern. Auch in der Sterbephase ist oft nicht klar, an welchen Symptomen die Patienten leiden. Man ist dann ganz auf sein Gefühl, seine Erfahrung und sein Improvisationstalent angewiesen. Keiner kann wissen, ob Menschen im Sterbeprozess davon profitieren, wenn man ihnen etwas Flüssigkeit gibt, oder ob Mundpflege und das Feuchthalten der Schleimhäute ausreichen, um möglichen Durst zu löschen. Zeigt ein Sterbender eine zuvor nicht gekannte Unruhe, versucht man es mit Flüssigkeit. Lässt die Unruhe dann nach, setzt man die Maßnahme fort, wenn nicht, lässt man die Flüssigkeit wieder weg und stellt andere differenzialdiagnostische Überlegungen an. Manchmal kann die Zufuhr von etwas Kochsalzlösung bewirken, dass die Patienten wieder aufklaren und ihre Beschwerden und Wünsche äußern.

Bei einem meiner späteren Besuche lag Brigitte Förster im Bett und schnappte schwer nach Luft. Ob sie unter Atemnot litt, brauchte man sie jetzt nicht zu fragen, und es wäre erst recht entwürdigend gewesen, ihr oder ihrer Tochter einen der vielen Fragebögen vorzulegen, um ihre Symptomlast oder Lebensqualität zu bewerten. Solche Bewertungsinstrumente gibt es seit vielen Jahren, und noch immer vertreten manche Ärzte die Ansicht, ohne solche Formulare könne man gute Palliativmedizin nicht betreiben. Insbesondere meine Kollegen aus den anderen europäischen Ländern schwören teilweise darauf, ähnlich wie ein Flugkapitän eine Checkliste abzuarbeiten, um nur ja nichts zu übersehen. Diese Kollegen arbeiten aber auch in anderen Systemen, und die Mentalität der Menschen innerhalb Europas ist ja auch erstaunlich unterschiedlich. Das Interessante ist, dass vieles, was für uns im deutschen Gesundheitswesen selbstverständlich ist, in anderen Ländern ganz und gar nicht normal ist.

Wenn es anderswo Engpässe bei der Versorgung mit starken Schmerzmitteln gibt, die ich in Deutschland nie kennengelernt habe, oder Palliativstationen gar nicht existieren, dann kann ein Lebensqualitätserhebungsbogen hilfreich sein, um für einen Patienten besondere Leistungen durchzusetzen. Bei uns auf der Station werden sie nur selten eingesetzt. Etwas häufiger machen wir von einem meines Erachtens besseren Instrument Gebrauch: Man befragt den Patienten nach seinen fünf gegenwärtig wichtigsten Dingen im Leben. Das lässt sich problemlos in eine Visite einbauen. Kann der Patient darauf nichts Rechtes antworten, spricht man das an, was die meisten als wichtig ansehen, die Familie, die häusliche Umgebung, die Beschwerdefreiheit, das lieb gewonnene Hobby. Diese Punkte kann man auf einem Kreis mit Segmenten in unterschiedlichen Farben abbilden und eine Woche später die Prioritäten erneut abfragen, um Vergleiche anzustellen – und vor allem, um ins Gespräch zu kommen, denn das ist der große Vorteil des von dem englischen Palliativmediziner Kenneth Calman entwickelten Messinstruments. Zu seiner Philosophie, die ich nicht ganz teile, gehört auch die Vorstellung, die Lebensqualität sei dann besonders schlecht, wenn zwischen dem, was der Mensch sich wünscht, und dem, was er davon realisieren kann, eine große Lücke besteht. Um die Lebensqualität eines Patienten zu verbessern, müsse man also diese Lücke (*Calman gap)* schließen. Ob man aber einen Wunsch oder ein Bedürfnis auf solche Weise abstellen oder verdrängen kann, bezweifele ich. Vielleicht zeigt sich an dieser Einschätzung zur Lebensqualität eine länderabhängige Philosophie der Palliativmedizin.

Was man gegen Luftnot tun kann

Brigitte Försters subjektive Lebensqualität war weniger durch ihre Demenz als vor allem durch die Luftnot zweifelsohne deutlich reduziert. Weil sie zu den existenziell bedrohlichsten Symptomen gehört, genießt ihre Beherrschung auf der Station höchste Priorität. Auch wenn das Symptom sehr häufig auftritt, wie bei den verschiedensten Fallschilderungen schon deutlich wurde, zeichnet es sich dadurch aus, dass es sehr unterschiedlich bewertet wird. Immer wieder gibt es Diskrepanzen zwischen den objektivierbaren Befunden und der subjektiven Beschwerdelast. So kommen manche Patienten, schon ganz blau im Gesicht, mit miserablen Blutgaswerten und schlechter Lungenfunktion erstaunlich gut zurecht. Zugleich gibt es Patienten, die stärkste Luftnot beklagen und dringend um Sauerstoff bitten, obwohl ihre Werte im Normalbereich liegen. Dem Gefühl der Luftnot kann ein Mangel an rotem Blutfarbstoff, ein schwaches Herz, eine gestörte Lungenfunktion, aber auch eine große psychische Belastung zugrunde liegen. Zwar gehört es zu den Selbstverständlichkeiten, dass meine Mitarbeiter Herz- und Atemfrequenz auszählen, dem Patienten in die Pupillen sehen und nach anderen Begleiterscheinungen der Luftnot fahnden. Doch wenn man keine konkrete Ursache dafür finden kann, bleibt das besonnene und einfühlsame Eingehen auf das subjektive Gefühl die wichtigste Maßnahme. Gerade weil Angst Luftnot in den meisten Fällen begleitet, besteht eine der Hilfsmöglichkeiten darin, mit unaufgeregter Routine Ruhe auszustrahlen und dem Patienten Sicherheit zu vermitteln. Gelingt uns das, dann sinkt der Sauerstoffbedarf, und die Luftnot lässt automatisch nach. Die Gabe von Sauerstoff mag als Placebo einen Effekt erzielen, aber wenn die Sauerstoffwerte im Blut in Ordnung sind, sollte man darauf verzichten, denn die Gabe von (zuviel) Sauerstoff verändert die Durchblutung innerhalb der Lunge, die Atemleistung wird geringer und das Risiko für eine Lungenentzündung steigt. Hingegen kann der leichte Luftzug im Zimmer, etwa durch ein geöffnetes Fenster oder einen Ventilator, wesentlich zur Linderung beitragen. Er stimuliert im Nasen- und Rachenraum Reflexbögen, die das Gefühl der Entlastung bewirken.

Bei Frau Förster wussten wir um die schlechten Blutgaswerte, und sie benötigte tatsächlich dringend mehr als die vier Liter Sauerstoff pro Minute, die wir ihr zusätzlich zur Atemluft zuführten. Noch mehr Gas trocknet die Nasenschleimhäute aus und verursacht einen erheblichen Krach, sodass wir uns gerade andere Möglichkeiten der Symptomkontrolle überlegten, als unsere demente Patientin uns mit einem Lächeln auf den Lippen belehrte: „Meine Gedanken brauchen auch Sauerstoff, nicht nur meine Lungen." Dem war nichts hinzuzufügen. Die Angehörigen standen an ihrem Bett, während sie etwas Morphium gespritzt bekam.

Therapie mit einem nicht zugelassenen Medikament: Beate Beimvohr

Ob wir Frau Beimvohr noch einmal würden nach Hause verlegen können, wussten wir nicht. Natürlich war es zu Hause schöner, bei ihrem Mann, in dem kleinen Nachbardorf, für das ein Hausarzt zuständig ist, wie man ihn sich vorbildlicher kaum wünschen konnte. Doch es ging ihr so schlecht, dass wir uns fragten, wie lange sie noch zu leben haben würde, und wir gingen die einzelnen Punkte durch, die uns diese Frage beantworteten: Nahrungsaufnahme und Mobilität waren bereits seit einer guten Woche stark eingeschränkt, und die Patientin schlief 22 Stunden am Tag. Die Laborwerte und alle anderen Parameter deuteten darauf hin, dass ein Kachexie-Syndrom vorlag – das heißt, dass der Körper keine Nahrung mehr aufnimmt und stark abmagert. Ihr würde nicht mehr viel Zeit bleiben, ein paar Tage noch, vielleicht zwei Wochen. Was Beate Beimvohr von allen anderen Patienten unterschied, die wir bei uns zu Gast hatten, war, dass sie ihren Abschied vor Jahren schon einmal vorbereitet hatte. Die Zeit danach, von der damals niemand wissen konnte, wie lange sie andauern würde, hatte sie als unfassbares Glück betrachtet, als Geschenk, das ihr jederzeit weggenommen werden konnte.

Bei Frau Beimvohr war eine Art medizinisches Wunder geschehen, denn sie gehörte zu denen, die durch eine neue Arzneimitteltherapie Jahre an Lebenszeit gewannen. Diese Therapie war für sie buchstäblich in letzter Minute gekommen, und wie sie mir später einmal anvertraute, hatte sie die dadurch gewonnene Zeit doppelt und dreifach gelebt, sodass sie sich mit dem dann doch irgendwann nahenden Tod gut arrangieren konnte.

Acht Jahre zuvor hatte man bei ihr Lungenkrebs entdeckt. Es handelte sich um die Variante eines Adenokarzinoms, was für den späteren Verlauf wichtig sein sollte. Man operierte die 49-Jährige trotz einer fortgeschrittenen chronischen Bronchitis, entfernte dabei den linken Lungenoberlappen mit Lymphknoten und verzichtete auf eine unterstützende Chemotherapie. Zweieinhalb Jahre später stellte man einen Rückfall fest, unterzog die Patientin vier Mal einer Behandlung mit Krebsmedikamenten (Zytostatika), legte eine kurze Pause ein, doch prompt meldete sich die Krankheit wieder zurück. Sie hatte sich schon auf beide Lungen ausgebreitet, bevor man sie noch einmal mit einem anderen Zytostatikum, dem Medikament Gemcitabin, behandelte. Bei Frau Beimvohr konnte man zu diesem Zeitpunkt bestenfalls die Geschwindigkeit der Ausbreitung ihrer Erkrankung drosseln, das Wachstum stoppen konnte man nicht mehr, geschweige denn den Tumor verkleinern oder gar beseitigen. Die Natur der Krebserkrankung ist so simpel wie brutal und unerbittlich. Gelingt es durch eine Behandlung nicht, auch die letzten Stammzellen zu vernichten, wachsen die übrig gebliebenen Krebszellen weiter. Sind es wenige, kann man darauf hoffen, dass die körpereigene Abwehr es schafft, sie ohne fremdes Zutun zu eliminieren. Bei Frau Beimvohr gewannen die bösartigen Zellen schnell wieder die Oberhand, und alle Therapiemöglichkeiten waren ausgeschöpft. So wandte sich das Ehepaar in seiner Not zum ersten Mal an mich. Mit ihrem Leben hatte Beate Beimvohr abgeschlossen, und starke Luftnot war ihr ständiger Begleiter. In beiden Lungenflügeln befanden sich an die dreißig unterschiedlich große Metastasen, die der bereits vorgeschädigten Lunge die Möglichkeit nahmen, ausreichend Sauerstoff aufzunehmen und Kohlendioxid abzugeben. Jeder Atemzug wurde zur Qual.

Frau Beimvohr war eine zierliche Person, hatte eine dazu passende zarte und weiche Stimme und präsentierte sich der Außenwelt bis zuletzt eigentlich immer stilsicher und gut zurechtgemacht. Ihr Mann, mit dem sie viele Jahre lang verheiratet war, begleitete sie zu mir, und beide wirkten verständlicherweise traurig. Aber sie waren nicht vollkommen verzweifelt, weil sie sich wenigstens eine Linderung ihrer Beschwerden erhofften. Sie sprachen anerkennend von ihrem Hausarzt, der alles tat, was ein fürsorglicher Arzt in ihrem Dorf für sie tun konnte, und Besuche abstattete, auch zweimal am Tag, wenn es darauf ankam. Zugleich waren die beiden Eheleute eher zurückhaltende, leise Menschen. Sie berichteten nach außen hin recht nüchtern von den unerträglichen Nächten, den kürzer werdenden Gehstrecken, der Unfähigkeit, selbst einen kleinen Ausflug zu unternehmen, und von den Kindern, die beide in festen Händen waren. Die erste Tochter sollte nun bald ihr erstes Kind bekommen. Ihr jüngerer Sohn stand kurz vor dem Abitur. Der Zustand der Patientin war so schlecht und die medikamentöse Einstellung so verbesserungsbedürftig, dass ich nicht einen Moment zögerte und sie gleich am nächsten Tag auf der Palliativstation aufnahm. Dort wurden die Dosis der Opioide erhöht und Corticoide verabreicht. Alle waren darauf eingestellt, dass Frau Beimvohr bald sterben würde.

Zu dieser Zeit hatte man in der Fachwelt gerade eine neue Medikamentengruppe zur Behandlung von Tumorpatienten vorgestellt, Tyrosinkinase-Hemmer, die bei bestimmten Formen der Lungenkrebserkrankung in Einzelfällen deutliche Verlängerungen der Lebenszeit bewirken konnten. Die Arznei in Tablettenform blockiert bestimmte Signalwege, ohne die Tumorzellen nicht weiterwachsen können. So kann das Zellwachstum gestoppt und eine Rückbildung der Tumore erreicht werden. Die Therapieform war in Deutschland aber noch nicht zugelassen, sodass ich erst eine Institution finden musste, bei der die

Tablette im Rahmen einer wissenschaftlichen Studie zur Anwendung kam. Manchmal muss man Glück haben, und in diesem Fall hatten wir Glück, denn damals lief gerade eine solche Studie an der Universität Essen. Ich stellte den Fall vor, insistierte wegen der Dringlichkeit und konnte erreichen, dass Beate Beimvohr in die Studie aufgenommen wurde, ohne die Station zu verlassen und ohne einen Cent zu zahlen (eine Tablette am Tag kostete nach der Zulassung ein Jahr später etwa 100 Euro). Ein Wunder konnte geschehen, und es geschah. Innerhalb weniger Tage besserte sich das allgemeine Befinden der Patientin. Ihre Luftnot nahm ab, der Opioidbedarf sank – die Tabletten hatten gewirkt. Die dem Tod geweihte Patientin, die mit allem abgeschlossen und sich bereits von den entfernten Verwandten verabschiedet hatte, verließ nach zwei Wochen überaus glücklich, allen Beteiligten dankend, ohne Sauerstoff und aufrecht gehend die Station.

Bei täglicher Einnahme der Tablette waren die Metastasen in den Lungen Monate später bis auf einige Restflecken beinahe verschwunden, der klinische Befund war stabil, und langsam begannen alle, diesem Zustand zu vertrauen. Die praktisch von den Toten auferstandene Frau erlebte die Geburt ihrer ersten Enkeltochter, das Abitur des jüngsten Sohnes, und war bereit, auf die Geburt des zweiten Enkelkindes geduldig zu warten, bis nach vier Jahren der Stabilität der Rückfall kam. Für eine Chemotherapie war es jetzt zu spät, sodass sie ihr Lebensende zum zweiten Mal ins Auge fassen musste. Die ohnehin schmale Person wurde zusehends schwächer, aber sie ertrug ihr Schicksal, dem sie einmal ein Schnippchen geschlagen hatte, tapfer. Bei ihrem letzten Aufenthalt auf der Palliativstation ging es darum, Kraft zu finden und den Friedwald kennenzulernen, in dem ihr Mann einen Platz für sie ausgesucht hatte, auf einem kleinen Hügel unweit einer herrschaftlichen Buche.

Von dort hatte man einen wundervollen Blick auf den Ausläufer eines schönen Waldes. Ihr Mann gab ihr das Versprechen, sie regelmäßig dort zu besuchen und sich später ebenfalls dort bestatten zu lassen.

In einem unserer letzten Gespräche ließ sie noch einmal ihren Gedanken freien Lauf. Das musste sein, und wir hörten ihr auch ganz in Ruhe zu, wie sie ihr Leben bilanzierte.

Es war ein Leben, auf das sie mit Stolz zurückblickte. Stolz ist ein großes Wort. Menschen gebrauchen es häufig, obwohl etwas gar nicht Folge ihres Wirkens ist. Vielleicht wäre Dankbarkeit bei Beate Beimvohr sogar das richtigere Wort, Dankbarkeit dafür, dass es ein gutes Leben war, in dem sie Möglichkeiten gefunden hatte, sich zu entfalten. Sie wusste das Glück zu schätzen, einen lieben Mann gefunden zu haben, mit dem sie zwei gesunde Kinder in die Welt gesetzt und großgezogen hatte, die nun den Fortbestand der Familie sicherten. Sie war auch dankbar für die Unterstützung, die ihr in der Zeit der Krankheit zuteilgeworden war. Ihr Mann war anwesend, als sie erzählte, stimmte mit ein, ergänzte hier und korrigierte dort. Die Stimmung war harmonisch, und wir verließen ihr Zimmer in der Gewissheit, dass es nicht mehr lange dauern würde, denn wie sie die Worte suchte und herausbrachte, ganz langsam, ganz leise und doch noch ganz bestimmt und im besten Sinne stolz, das zeigte uns, dass dies mit letzter Kraft geschah. Wir verlegten sie noch an diesem Tag nach Hause und informierten ihren Hausarzt, der uns zusicherte, sie zu begleiten. Er meldete sich nach einer Woche: Frau Beimvohr sei unter Opioiden friedlich eingeschlafen.

Prostatakrebs bei Wilhelm Antes

Wenn auf jemanden der altmodische Begriff des Honoratioren passte, dann auf Wilhelm Antes. Er hatte einen Nachbarort von Paderborn nach dem Ende des Zweiten Weltkrieges in verantwortlicher Position mit aufgebaut und war nicht nur entsprechend bekannt, sondern auch beliebt bei Jung und Alt, jeder grüßte ihn auf der Straße. Einmal erklärte Herr Antes „seinem Professor", so nannte er mich immer, wie wichtig es war, dass man im Ort geboren worden sei wo man lebt, so wie er. Ansonsten blieb man ewig nur ein Zugezogener, auch wenn man praktisch sein ganzes Leben dort verbracht habe. Der Unterschied zeige sich dann bei wichtigen Gesprächen im Hinterzimmer, wo über die neue Umgehungsstraße beratschlagt oder der Bürgermeisterkandidat auserkoren wird. Die nicht im Ort Geborenen würden erst gar nicht zu dieser Art Gesprächen eingeladen. Er aber sei Bürger erster Klasse. So sei das aber nicht nur in seinem Ort, fügte er noch an, als ob er diese Unsinnigkeit damit rechtfertigen wolle. In den Ausführungen schwang zweierlei mit, der Stolz auf seine Zugehörigkeit und die Arroganz derjenigen, die doch eigentlich gar nichts für dieses Privileg können.

Das Haus, das Wilhelm Antes mit seiner Frau bewohnte, schien auch ein wenig Ausdruck der Bedeutung seines Bewohners: ein moderner, großzügiger, repräsentativer Bau mit einem geschwungenen und ausladenden Dach. Empfangen wurde man in einer vier Meter hohen Halle mit marmornen Fliesen, von der das große Wohnzimmer, die Küche und ein paar weitere Räume abgingen. Von der guten Stube aus sah man in Herrn Antes' Büro respektive Hinterzimmer: Die Sitzecke für fünf Personen und der von Papieren überhäufte Schreibtisch ließen erkennen, dass dieser knapp 80-jährige Mann immer noch höchstpersönlich seinen Geschäften nachging.

Doch auch wichtige Persönlichkeiten und anscheinend unverwüstliche Menschen bleiben von schwerer Krankheit nicht verschont. In früheren Zeiten hätte man sie vermutlich als Altersschwäche zur Kenntnis genommen und den Verfall des Mannes im hohen Lebensalter nach erfülltem Leben akzeptiert, ohne das Bedürfnis, die Hintergründe zu erforschen oder etwas dagegen zu unternehmen. In Zeiten ausgefeilter Diagnose- und Therapiemethoden geht man jedoch der Ursache auf den Grund. Und wer akzeptiert dann kampflos sein Schicksal, wer nimmt den Verfall seines Körpers gelassen hin, wenn man ihn möglicherweise aufhalten kann?

Beschwerden im konkreten Sinn hatte Wilhelm Antes keine, höchstens jene unmerklich zunehmende Schwäche, die sich darin äußerte, dass es ihm nicht mehr ganz so leicht wie früher fiel, sich bereits morgens um vier Uhr seinem Hobby, dem Angeln, zu widmen. Sein Händedruck war nach wie vor kräftig, und auch sonst wollte er sich nicht beklagen. Dennoch folgte einer Untersuchung die nächste. Schon bald wurde in einer Laboruntersuchung das *PSA (prostataspezifische Antigen*) bestimmt, wodurch man mit hoher Zuverlässigkeit feststellen kann, ob sich in der Prostata viele Krebszellen befinden. Nicht immer ist es ratsam, diesen Wert bestimmen zu lassen. Ist er erhöht, folgen Probeentnahmen, um das Ausmaß der Erkrankung zu erfassen. Doch eigentlich finden sich bei jedem alten Mann dort Krebszellen. Hat er Beschwerden beim Wasserlassen (häufiges Urinieren mit Anstrengung und kleinen Portionen), sollte er sich behandeln lassen, ansonsten lässt man besser die Finger von dem Test. Ist der PSA-Wert nämlich erhöht, obwohl man keine Beschwerden hat, läuft man sehr schnell Gefahr weitere Untersuchungen zu durchlaufen und seine Prostata zu verlieren oder das Organ bestrahlen zu lassen. Langwierige und unerwünschte Beschwerden können dann die Folge sein, ohne dass der Patient durch das Früherkennen der Krankheit (und die früh angesetzte Therapie) länger lebt. Prostatakrebs ist die häufigste Krebserkrankung des Mannes und hat die Eigenschaft, sich über viele Jahre langsam auszubreiten. Die meisten Männer erfahren nie etwas von ihrem Befall und sterben aus ganz anderen Ursachen. Behandelt man den Krebs durch Operation oder Bestrahlung, können Inkontinenz, Impotenz und Schmerzen die unerwünschten Folgen sein. Durch rasch in die Wege geleitete Rehabilitationsverfahren können etliche der Folgen abgemildert oder beseitigt werden.

Viele Urologen vertreten die Ansicht, man sollte sich unter 65 und ohne Symptome durch die Bestimmung des *PSA* Sicherheit verschaffen. Das Ziel, das man mit dem *PSA*-Screening verfolgt, nämlich eine Erhöhung der Lebenserwartung, kann durch aktuelle Daten aus den USA allerdings nicht bestätigt werden, und es mehren sich auch in Deutschland die Stimmen gegen diese Vorsorgemaßnahme.

Intimität und Sexualfunktion

Bei Wilhelm Antes entschied man sich für eine antihormonelle Maßnahme, weil sich die Krankheit in praktisch allen Fällen unter dem Einfluss männlicher Geschlechtshormone entwickelt und ausbreitet. Das hat logischerweise Auswirkungen auf das, was man gemeinhin unter Potenz versteht, also das sexuelle Verlangen, die Fähigkeit zur Erektion und zum Samenerguss. Doch darüber hatte der Patient mir gegenüber kein Wort verloren. Sollte ich ihn jetzt danach fragen? Das Thema gehört eigentlich zur Patientenaufklärung, bevor man mit der Therapie beginnt. Später kann es sich ergeben, wenn die Beziehung zum Patienten vertrauensvoll ist und man über die aktuellen Bedürfnisse im Leben und den körperlichen Verfall im Allgemeinen spricht. Im Gespräch versucht man dann, die Sexualität nicht auf die funktionellen Abläufe zu reduzieren, denn die liebevolle Beziehung und Nähe zum Partner, die Zärtlichkeit, nach der sich jeder Mensch sehnt, lassen sich manchmal leichter thematisieren als die eher technischen Aspekte. Also fragen wir gelegentlich, wie sehr sich unsere Patienten nach der gewohnten körperlichen Nähe sehnen. Das allein kann den Leidensdruck bereits reduzieren. Selbst wenn eine erfüllte Sexualität nicht mehr möglich ist, kann man wenigstens in Ansätzen Abhilfe schaffen. Oft beziehen wir uns dann auf Gespräche, die Urologen bereits mit ihren Patienten geführt haben. Wenn gewünscht, kann man in einem Gespräch, bei dem auch der Partner anwesend ist, Alternativen zu der bisher praktizierten Sexualität besprechen, die beide vermissen.

In Solschenizyns *Krebsstation* kann man nachlesen, wie die Krankenschwester Sojena, auch Soja genannt, ihren Patienten Oleg Kostoglotow, in den sie sich verliebt hat, ganz vorsichtig über die Nebenwirkungen der schon im Russland der Fünfzigerjahre verabreichten Hormonspritzen aufklärt:

> „Oljoschek! Weißt du, was diese Spritzen bedeuten?" „Was denn?" „Diese Spritzen, wie soll ich's dir erklären ... Wissenschaftlich heißt es Hormontherapie ... Man verwendet sie so: Die Frauen bekommen männliche Hormone, die Männer weibliche ... Man nimmt an, dass damit die Bildung von Metastasen vermindert wird ... verstehst du?" „Nein! Was? Nicht ganz!" Er war

völlig verändert ... „Du, sag doch, sag!" „Dabei vermindert sich ... die Potenz ... Es geht so weit, dass sich andersgeschlechtliche Merkmale bilden können. Bei einer großen Dosis können den Frauen Bärte wachsen und Männern Brüste ..." „Was?" brüllte Oleg, der jetzt erst langsam zu begreifen begann. „Diese Spritzen? Die ich bekomme? Und sie – sie verhindern alles?" „Na ja, nicht alles. Die Libido bleibt noch lange." „Was ist das, Libido?" „Na, das, was du jetzt empfindest ... den Wunsch ..." „Der Wunsch bleibt, die Möglichkeit – nicht? Ja? Ist es so?" fragte er erschüttert.

Auch diese Szene in Solschenizyns wunderbarem, tiefsinnigen und vielschichtigen Buch zeigt, dass viele Menschen nicht wissen, was durch die Erkrankung und ihre Therapie alles auf sie zukommt.

Ja, es lässt sich nicht verhehlen, dass man in der Palliativmedizin auch mit höchst intimen und unangenehmen Angelegenheiten konfrontiert wird, von Rektum-Scheidenfisteln über große Schwellungen am Hodensack bis hin zu Geschwüren an der männlichen Vorhaut oder den weiblichen Schamlippen. Doch nur, wenn wir Ärzte die Patienten vorbereiten und aufklären, wenn sie uns vertrauen und offen mit uns reden, können wir ihnen helfen.

Bei Wilhelm Antes war die allgemeine körperliche Verfassung während der Behandlung seiner Krebserkrankung über längere Zeit gut bis sehr gut gewesen. Vier Jahre nach der Diagnose und dem Beginn der antiandrogenen Therapie entschied man sich bei dem nun 83-Jährigen zur radikalen Entfernung der Prostata, weil sie langsam, aber kontinuierlich wuchs und das Wasserlassen zunehmend erschwerte. Danach wurde die medikamentöse Behandlung fortgeführt, gleichwohl ein wenig verändert. Erst dann diagnostizierte man eine erste Knochenmetastase im Beckenbereich. Wenige Monate später wurde ein Befall der Leber nachgewiesen, dem die erste Serie einer Chemotherapie folgte. Leider hatten sich dadurch die Knochenherde nicht gebessert; die bösartigen Zellen wuchsen weiter und führten zu Schmerzen im gesamten Skelett, ganz so, als ob gar nichts Wesentliches unternommen worden wäre. Man entschied sich gegen eine lokale Bestrahlung der besonders schmerzhaften Stellen und stattdessen für eine systemische Schmerztherapie, zu der auch ein Schmerzpflaster gehörte. Ein Schmerzpflaster ist teurer als die Standardtherapie mit Morphintabletten und wirkt nicht etwa besser. Es wird eigentlich für Patienten eingesetzt, die unter Schluckstörungen leiden oder bereits viele andere Medikamente über den Mund zu sich nehmen müssen. Bei Herrn Antes wirkte das Pflaster zwar gut, doch seine Erkrankung begann sich im Bereich des Rippenfells auszubreiten. Nun wurde die Chemotherapie nochmals umgestellt, und er begab sich in meine Hände.

„Sagen Sie mir die Wahrheit. Wie lange habe ich noch?“ Als Herr Antes mir diese Frage stellte, saß er kerzengerade auf einem Stuhl in seinem Krankenzimmer und hatte eine Zeitung vor sich. Er blickte aus dem Hochhaus hinab auf die freien Felder. Die Fensterschiebetür war halb geöffnet, und von draußen hörte man das übliche undefinierbare Rauschen. Es war eine friedliche und eine ruhige Stimmung, der Frühling zeigte sich von seiner milden Seite. Zu diesem Zeitpunkt hatte mein Patient noch fast seinen alten Aktionsradius beibehalten, aber er fuhr jetzt längere Strecken, die er zuvor zu Fuß zurücklegt hatte, mit dem Auto. Dennoch ging er noch immer um vier Uhr morgens zum Angeln.

„Sie haben in den letzten Jahren viele Rückschläge hinnehmen müssen. Haben Sie ein Gefühl, wie viel Zeit Ihnen noch bleibt?“, fragte ich.

„Ich weiß es nicht, vielleicht ein Jahr“, sagte er. Seine Gesichtsfarbe verriet, dass er sich am liebsten draußen aufhielt. Er sprach mit einer recht tiefen und klaren Stimme, die bestimmt noch deutlich lauter werden konnte, wenn es darauf ankam. Emotionalität klang nicht durch – vielleicht behandelte Herr Antes die lästige Angelegenheit seiner Krankheit wie eines seiner Geschäftsprobleme, das nun kurz vor einem Abschluss stand. Doch es war ein Abschluss, der etwas Emotion und Trauer durchaus zugelassen hätte.

„Ja, vielleicht ist es noch ein Jahr.“ Pause. „Die Krankheit hat sich in Ihrem Körper an verschiedenen Stellen ausgebreitet, und wir müssen damit rechnen, dass das auch so weitergeht. Die Chemotherapie hat zuletzt auch nicht mehr den gewünschten Erfolg gebracht. Sie hatten sehr unter ihr zu leiden. Andererseits haben sich die Blutwerte gut erholt, Ihr Gewicht ist stabil, und Sie raffen sich ja immer noch zum Angeln auf.“

„Ja, aber es fällt mir schwer.“ Jetzt schwang doch Resignation mit.

Ich wollte ihn etwas aufmuntern, denn ich wusste ja, wie wichtig ihm das Angeln war. „Ja, aber Sie schaffen es, und die Saison hat doch gerade erst begonnen.“

„Es wird die letzte sein. Oder wird es noch einmal eine Saison geben?“

„Ich weiß es nicht. Ich hoffe es für Sie, aber vielleicht nicht. Vielleicht bleibt Ihnen nicht viel mehr als ein Jahr.“

„Danke, dann weiß ich Bescheid.“

„Herr Antes“, sagte ich nach einer Pause und blickte ihn an, „Sie wissen, was das bedeutet? Wir hoffen, dass es noch ein Jahr gehen wird, doch wir müssen auch einkalkulieren, dass unsere Rechnung nicht aufgeht.“

„Ja, ich werde meine Sachen ordnen.“

Herrn Antes’ Gattin war eine herzensgute Frau, auch wenn sie auf den ersten Blick etwas streng und ernst wirkte und nach außen hin die Etikette wahrte, so, wie sie erzogen worden war. Doch als Ehefrau und Mutter zweier Söhne besaß sie ganz sicher die notwendige Liebe und hielt ihrem Mann immer den Rücken frei. Beide hatten zueinander ein liebevolles, aber auch etwas distanzierteres, respektvolleres Verhältnis als heute in Paarbeziehungen üblich. Wie häufig bei älteren Paaren hatte sich Frau Antes in ihrer gesamten Ehezeit nicht um die „großen", die finanziellen Angelegenheiten gekümmert, und so gehörte für Wilhelm Antes zum Ordnen seiner Papiere, die ohnehin immer auf dem letzten Stand waren, vor allem, seine Frau nun in bestimmte Tätigkeiten einzuweihen. Bisher hatte sie noch nicht einmal ein eigenes Bankkonto, keine Vollmacht über die Konten und wusste weder über Steuern noch über Abonnements, Daueraufträge, Verträge und Mieterangelegenheiten Bescheid.

Herr Antes darf nach Hause

Die Beschwerden, derentwegen Herr Antes auf der Station aufgenommen wurde, waren Schmerzen im Bereich des Beckens, die leicht ansteigende Luftnot, die körperliche Schwäche, die ungewohnte Tagesmüdigkeit und das häufigere angestrengte Wasserlassen. Er war appetitlos, aß weniger und verlor an Gewicht. Weil Wilhelm Antes der Generation angehörte, die den Krieg miterlebt und schlimmstes Leid gesehen hatte, hatte er gelernt, sich nicht so schnell anmerken zu lassen, wie schlecht es ihm wirklich ging. Wenn er sich also meldete, weil die Schmerzen selbst für ihn zu stark geworden waren, dann musste man sich sputen.

Umso mehr freute es mich, dass es uns auf der Station gelungen war, ihn so zu versorgen, dass er wieder nach

Hause konnte. Am Tag seiner Entlassung trafen wir ihn angezogen und fertiggemacht wie immer kerzengerade auf seinem Stuhl sitzend im Zimmer an. Er ließ es sich nicht nehmen, sich von den Mitarbeitern und „seinem Professor" zu verabschieden. Die Nacht war ruhig gewesen und die Schmerzen erträglich. Fortan wurde der Patient mithilfe eines Pflegedienstes zu Hause betreut. Ich übernahm die ärztliche Versorgung und fuhr ein-, zweimal am Tag bei ihm vorbei. Dort genoss ich den Duft von Hühnersuppe, die seine Frau täglich frisch für ihn zubereitete. Ich war mir mit ihr einig, dass sie ihm guttat. Schon im alten China galt Hühnersuppe als Elixier für Kranke und Geschwächte. Auf dem Küchentisch stapelten sich Schachteln von Medikamenten mitsamt den Beipackzetteln, und neben dem Bett im Wohnzimmer, von dem aus der Patient einen herrlichen Blick in seinen Garten hatte und gleichzeitig fernsehen konnte, standen all die Dinge, die ein kranker Mensch normalerweise um sich haben will: Taschentücher, eine Flasche Desinfektionsmittel, Bücher, eine Nierenschale, diverse Tropfen, Mandelöl für die Mundpflege, Fotos der Enkelkinder und ein Becher, aus dem leicht zu trinken ist.

Wilhelm Antes hatte eine Frau, die nichts anderes tat, als für ihn zu sorgen, und ich erkundigte mich nach den Beschwerden, kümmerte mich um die Medikamente, organisierte die notwendigen Utensilien für einen Blasenkatheter, denn der Abfluss des Urins bereitete immer wieder Schwierigkeiten. Schließlich musste ich Herrn Antes sogar einen Blasenspülkatheter legen, durch den in regelmäßigen Abständen Kochsalzlösung gespült wurde, um zu verhindern, dass sich Blutgerinnsel am Eingang zur Harnröhre festsetzen, die den Abfluss behindern. Leider wurde das immer mehr zu einem Problem, und gelegentlich kam es sogar vor, dass ich mitten in der Nacht angerufen und zur Improvisation gezwungen wurde, weil der gestaute Urin

Schmerzen bereitete. Dass der Patient schon immer an Verstopfung gelitten hatte, hatte er mir verschwiegen. Gegen sein Lebensende blieb der Stuhlgang komplett aus, doch weil keine Bauchschmerzen auftraten und das Abdomen weich war, entschied ich mich, außer zur Linderung der aktuellen Beschwerden keine forcierten Maßnahmen mehr zu ergreifen.

Sechs Wochen nach seiner Entlassung von der Station verstarb Herr Antes. Sein Tod war würdevoll, denn er starb friedlich und zu Hause, umgeben von seinen Angehörigen, nach einem langen und erfüllten Leben.

Wilhelm Antes hatte sein Leben lang gearbeitet und vor dem Hintergrund der Kriegserfahrungen sein Land wieder mit aufgebaut. Er hatte sich einen Lebensstil erarbeitet, den man als luxuriös bezeichnen kann, und eine Familie gegründet. Er hatte die Leistungen eines der besten Gesundheitssysteme weltweit in Anspruch genommen, die sein bereits 80 Jahre währendes Leben vielleicht noch etwas verlängert haben, und wir haben durch eine gute ambulante palliativmedizinische Versorgung alles dafür getan, dass auch seine letzten Tage und Stunden lebenswert verliefen.

Herr Antes war zufrieden mit sich und seinem Leben, das machte er mir einmal in einer längeren Unterhaltung deutlich. Was er zu verantworten hatte, hatte er mit Erfolg und nach seinen Kräften gemeistert. Heute dagegen, erklärte er mir damals, hätten es die jungen Leute schwer, sich zu orientieren, unter anderem deswegen, weil Bildung und Leistung weniger zählen. Im Fernsehen bekämen sie vermittelt, dass man sich ohne Schulabschluss durch einen einzigen Moment im Rampenlicht einen Namen machen könne, statt sich mit Fleiß und Disziplin ein Leben aufzubauen. Gleichzeitig, so Herr Antes, würden die Vorbilder und Eliten versagen, und die Bildung werde in Deutschland sträflich vernachlässigt, wo sie doch ein Bürgerrecht sei.

Ohne Bildung aber gebe es keine Kultur, auch keine politische, und schon gar nicht könnten Menschen ohne Bildung glücklich und zufrieden werden. Ich versicherte ihm damals, dass ich mich für ihn freue, dass er die Chance zu einem sinnerfüllten Leben erhalten und genutzt habe. Er hatte das Beste daraus gemacht, nicht nur für sich selbst, sondern sich immer auch für andere eingesetzt.

Frau Sonnleitners Grabstätte

Die 60-jährige Adele Sonnleitner kam zu uns auf die Station, als ihr unheilbarer Krebs der Eierstöcke bereits zu Absiedlungen zwischen Rippen- und Lungenfell sowie im Bauchraum geführt hatte. Der Ursprungstumor war im gesamten Abdomen zu finden und hatte alle möglichen Lymphknoten befallen. Und doch hatte man der Patienten mitgeteilt, sie sei potenziell heilbar, und rechtfertigte damit ein radikales therapeutisches Vorgehen. Man entfernte die Eierstöcke, die Eileiter und die Gebärmutter, den größten Teil des Dickdarms, den Wurmfortsatz und das sogenannte große Netz sowie Teile des Bauchfells. Wie der junge Berliner Patient am Anfang meiner Laufbahn, von dem ich eingangs berichtete, war sie zu allem bereit, weil man ihr dadurch eine Heilung versprach. Doch im Unterschied zu dem Patienten mit dem Keimzelltumor, dessen Heilungschance bei vielleicht 40 Prozent lag, betrug sie bei Frau Sonnleitner deutlich unter fünf Prozent. Man hatte ihr also etwas vorgemacht, statt sich angesichts der Unheilbarkeit um ein möglichst langes Leben bei guter Lebensqualität zu bemühen. Hätte man der Patientin mitgeteilt, wie wenig realistisch ihre Chancen waren, dann hätte sie selbst besser beurteilen können, ob sie zu einer solch radikalen Operation bereit war.

Weil man die nach der Operation im Bauch verbliebenen Tumorreste durch eine Chemotherapie behandeln wollte, pflanzte man ihr einen Port (einen Zugang für die Verabreichung der Medikamente) ein. Immer wieder musste man bereits zu dieser Zeit Flüssigkeit mit Krebszellen aus der Bauch- und Brusthöhle punktieren, und die Patientin wurde immer schwächer. Als man kurz nach dem Ende der Behandlung einen weiteren großen Tumor bemerkte, legte man ihr eine Drainage in den Bauchraum, worüber nochmals ein Zytostatikum verabreicht wurde. Vier Wochen später bereits erhielt die Patientin, die in nur drei Monaten über 15 Prozent ihres Körpergewichtes verloren hatte, nochmals fünf Monate lang eine Chemotherapie. Dann schwollen die Beine infolge einer Lymphabflussstauung immer weiter an, und man hatte eine Raumforderung im Gehirn gefunden. Jetzt erst entschied ein Chefarzt, seine angeblich geheilte Patientin doch besser auf die Palliativstation zu verlegen.

Adele Sonnleitner fiel aus allen Wolken, als sie realisierte, wo sie nun gelandet war. Innerlich aber hatte sie bereits gespürt, dass man ihr in den vergangenen Monaten immer wieder etwas vorgemacht hatte. Wenn eine Chemotherapie die andere ablöste, wenn man ihr statt mit dem ursprünglichen Optimismus mit einem immer hektischeren Aktivismus gegenübertrat, dann konnte etwas nicht stimmen. Doch so schlecht es ihr auch ging, so sehr sie auch abbaute, so wenig hielten die Ärzte es für nötig, ein aufrichtiges Gespräch mit der Patientin zu führen. Es ging um mögliche Nebenwirkungen der nächsten Chemotherapie, darum, ob die Wunde schmerzte und die Beine durch die Lymphdrainage dünner wurden. Doch die scheinbaren Dringlichkeiten des Augenblicks waren aus langfristiger Sicht belanglos, und für Trost fühlte man sich auf der gynäkologischen Station schon gar nicht zuständig.

Die Psychologin, die mit 19,25 Stunden in der Woche für über hundert Patientinnen zuständig war, schaute einmal bei ihr vorbei und verabschiedete sich mit den Worten, sie könne sich ruhig melden, wenn es noch etwas gebe. Es klang so abweisend, dass Frau Sonnleitner gerne darauf verzichtete.

Auf der Palliativstation war ihr erster Eindruck der der Abschiebung oder Entsorgung. Dort würde man sie wieder auf die Beine stellen, hatte man ihr noch mit auf den Weg gegeben, und der Arzt meinte es vermutlich sogar gut, doch leider konnten wir die Patientin nicht mehr auf die Beine stellen. Es ging schon damit los, dass wir sie kaum mehr aus dem Bett heraus bewegen konnten, denn ein Teil der Flüssigkeit, die der gesunde Mensch gegen die Schwerkraft in Richtung Herz transportiert, lagerte sich bei ihr in das Unterhautgewebe ein, und ihre Beine mit wie zum Platzen gespannter Haut waren so schwer, dass die kümmerliche Muskulatur sie nicht mehr zu bewegen vermochte. Dass es nach einer derartigen Bauchoperation mit der Verdauung haperte, war kein Wunder, doch gelegentliche Honig-Milcheinläufe, die die meisten Patienten und auch Frau Sonnleitner sehr schätzen, zeigten Erfolg. Die Schmerzeinstellung gehörte zur Routine und bereitete keine größeren Schwierigkeiten. Entscheidend für die Patientin war es, in der Wirklichkeit anzukommen und sich von der Illusion, sie sei geheilt, zu lösen. Immer wieder hatte sie gerne daran geglaubt, doch dieser Glaube war mit der Zeit geschwunden, und als ich nun offen mit ihr über die Zukunft sprach, erschien sie erleichtert. Gleichzeitig standen ihr die Tränen in den Augen, als ich sie nach ihrer eigenen Einschätzung fragte.

Jetzt konnte sie planen. Diese Planungen wurden sogar so präzise, dass sie sich wünschte, unweit der Wohnung ihrer Kinder auf einem großen Stadtfriedhof beerdigt zu werden. Dort konnte man sie dann besuchen. Es sollte ein einfaches Grab sein, ohne viel Pflegebedarf.

Doch überraschend wurde dieser so schlichte Wunsch zu einem Problem. Der Ehemann entstammte nämlich einer Familie, deren Geschichte sich bis ins 16. Jahrhundert zurückverfolgen ließ, und dieser Familie gehörte eine Grabstätte, die sich ungefähr 40 Kilometer vom Wohnort der Familie entfernt befand. Man muss sich diese Grabstätte wohl wie ein Mausoleum vorstellen, mit einer kleinen Kapelle und etlichen Gräbern der Vorfahren des Mannes, alleinstehend inmitten einer herrlichen Landschaft. Und so reagierte Herr Sonnleitner auf die Überlegungen seiner Frau nicht nur erschüttert und tief getroffen, sondern ihr gegenüber abweisend und wenig verständnisvoll. Wir wollten für eine einvernehmliche Lösung sorgen, doch der Hauptperson gebührte angesichts ihrer Schwäche das Recht, jemanden an ihrer Seite zu haben, der ihre Interessen gegen die des gesunden Familienoberhauptes vertrat, und das waren der ältere Sohn und die Tochter, während der Vater mit seiner Vorstellung alleine war. Mir fiel die Rolle des Moderators zu. Es folgten mehrere Gespräche mit den Betroffenen alleine und gemeinsam, um den Konflikt von allen Seiten zu beleuchten und zu einer Lösung zu gelangen. Herr Sonnleitner wollte Adele um der Tradition willen im Familiengrab liegen sehen, auch wenn es wegen der Entfernung weniger oft aufgesucht würde. Sie wollte in Paderborn begraben sein, weil es für ihre Kinder bequemer war, sie dort zu besuchen. So ging es hin und her. Wie soll man mit einem Menschen, der bald nicht mehr leben würde, über die Grabbesuche sprechen, von denen er selbst, glaubt man Epikur, gar nichts mitbekommt? – „Bin ich, ist der Tod nicht, ist er, bin ich nicht."

Wenn es um die Erinnerungen an die Verstorbene ging, die durch die Besuche am Grab lebendig gehalten werden, so sprach das mehr für ihren Wunsch, zumal es ja in dieser Situation ohnehin um sie und weniger um ihn gehen sollte. Und wie war es zu bewerten, dass der Ehemann seine angeheiratete Ehefrau beinahe nötigte, sich im Grab seiner Familie beisetzen zu lassen? Welche Rolle spielte dabei der Wunsch der Kinder und Enkel? Hier ging es um den Konflikt zwischen dem Selbstbestimmungsrecht zu Lebzeiten und danach einerseits und den familiären Traditionen, in die der Sterbende trotz allem eingebunden ist. Es konnte dafür keine Lösung geben, die alle zufriedenstellt, sondern nur eine, die unter Berücksichtigung der verschiedenen Interessen die beste ist. Frau Sonnleitner sollte es den Beteiligten schließlich leicht machen. Als ich eines Tages ihr Zimmer betrat und ihr in die Augen sah, wusste ich, dass die Entscheidung gefallen war. Sie hatte sich nach Tagen des Ringens nun doch dazu entschlossen, sich auf dem Familienfriedhof beisetzen zu lassen. So bewahrte sie die Tradition und auch die Familienstrukturen, in denen ihr Mann zumeist seinen Willen durchgesetzt hatte und die aufzulösen es jetzt zu spät war. Die Patientin dankte mir für meinen Einsatz und dafür, dass ich auf ihrer Seite gestanden hatte. Fast schien sie sich durch ihre Mimik und Gestik dafür zu entschuldigen, dass sie nachgegeben hatte. Doch ich beruhigte sie: Das Entscheidende sei, dass die Familie darüber habe sprechen und eine Einigung habe finden können, obwohl die Ausgangspositionen zunächst weit auseinanderlagen.

Als sei die Grabfrage die letzte wichtige Angelegenheit gewesen, die es noch zu klären galt, verstarb Adele Sonnleitner daraufhin schneller als erwartet.

Hygiene und Resistenzen

In letzter Zeit berichten die Medien immer häufiger über die Gefahr, sich im Krankenhaus mit Keimen zu infizieren, die gegen Antibiotika unempfindlich sind. Bereits 2014 hat die Weltgesundheitsorganisation vor dem sorglosen und falschen Umgang mit Antibiotika bei Mensch und Tier gewarnt, der den Resistenzen zugrunde liegt, und das Thema zu einem weltweiten Problem erklärt. Um unsere Patienten vor der Übertragung solcher Keime wirksam zu schützen, kommt es auf penible Hygiene an. An jeder Ecke unserer Station stehen deswegen Flaschen zur Händedesinfektion und bei jedem Patienten entnehmen wir am Tag der Aufnahme Proben aus der Nasenschleimhaut und offenen Wunden, um herauszufinden, ob er Träger eines gegen bestimmte Antibiotika resistenten Keimes ist. Trägt ein Mensch über längere Zeit einen Kunststoffschlauch (etwa einen Katheter, eine Trachealkanüle oder einen Venenkatheter) oder hat er komplizierte Wunden und künstliche Ausführungsgänge, ist die Wahrscheinlichkeit, den Patienten von dem resistenten Keim zu befreien, gering. Dann machen Sanierungsmaßnahmen keinen Sinn, andernfalls schon. Die für Gesunde ungefährlichen, aber gegen gängige Antibiotika widerstandsfähigen Bakterien werden erst für abwehrgeschwächte Patienten zu einem Problem und können zu Erkrankungen führen, denen man dann recht hilflos gegenübersteht. Die Mitarbeiter unserer Station müssen also alles unternehmen, um solche Keime nicht von einem ins andere Zimmer zu transportieren. Dabei helfen Einmalkittel, Mundschutz, Handschuhe und vor allem die gründliche Händedesinfektion, doch das dauert seine Zeit und reduziert unter Umständen den Kontakt zum Patienten.

Ist eine Sanierung möglich und sinnvoll, wäscht man den Patienten täglich von Kopf bis Fuß mit einer

Spezialseife und desinfiziert problematische Stellen mit einer Salbe. Regelmäßig müssen die Bettwäsche und nach der Entlassung sogar die Gardinen des Zimmers ausgetauscht werden. Erst wenn drei Abstriche aus dem befallenen Gebiet negativ sind, können die Isolationsmaßnahmen aufgehoben werden.

Der Kostendruck im deutschen Gesundheitswesen erschwert den Umgang mit Problemkeimen. Für die Durchführung und Überwachung der nötigen Hygienemaßnahmen fehlt qualifiziertes Personal, und für die Isolierung der Patienten fehlen der Klinik Räumlichkeiten. Die mikrobiologischen Krankenhausinstitute wiederum, die bei der Lösung des Problems eine wichtige Rolle spielen, kämpfen ums Überleben. Ihre Dienstleistungen werden vielfach ausgelagert, um Leistungen für immer weniger Geld einzukaufen.

Die Folgen eines Gehirntumors: Siegfried Überhof

Vor ein paar Jahren einmal klingelte in sonntäglicher Ruhe das Telefon und kündigte einen Patienten an, der unser letztes freies Bett belegen sollte. Den 1962 geborenen Siegfried Überhof hatte man wegen eines sehr bösartigen Gehirntumors zuerst operiert, anschließend kombiniert radio-chemotherapiert, schließlich folgte eine alleinige Chemotherapie. In der Hoffnung auf Heilung griff der Patient, unterstützt von seiner Ehefrau und den zwei noch minderjährigen Töchtern, nach jedem Strohhalm. Es folgten eine weitere Gehirnoperation und sechs Monate später eine erneute Bestrahlung. Die Temozolomid-Tabletten zur Chemotherapie ertrug Herr Überhof bald nicht mehr, er wurde mit der Zeit immer schwächer und konnte das Bett bald nicht mehr verlassen.

Der Oberarzt sah sich einem liebenswürdigen Mann gegenüber, der sehr fröhlich gewesen sein musste, denn Lachfalten hatten sich tief in sein Gesicht gegraben. Das monatelang eingenommene Cortison hatte die typischen körperlichen Veränderungen bewirkt, sein Gesicht war rund und gerötet, die Haut trocken und dünn, der Nacken und der Bauch dick, die Beine dünn. Die Haare fehlten bis auf etwas Flaum. Siegfried Überhof ging es sehr schlecht, er musste beim Sprechen immer wieder innehalten und nach Worten suchen. Er kam aus Russland, hatte dort aber Deutsch gelernt und war bereits vor vielen Jahren nach Deutschland gekommen. Mit seiner Frau, seinen Töchtern und dem Personal sprach er deutsch, nur mit seinem Vater russisch. Er war trotz seiner vielen Beschwerden und Sorgen die personifizierte Höflichkeit; wenn er um etwas bat, war er immer freundlich und vergaß nie, sich zu bedanken. Selbst als er schon nicht mehr richtig sprechen konnte, erkannten wir am Ton die gewohnten Umgangsformen.

Wenige Patienten ertragen so zahlreiche Beschwerden mit so viel Fassung. Er war völlig entkräftet, nach drei, vier unsicheren Schritten außerhalb des Bettes war er bereits fix und fertig. Er litt an Blutarmut und einem Mangel an Blutsalzen, sein Blutzuckerspiegel war erhöht. Er hatte keinen Appetit mehr. Er konnte praktisch nichts mehr sehen, weil seine Linsen durch das Cortison und die Bestrahlungen getrübt waren. So fiel auch Fernsehen als Ablenkung aus. Geruchs- und Geschmackssinn waren durch die Bestrahlung ebenfalls abhandengekommen, und auch das Gehör hatte stark nachgelassen.

Insgesamt blieb Herr Überhof drei Wochen lang bei uns. In dieser Zeit entwickelte er eine Lungenentzündung, die sein Ende hätte einleiten können. Doch wir zögerten keinen Tag mit der Antibiotikagabe, und er sprach gut auf sie an. In der Montagsbesprechung hatten wir die Therapieziele gemeinsam festgelegt. Hätten wir lediglich seine Temperatur nach unten korrigiert, wäre er im Schlafe vermutlich sanft entschlummert. Aber wir kannten ihn zu diesem Zeitpunkt noch nicht lange genug, um diese Entscheidung treffen zu können, und der Patient machte auf uns nicht den Eindruck, bereits im Sterben zu liegen. Die Ehefrau hatten wir erst zweimal auf der Station gesehen, die Kinder noch kein einziges Mal, und wir wollten erreichen, dass alle schrittweise voneinander Abschied nehmen konnten. Wir begegneten der Pneumonie mit Physiotherapie, Antibiotika sowie Zuwendung und guter Pflege.

Der zweite Rückschlag kam in der Nacht vor der Entlassung, als ihn die Schwester zweimal im Abstand von drei Stunden hilflos vor seinem Bett liegend vorfand. Daraufhin erhöhten wir die Dosis des entzündungshemmenden Dexamethasons und die Menge einer Mannit enthaltenden abschwellenden Flüssigkeit.

Wegen der Blutarmut diskutierten wir das Für und Wider von Blutkonserven. Würden wir Siegfried Überhofs Leben künstlich verlängern und damit gegen eines unserer zentralen Prinzipien verstoßen? Die einen argumentierten gegen die Blutkonserven, weil man sich dem normalen Verlauf der Erkrankung nun stellen müsse. Die anderen erwiderten, dass doch das Ziel sei, den Patienten zu seiner Familie zu verlegen, und die Blutkonserven dienten der Verwirklichung dieses Ziels. Bei schwindenden Sinneswahrnehmungen sei seine Fähigkeit zu kommunizieren ohnehin schon eingeschränkt. Hinzu kam, dass die Blutarmut vermutlich durch die Chemotherapie bedingt war, also eine Folge ärztlichen Handelns. Er erhielt schließlich das Fremdblut, und erfreulicherweise besserte sich sein Konzentrationsvermögen und die Kraft nahm zu.

Die Stabilisierung seines Zustandes veranlasste die Kunsttherapeutin nachzufragen, ob sie sich nicht einmal mit ihm beschäftigen solle. Sie hatte unsere Debatte und die Gewissensfragen, die das Team plagten, mitbekommen und forderte Herrn Überhof auf, ganz nach seinen Vorstellungen mit Buntstiften einen Baum zu zeichnen. In einer knappen Stunde entstand ein Baum mit einem dicken braunen Stamm und einer winzig kleinen und geschlossenen Krone. Gesunde Menschen hätten den Stamm vielleicht etwas dünner, die Krone aber offener, ausladender, optimistischer und dem Himmel gegenüber zugewandt dargestellt. Bei Herrn Überhof jedoch, dessen Kopf so vielen Behandlungen unterzogen worden war, entsprach die winzige Krone dem Schwinden seiner geistigen und schöpferischen Kraft. Die Krone des Baumes, die den Stürmen des Lebens eigentlich standzuhalten vermag, gab sich hier geschlagen. Sein Bild drückte aus, was Herr Überhof nicht mehr in Worte fassen konnte.

Nach dem Tod

Herrn Immenhoff, dem Mann mit der nachlassenden Herzkraft, den ich im ersten Teil des Buches ausführlich vorgestellt habe, ging es seit Tagen immer schlechter. Sein Körper hatte kontinuierlich abgebaut, und in gleichem Maß ließ seine geistige Leistungsfähigkeit nach. Bei meiner Visite nun schien sein Gesicht noch eingefallener, als es ohnehin schon war, die Wangen leicht rosig wie immer, die Haut insgesamt aber doch sehr trocken, und die Atmung ging schwerer denn je. Seine Stirn wirkte jetzt noch prominenter, und an der Schläfe sah man die Arterie pochen. Über 36 Stunden hatte er kein Wort mehr von sich gegeben. Über seinen Lungen waren jetzt Geräusche zu vernehmen, die auf ein Herzasthma schließen ließen. Darunter versteht man eine ängstigende Atemnot, verursacht durch eine Stauung im Lungenkreislauf infolge einer Linksherzschwäche. Das anfallsweise Leiden ähnelt dem klassischen Asthma, das ebenfalls plötzlich auftritt. Weil die Stauung von Flüssigkeit von einem sogenannten Giemen, das heißt einem Nebengeräusch, begleitet ist, wie beim typischen Asthma der Lunge, übernahm man den Begriff. Herrn Immenhofs implantierte Herzklappen mochten funktionieren, doch der Herzmuskel wurde seinen Aufgaben nicht mehr gerecht. Der Patient mühte sich mit jedem Atemzug, und es war nur noch eine Frage der Zeit, bis die Atemmuskulatur erschöpft sein würde. Anscheinend reichten die Opioide immer noch nicht aus. Seiner Tochter und uns allen war deutlich geworden, dass es so nicht weitergehen konnte. Ich beschränkte die Medikamente auf ein absolut notwendiges Maß, wir sedierten den Patienten weiter, um den Sauerstoffbedarf zu senken und die Arbeit der Atemmuskulatur zu reduzieren. Am kommenden Tag starb Herr Immenhoff friedlich in Anwesenheit seiner Tochter. Sie blieb noch über eine Stunde am Bett ihres verstorbenen Vaters sitzen.

Später trafen dann die Männer des Beerdigungsinstituts ein, um seinen Leichnam abzuholen. Es waren dieselben Mitarbeiter, die sich schon vor 21 Jahren um die ersten Verstorbenen der Station gekümmert hatten. Sie haben die Weiterentwicklung unserer Abteilung mitverfolgt und sich auch selbst dem Gang der Zeit angepasst. Die Angebote der Bestattungsinstitute sind heute viel offener, die Angehörigen sind freier in der Gestaltung der Beerdigung, und sie nehmen neue Möglichkeiten wahr, sich von den Verstorbenen zu verabschieden, etwa in speziell hergerichteten Räumlichkeiten der Institute. Noch zu Lebzeiten kann man heute ausgefallene Wünsche äußern, wie man bestattet zu werden wünscht. Auch an dieser Stelle gilt, was Geschichte ganz generell ausmacht: Was früher undenkbar war, wird auf einmal möglich. Ich deute die neue Bestattungskultur als Ausdruck soziokultureller Veränderungen. In einer Gesellschaft, in der das Individuum Priorität genießt, sollen auch die Beerdigungsrituale Ausdruck der Individualität sein. Traditionelle Einzel- und Familiengräber verlieren an Bedeutung, stattdessen entstehen gruppenspezifische Miniaturlandschaften: Auch nach dem Tode will man sich aufgehoben wissen in jener sozialen Gemeinschaft, der man sich zu Lebzeiten zugehörig fühlte. So entstehen Grabanlagen für Anhänger des Hamburger Sportvereins, der Kegelbrüder oder Gemeinschaftsgräber für an AIDS Gestorbene auf dem Friedhof in Hamburg-Ohlsdorf.

Jede Verabschiedung bedeutet meiner Meinung nach, dass da eine Hoffnung mitschwingt, sich auf irgendeine Art wiederzusehen. Bei seiner Beerdigung und auf dem Friedhof ist man mit seinem Geiste ganz sicher nicht mehr mit dabei, aber man stellt sich vor, dass man doch irgendwie teilnimmt. Auch das zeigt, wie viel Angst wir Menschen haben, und wir glauben einen Grund zu dieser Angst zu haben. Deswegen brauchen wir den Trost.

Wir arbeiten zwar mit zwei Beerdigungsunternehmen fest zusammen, aber in vielen Fällen haben die Angehörigen oder Patienten im Vorfeld eine andere Wahl getroffen. Häufig belassen wir den Leichnam des Patienten noch 24 Stunden im Zimmer. In dieser Zeit bereiten die Pflegekräfte den Verstorbenen vor, die Angehörigen haben genügend Zeit, wenn nötig von weiter her anzureisen, und auch wir haben Gelegenheit, uns auf unsere Weise zu verabschieden. Zu den Selbstverständlichkeiten gehört das Waschen des Verstorbenen, die Entfernung von Schläuchen, das Anziehen der gewünschten Kleidungsstücke und das Hochbinden des Kinns, damit der Mund geschlossen bleibt.

Wenn man das Zimmer betritt, nachdem alles verrichtet worden ist, herrscht eine würdige und friedvolle Atmosphäre, es ist still, die Geräte sind abgeschaltet und oft brennt eine Kerze. Fast immer hat der Verstorbene dann einen gelösten Ausdruck. In seinem Gesicht treten seine guten Wesenszüge hervor. Er erscheint befreit von den Anstrengungen der vergangenen Wochen und von den Mühen eines ganzen Lebens. Er darf in Frieden ruhen, und nichts kann ihn mehr stören. Er wird nun den Kräften des Kosmos überlassen, der ihn in anderer Form bewahrt.

Erst nachdem alle Angehörigen sich in Ruhe verabschiedet haben, wird der Verstorbene von den Herren im schwarzen Anzug abgeholt. Nicht unbemerkt tragen sie den hölzernen Sarg durch die Station, und die Mitarbeiter und Patienten reagieren unterschiedlich: mitfühlend oder überrascht, neugierig, auch bestürzt. Manch einer sieht sich vielleicht selbst schon in einem Sarg liegen. Die Mitarbeiter haben auch die Reaktion der Patienten im Auge, und nicht selten entspinnt sich daraus ein Gespräch. Jeder von uns hat seine eigene Art sich zu verabschieden, da gibt es keine Regel und keine Pflicht, denn jeder verarbeitet Trauer anders. Der eine macht es mit sich alleine aus, verweilt für einen stillen Moment im Zimmer des Verstorbenen, der andere spricht mit einem Kollegen der Station, seltener findet man zu Hause einen, der zuhört. Die Supervision ist ebenfalls ein Ventil, wie auch der jährliche Trauergottesdienst, bei dem wir die Patienten namentlich benennen und für sie eine Kerze anzünden. Dann sind sie den Trauergästen und anwesenden Mitarbeitern meiner Station noch einmal ganz nah. Auch die Donnerstagsübergabe dient der Rekapitulation. An diesem Tag gehen wir im Einzelnen durch, was in der Betreuung besonders gut geklappt hat und was nicht, und wir bewerten den gesamten Aufenthalt des Patienten.

Das Ende von Frau Werning

Am Ende meines Buches möchte ich noch einmal auf Frau Werning zurückkommen. Viel zu früh kam sie wieder zu uns, und nun saß sie vor mir im Bett, aufrecht, doch klatschnass vor Anstrengung bei jedem Atemzug. Ihr Blick verriet mir, dass es ihr schlechter ging denn je, selbst schlechter als nach der zweiten Chemotherapie. Ihr Blick schien wirr, sie fixierte mich nicht mehr so wie gewohnt, und wenn sie sprach, klang sie entrückter, distanzierter. Ich war erschüttert.

„Guten Morgen, Frau Werning, es geht Ihnen nicht gut", stellte ich traurig fest. Während ich mich an die Bettkante setzte, hauchte sie mir mit ihrer brüchigen hellen Stimme, die durch die zahlreichen Lungenspiegelungen viel von ihrem Klang eingebüßt hatte, ein „Nein" entgegen.

„Wir sollten nachsehen, worauf der Luftmangel beruht. Vorher aber geben wir Ihnen etwas gegen die Luftnot. Wie lange ist sie denn schon so stark?"

„Seit Stunden."

Eine Schwester hatte bereits das Fenster geöffnet und das Morphin in der Hand. Trotz der Opioide blieben ihre Augen weit geöffnet und zeigten immer noch diese Angst und die fehlende Kraft. Ich hatte ihr immer wieder versprochen, ihr die Luftnot zu nehmen, wenn es soweit sein würde, und alles dafür zu tun, damit sie friedlich aus dem Leben scheiden konnte. Jetzt hatte ich es wieder einmal in der Hand, und alle Vorbereitungen mussten getroffen werden, um auch dieser Patientin den Übergang in die andere Welt so erträglich wie möglich zu gestalten. Mit wenigen Worten verständigten wir uns über das Ziel, weswegen sie jetzt und beinahe in letzter Minute zu mir auf die Station gekommen war. Die Angehörigen wurden verständigt, sodass sie sich von ihr verabschieden konnten, und als ich dann einen Tag später wieder an ihrem Bett saß und mit ihr gemeinsam ihre Krankheitsgeschichte noch einmal Revue passieren ließ, war mir bewusst, dass auch bei ihr jetzt alles so richtig war.

Wie gerne hätte ich etwas anderes für Stefanie Werning getan, wie gerne hätte ich ihren Tumor beseitigt. Ich wurde schließlich zum Onkologen ausgebildet, und viele Krebspatienten können heute geheilt werden. Aber jetzt bin ich Palliativmediziner. Meine Aufgabe ist es, dem Tod seinen Schrecken zu nehmen, indem ich den Sterbenden die Zeit davor so angenehm wie möglich mache. Ich konnte nun nicht mehr tun, als zuzuhören, wie Frau Werning von ihrem Weg durchs Leben und durch die Krankheit erzählte, bevor wir uns begegneten. Danach hatten wir einen Einfluss auf den Gang der Dinge und haben getan, was wir konnten, und den Kampf, den sie focht, mit ihr durchlebt. Sie hatte den schweren Verlust ihres Mannes zu verkraften und musste fortan ohne ihn weiterkämpfen – für ihren Enkel, für den sie nun umso mehr da sein wollte, für den sie eine Chemotherapie auf sich nahm, die nicht anschlagen wollte.

Jetzt war ihr Kampf zu Ende, und das war unser Moment. Jetzt durfte nichts schiefgehen, jetzt musste man besonders wachsam sein. Das Gefühl, zur rechten Zeit am rechten Platz zu sein – das ist es, was die Palliativmedizin für mich ausmacht. Bei Stefanie Werning hatte ich dieses Gefühl, wie bei vielen anderen Patienten auch. Dafür empfinde ich große Dankbarkeit.

Für ein gutes Ende – Elf Punkte, die mir wichtig sind

1. Für eine Gesellschaft, in der die Schwachen gut aufgehoben sind

Ein Überangebot an Waren und Dienstleistungen und kontinuierlicher technischer und wissenschaftlicher Fortschritt lassen uns glauben, dass alles beherrschbar und unbegrenzt optimierbar ist. Das führt dazu, dass nicht nur Andersdenkende, sondern vor allem auch schwächere, alte und kranke Menschen mehr und mehr als Sand im Getriebe, als Belastung empfunden und an den Rand der Gesellschaft gedrängt werden.

Ich wünsche mir, dass wir unser Verhalten und die Nutzung des technischen und des medizinischen Fortschritts überdenken, dass uns wieder bewusst wird, wie privilegiert und in welchem Überfluss wir leben. Damit einhergehen sollte mehr Toleranz gegenüber Andersdenkenden und mehr Verständnis für alle, die nicht das Glück haben, leistungsfähig und gesund zu sein. Ich wünsche mir eine Gesellschaft, in der Kranke und Schwache ganz selbstverständlich ihren Platz haben und Unterstützung und Zuspruch bekommen; in der Sterbende den Mut haben können, sich ihren Mitmenschen anzuvertrauen und von dem Druck entlastet werden, auch in der letzten Lebensphase alles selbst entscheiden zu müssen. Mit dem Hospiz- und Palliativgesetz sind vor ein paar Jahren wichtige Schritte in die richtige Richtung gesetzt worden. Die allgemeine und spezialisierte Palliativversorgung und häusliche Pflege wurden gestärkt, die Vernetzung der Akteure gefördert, der Anspruch auf Beratung und Hilfestellung festgeschrieben. Auch im stationären Bereich hat sich in den Pflegeeinrichtungen die ärztliche Versorgung gebessert und auch für die finanziellen Bedingungen für Palliativdiensten in Krankenhäusern hat man sich eingesetzt. Eine optimierte Finanzierung stationärer Hospize hatte man bereits zuvor umgesetzt, auch wenn die Rahmenbedingungen bundesweit unterschiedlich sind. Zu der Überleitung von Heimbewohnern ins Hospiz gibt es bislang ebenfalls keine einheitliche Regelung. Der Paragraf 132 g „Versorgungsplanung für die letzte Lebensphase" im SGB V ermöglicht es, dass Versicherte in stationären Pflegeeinrichtungen und Einrichtungen der Eingliederungshilfe für behinderte Menschen zulasten der Krankenkassen eine gesundheitliche Versorgungsplanung für die letzte Lebensphase angeboten werden kann.

2. Dankbarkeit für das Leben

Krankheit und Tod sind ein natürlicher Bestandteil unseres Lebens. Unsere Endlichkeit sollte uns bewusst sein. Daraus erwachsen Dankbarkeit und die Freude, am Leben zu sein. Neben der von der Generalversammlung der Vereinten Nationen 1948 beschlossenen Allgemeinen Erklärung der Menschenrechte sollten wir die *Deklaration der Menschenrechte Sterbender* beherzigen, die während eines Workshops unter dem Thema *Der Todkranke und der Helfer* in Lansing, Michigan entstanden ist. (http://www.hospiz-verein-bergstrasse.de/TEX_TOD.HTM und abgedruckt in der Broschüre *Zu Hause sterben*, herausgegeben von Anne Busche und Johann-Christoph Student.)

3. Mehr Transparenz und Verantwortung im Gesundheitssystem

Wir benötigen im Gesundheitswesen mehr Ehrlichkeit und Transparenz und weniger Heuchelei und Streben nach Gewinnmaximierung. Die Palliativmedizin erhält bis heute nicht viel mehr als die Brosamen des Gesundheitssystems. Sie hat es schwer gegen die Hochleistungsmedizin, weil sie gewissermaßen ein Antidot gegen die Übertherapie am Lebensende darstellt, mit der Milliarden verdient werden. Das ist nicht gerecht.

Die Bevölkerung sollte von Kindesbeinen an zu gesundheitsbewusstem Verhalten ermutigt und angeleitet werden, damit chronischen Krankheiten vorgebeugt wird. Alle Menschen sollten sich bewusst sein, dass unser Gesundheitssystem auf einem solidarischen Prinzip beruht, das nur funktionieren kann, wenn die Nutznießer verantwortungsbewusst handeln. Dann würden medizinische Leistungen nur dann in Anspruch genommen, wenn sie wirklich nötig sind.

Ärzte müssen sich ihrer Grenzen bewusst sein und sollten herauszufinden versuchen, was das Beste für ihre Patienten ist. Das Vergütungssystem sollte reformiert und von der Anzahl erbrachter Leistungen unabhängig sein. Ärzte unterschiedlicher Facharztrichtungen sollten gleich bezahlt werden. Gegenüber der „Apparatemedizin“ sollte weniger die sprechende als vielmehr die aktiv zuhörende Medizin besser honoriert werden (Ärzte sprechen nicht selten zu viel und hören gar nicht zu). Man täte gut daran, die Palliativmedizin frühzeitig in das Behandlungskonzept bei Menschen mit fortgeschrittenen und weiter fortschreitenden und zum Tode führenden Krankheiten zu integrieren. Dazu gibt es immer mehr Untersuchungen. Patienten leben dann besser und länger. Das setzt auch voraus, dass die Palliativmedizin in die Notfallmedizin, den Rettungsdienst und die Notaufnahme noch besser eingebunden wird. Ziel der Notfallmedizin ist in einer akuten Krisensituation traditionell nicht nur die symptomatische Besserung, sondern auch der Lebenserhalt, während die Lebensverlängerung in der Palliativmedizin keine eigentliche Bedeutung hat. Und doch sind beide Fachdisziplinen nicht nur im klinischen Alltag eng miteinander verknüpft. Um in einer Notsituation richtig und im Sinne des Patienten zu handeln wurde das „Palliative Care und Rapid Emergency Screening" (P-CaRES) entwickelt. Seine Kürze (13 Punkte), das schlichte Design und die einfache Sprache sind für alle Mitarbeiter der Notaufnahme geeignet.

4. Eine zukunftsorientierte Ausbildung von Ärzten

Palliativmedizin gehört in die Köpfe aller Beteiligten im Gesundheitssystem. Man benötigt nicht in jedem kleinen Krankenhaus eine Palliativstation, und die meisten Menschen könnten friedlich sterben, ohne jemals einen ausgebildeten Palliativmediziner gesehen zu haben. Das setzt aber voraus, dass das Gebiet der Palliativmedizin in der Ausbildung der Gesundheitsberufe noch viel mehr berücksichtigt wird. Studenten der Medizin und werdende Fachärzte müssen mit Hinblick auf die zukünftigen Entwicklungen fit gemacht werden. Wir brauchen in philosophischen und ethischen Fragen geschulte Ärzte. Studenten sollten daher weniger „Körperwissen" als vielmehr Beurteilungskompetenz in ethischen Konflikten vermittelt bekommen. Es geht um die Fähigkeit zu effektiver Kommunikation, reflektiertem Entscheiden sowie transparentem Handeln als Kernelemente der Palliativmedizin. Ärzte werden in Zukunft einerseits mehr mit selbstbewussten, informierten und andererseits mit mehr alten und chronisch kranken Patienten konfrontiert sein. Die Weiterbildungsordnung sollte daher reformiert und dem amerikanischen Standard angepasst werden, denn die Ausbildung dort ist individueller und flexibler. Grundlagenfächer und technische Prozeduren spielen dort eine geringere Rolle. Dafür legt man mehr Wert auf professionelle Kommunikation und die praktische ärztliche Tätigkeit. Die Versorgung chronisch kranker und alter Menschen muss verbessert und die Palliativmedizin besser in die anderen medizinischen Fächer integriert werden. Studenten und Ärzte müssen gegenüber selbstbestimmten Patienten eine neue Haltung und das *Shared Decision Making* (siehe Seite 92 ff.) einüben. Insgesamt gehört mehr Demut in die Grundhaltung von Ärzten.

5. Vorbeugung ist lebenswichtig

Jeder Mensch hat es selbst in der Hand, seine Gesundheit möglichst lange zu erhalten und sein Krebsrisiko zu senken. Der europäische Kodex zur Krebsprävention (http://ec.europa.eu/health/archive/ph_information/.../cancercode_de.pdf) nennt vier wichtige Punkte zur Vorbeugung, die ich etwas modifiziert habe:

1. Ausreichend Bewegung, das heißt 90 Minuten pro Woche den Puls auf einen Wert von 180 minus Lebensalter bringen – die Art der Aktivität bleibt jedem selbst überlassen.
2. Gesunde Ernährung, das heißt möglichst wenig Fleisch, zweimal pro Woche Fisch, viel Gemüse, Obst und Salat – das, was man auch als „Mittelmeerdiät“ bezeichnet. (http://www.dife.de/de/presse/praevratgeber_402.pdf),
3. Reduktion von Risiken, das heißt zum Beispiel, nicht zu rauchen und wenig Alkohol zu trinken.

4. Harmonie von Körper, Geist und Seele, das bedeutet, zu versuchen, sich so oft wie möglich der ungesunden Hektik des Alltags zu entziehen, mehr Gelassenheit zu bewahren und die schönen Dinge des Lebens zu genießen.

Und schließlich: Nutzen Sie die in ihrer Wirksamkeit erwiesenen Vorsorgeuntersuchungen, um krankhaften Befunden frühzeitig auf die Spur zu kommen, dann sind die Heilungschancen viel größer.

6. Die Diagnose einer schweren Krankheit ist ein Anfang, nicht das Ende

Viele Menschen haben vor der Mitteilung wichtiger medizinischer Diagnosen Angst. Deshalb empfiehlt es sich, jemanden an seiner Seite zu haben, der einen unterstützt, wenn es ums Nachfragen, um Folgetermine und um eine zweite Meinung zum weiteren Vorgehen geht. Auch Informationen aus den Patientenbroschüren der Deutschen Krebshilfe („Blaue Reihe") und aus dem Netz (www.krebsinformationsdienst.de, www.patient-als-partner.de, www.gesundheitsinformation.de, www.patienten-information.de, www.aezq.de) helfen weiter. Und bedenken Sie immer: Nicht jede Krankheit muss man behandeln lassen.

7. Angehörige haben auch ihre Rechte

Schwere und chronische Krankheiten belasten nicht nur die Patienten selbst, sondern auch ihre Angehörigen, die sie pflegen und ihnen beistehen. Verschaffen Sie sich als Angehöriger Unterstützung! Machen Sie sich sachkundig, wie Sie eine als unerträglich empfundene Situation durch palliativmedizinische Behandlung unter Einbeziehung multiprofessioneller Angebote, das heißt unter anderem auch psychologische Hilfe, verbessern können. Patienten und Angehörigen sollten konkrete Entlastungsmöglichkeiten aufgezeigt werden. Suchen Sie sich eine Einrichtung, in der man Erfahrung mit der Versorgung ähnlich gelagerter Fälle besitzt. Denn über das Ende des Lebens zu sprechen, fällt oft schwer, sich selbst zu verpflichten noch schwerer.

8. Palliativmedizinische Versorgung ist überall möglich

Sie haben ein Recht auf eine kompetente ambulante und stationäre palliativmedizinische Versorgung. Sprechen Sie mit Ihrem Hausarzt. Er kann Sie stationär einweisen oder bei der ambulanten Versorgung Palliativmediziner zurate ziehen. Unter Umständen kann man Sie aus einer anderen Krankenhausabteilung direkt auf eine Palliativstation überweisen. Die palliativmedizinische Versorgung in Deutschland wird ständig weiterentwickelt. Sie findet sich auch im *Nationalen Krebsplan* wieder. Durch ihn wird in den kommenden Jahren die Versorgung von Krebskranken verbessert. Das vierte von vier Handlungsfeldern betont explizit die Patientenorientierung. Einer *Charta zur Betreuung schwerstkranker und sterbender Menschen in Deutschland*, die von der Deutschen Gesellschaft für Palliativmedizin, dem Deutschen Hospiz- und Palliativ-Verband und der Bundesärztekammer getragen wird, folgte die angesprochene nationale Strategie, in der verbindliche Ziele und Verfahren im Konsens mit allen politischen Ebenen festgelegt sind. Ihr Ziel ist es, dass jeder Mensch am Ende seines Lebens eine qualitativ hochwertige, multiprofessionelle, hospizliche und palliativmedizinische Versorgung und Begleitung erhält.

9. Gegen die Folgen der Krebsbehandlung kann man etwas tun

Wie ich dargelegt habe, können Krebstherapien selbst schwere Folgen haben. Sprechen Sie mit Ihrem Hausarzt über die Möglichkeiten einer ambulanten oder stationären Rehabilitation. Dort kennt man sich mit den körperlichen, geistigen und seelischen Folgestörungen einer belastenden Krebsoperation, Bestrahlung oder Chemotherapie aus, und es ist gut möglich, etwas dagegen zu unternehmen. Sie haben auch darauf ein Recht! Für weitere Informationen hierzu empfehle ich mein Buch „Wenn Rehabilitation und Inklusion gelingen, ist niemand behindert – Grundsätze, Rahmenbedingungen, Fallbeispiele“, dgvt Verlag, 2018.

10. Aufgaben in der Zukunft

Eine zukünftige Herausforderung besteht darin, palliativmedizinische Betreuungsmodelle für Nicht-Tumorpatienten auszuweiten und die Kompetenzen der Palliativmediziner in der Betreuung dieses Klientels zu erweitern. Noch immer zögern Herz- und Lungenspezialisten, Fragen des Lebensendes zu besprechen. Auch herrscht die Meinung, dass Palliativmedizin wegen des medizinischen Fortschritts und der Entwicklung neuer Therapien nicht notwendig oder nur in wenigen speziellen Fällen indiziert sei. Hinzu kommt, dass Unsicherheit besteht, wann der beste Zeitpunkt der Überweisung ist. Die folgenden Indikatoren für eine palliativmedizinische Betreuung bei Menschen mit fortgeschrittenen Krankheiten können eine Richtung vorgeben:

1. Die Überraschungsfrage – Wären Sie überrascht, wenn der Patient in den nächsten 12 Monaten versterben würde?
2. Wunsch des Patienten – Hat der Patient oder ein Angehöriger um Palliativbetreuung gebeten?
3. Bedarf – Glauben Sie, dass der Patient jetzt eine Palliativbetreuung benötigt?
4. Allgemeine Indikatoren – Hat der Patient in den vergangenen sechs Monaten mehr als zehn Prozent seines Gewichts verloren? Ist der Albumingehalt im Blut niedrig? Liegt sein Barthel-Index bei unter 30 oder sein Karnofsky-Index bei unter 50? Kann der Patient mehr als zwei definierte Aktivitäten des täglichen Lebens nicht mehr verrichten? Haben sich in den vergangenen sechs Monaten mehr als zwei der folgenden Probleme ergeben: Druckgeschwür, wiederholte Infektionen, Verwirrungszustände, anhaltende Schluckstörung, wiederholte Stürze? Kam es zu mehr als zwei Krankenhausaufenthalten? Besteht im Heim oder Zuhause ein erhöhter Pflegebedarf? Liegen mehr als zwei Erkrankungen vor? Eine weitere Hilfe finden Sie unter www.spict.org.uk.

11. Anforderungen an die Forschung

Die Forschung auf dem Gebiet der Palliativmedizin sollte erleichtert werden. Einen wesentlichen Teil der Schuld an vergleichsweise wenigen Studien trägt das Arzneimittelgesetz, das es beinahe unmöglich macht, eine vom Forscher organisierte Studie zu planen und durchzuführen. Früher war es ohne allzu großen Aufwand möglich, mit einer einfachen Fragestellung etwa zwei Medikamente miteinander zu vergleichen, die man ohnehin im klinischen Alltag einsetzt. Heute sind solche Studien nicht mehr möglich. Nicht nur müssen alle möglichen Gremien innerhalb und außerhalb der Universität zustimmen, sondern ein Antrag muss auch noch beim Bundesinstitut für Arzneimittel und Medizinprodukte eingehen und die Studie beim Studienregister angemeldet werden. Der bürokratische Aufwand ist exponenziell angestiegen. Während also auf der einen Seite Forderungen nach immer mehr und immer besserer Evidenz in die Höhe geschraubt werden, verhindern steigende Anforderungen die Initiierung von Studien. Dieses Dilemma umfasst alle möglichen Bereiche der Medizin und führt dazu, dass immer häufiger nur pharmazeutische Unternehmen dazu in der Lage sind, den Anforderungen zu genügen. Freilich werden dann auch nur die Fragen gestellt und die Substanzen untersucht, für die ein wirtschaftliches Interesse besteht. Das kann und darf nicht im Interesse der Palliativmedizin sein. Es gilt also zu fordern, eine Lösung zu finden und realistische Forschungsbedingungen noch einmal neu zu erarbeiten.

Zitierte Literatur

Bernheim, Emmanuèle: Alles ist gutgegangen, Berlin, 2014

Bundesärztekammer (Hg.): Grundsätze der Bundesärztekammer zur ärztlichen Sterbebegleitung, Deutsches Ärzteblatt, Heft 7, 18.02.2011, http://www.bundesärztekammer.de/downloads/Sterbebegleitung_17022011.pdf Abruf 04.03.2014

Busche, Anne/Johann-Christoph Student (Hg): Zu Hause sterben, Hannover 1986

Cassell E. J.: The nature of suffering and the goals of medicine. Oxford: Oxford University Press; 1991

De Vita/Hellman/Rosenberg: Cancer. Principles and Practice of Oncology, 9. Aufl., 2011

Dobzhansky, Theodosius: Nothing in Biology makes sense, except in the light of evolution, The American Biology Teacher, Band 35, S. 125-129, 1973

Epikur: Philosophie der Freude. Eine Auswahl aus seinen Schriften. Übersetzt, erläutert und eingeleitet von Johannes Mewaldt, Stuttgart, 1973

Fossa, S. D. u.a.: Long-term outcome after adult-onset cancer, Annals of Oncology 17 (Supplement 10), S. 293-298, 2006

Frankl, Viktor E.: Ärztliche Seelsorge. Grundlagen der Logotherapie und Existenzanalyse, Wien 2005

Gatenby, Robert A. u.a.: Adaptive Therapy, Cancer Research, 69, S. 4894-4903, 2009

Harrisons Innere Medizin Band 1. Hg v. M. Dietel/N. Suttorp/M. Zeitz. Deutsche Ausgabe in Zusammenarbeit mit der Charité, 18. Aufl., 2012

Hewitt, Maria u.a.: From Cancer Patient to Cancer Survivor: Lost in Transition, Washington, 2005

Kestenberg, Leo: Gesammelte Schriften in 4 Bänden und 2 Teilbänden. Hg. v. Wilfried Gruhn, Freiburg, 2009-2013

Konrad, Sandra: Das bleibt in der Familie. Von Liebe, Loyalität und uralten Lasten, Basel 2013

Lübbe, Andreas: Wenn Rehabilitation und Inklusion gelingen, ist niemand behindert – Grundsätze, Rahmenbedingungen, Fallbeispiele, dgvt Verlag, 2018

Mukherjee, Siddhartha: Der König aller Krankheiten – Krebs – eine Biografie, Köln, 3. Aufl., 2012

Rössler, Beate: Autonomie. Ein Versuch über das gelungene Leben, Berlin, 2017

Solschenizyn, Alexander: Krebsstation, Neuwied, 1967

zur Nieden, Christiane: Sterbefasten. Freiwilliger Verzicht auf Nahrung und Flüssigkeit, Mabuse, 2016